몸을 위한 최선
셀프메디케이션

알아두면 약이 되는 약 선택 완벽 가이드

몸을 위한 최선
셀프메디케이션

● 배현 지음 ●

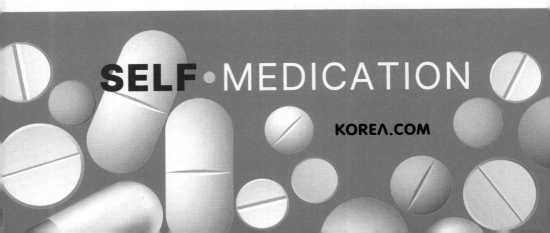

SELF·MEDICATION

KOREA.COM

차례

PART 4. 근골격계 질환

두통약, 몸살 약, 근육통 약
같을까 다를까 · · · · · · · · · · · · · · · · · 231

__PART 5. 눈·귀 질환__

병원 가기 전 눈과 귀의 문제
어떻게 할까? ·························· 277

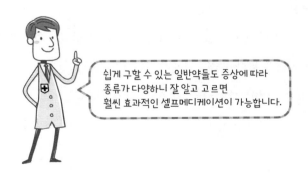

쉽게 구할 수 있는 일반약들도 증상에 따라
종류가 다양하니 잘 알고 고르면
훨씬 효과적인 셀프메디케이션이 가능합니다.

제대로 알고 먹어야 진짜 약이 됩니다

Ⅰ.

"약사님, 파스 하나 주세요."

"파스요? 어디가 아프신데요?"

"아픈 건 아니고요. 파스를 발바닥에 붙이면 혈압이 내려간다고 해서요. 얼마 전에 인터넷에 떴는데, 못 보셨어요?"

"네?!"

그 정보가 왜 잘못되었는지에 대해 한참을 설명한 후에야 파스를 판매하지 않을 수 있었습니다.

"약사님, 정로환 하나랑 리스테린 하나 주세요."

"정로환은 어떤 종류로 드릴까요? 냄새 나는 것과 안 나는 것이 있어요."

"리스테린에 녹일 건데 어떤 것을 써야 되나요?"

"네? 정로환을 리스테린에 녹인다고요?"

"모르셨어요? 무좀에 특효약이래요!"

"약사님, 아기 상처에는 후시딘, 새 살 돋게 하는 데는 마데카솔 쓰는 거 맞죠?"

"그건 아니고요. 두 가지 모두 세균 감염을 막는 항생제가 기본으로 들어 있어요. 마데카솔에는 센텔라라는 성분이 더 들어 있어서 새 살 촉진 효과가 있는데 상처 상태에 따라 쓰는 경우가 달라요."

"그래요? 광고에서는 후시딘이 애들 상처에 쓴다고 나오던데……."

그냥 웃어넘길 수만은 없는 이런 상황들은 실제 약국에서 일어나고 있는 사례들입니다. 3G에서 4G, 5G로 통신 환경은 갈수록 빨라지고, 정보의 바다라는 인터넷에는 놀라운 속도로 많은 정보가 쌓여가고 있습니다. 사소한 여행 정보에서부터 의학 정보까지 사람들이 클릭 한 번으로 찾을 수 있는 정보가 무궁무진하지요. 인터넷 환경은 누구에게나 열려 있어 자유롭게 드나들 수 있습니다. 따라서 원한다면 누구나 쉽게 자신이 알고 있는 정보를 인터넷 상에 올려놓을 수 있습니다. 약에 관한 정보도 그렇습니다. 정로환, 타이레놀처럼 잘 알려진 제품부터 자이로릭(통풍치료제), 오구멘틴(항생제) 등 생소한 이름의 약들까지도 검색창에 이름만 넣으면 엄청난 정보들이 화면을 가득 채웁니다.

문제는 검색 후 화면 위에 나타난 정보들을 다 믿을 수 있느냐는 것입니다. 너도 나도 쉽게 정보를 올릴 수 있고, 그 정보들이 무작위로 검색되기 때문에 정보의 정확성이 문제가 될 수 있다는 것입니다. 네이버 지식인에 올라온 검증되지 않은 답변들, 개인 블로그에 올라와 있는 제품 홍보 문구들이 그렇습니다. 특히 의약품에는 개인적 경험이 적용될 수 없기 때문에 비전문가가 올린 정보는 자칫 독이 되어 소비자에게 돌아갈 수 있습니다.

Ⅱ.

고령화 사회, 초고령화 사회로 넘어가면서 한국뿐 아니라 많은 나라의 국가건강보험 재정이 갈수록 악화될 것이라는 전망이 나오고 있습니다. 보험료를 납부해야 하는 젊은 층보다 노인 인구가 급격하게 늘고 있는 것도 문제지만, 나이가 들면 질병에 노출될 가능성이 높아진다는 것도 고령화 사회에서 보험 재정이 악화되는 원인이 됩니다. 그러므로 건강보험 질병 보장의 비중은 갈수록 비용이 많이 들어가는 만성, 중증질환에 맞춰져야 하는데, 현재는 경질환이 상당 부분을 차지하고 있는 실정입니다.

세계 각국은 이런 현상에 맞춰 경질환의 경우 일반의약품을 활용한 셀프메디케이션을 권장하는 쪽으로 초점을 맞추고 있습니다. 셀프메디케이션이란 환자가 스스로 증상을 판단해 증상 완화에 적합한 일반의약품을 선택하는 것을 말합니다. 물론 일반의약품은 약국에서 구입할 수 있으므로 약사에게 조언을 구해야 보다 정확한 선택을 할 수 있습니다.

Ⅲ.

2016년 통계청 자료에 의하면, 우리나라에는 21,443개의 약국이 있습니다. 이는 인구 10만 명당 약 41개 수준이어서 세계 어느 곳보다도 약국이 많고 접근성이 뛰어나다고 볼 수 있습니다. 대부분의 약국은 합성 의약품, 한약 제제, 생약 제제 등 일반의약품과 건강기능식품, 의료기기 등 다양한 품목을 판매하고 있으며, 약사가 약국 오픈 시간

내내 근무하고 있어 궁금한 점은 언제든지 조언을 구할 수 있다는 것도 우리나라 약국의 장점입니다. 의약분업 이후에 약국의 근무 시간이 줄어 밤에는 약을 구할 수 없다는 불편함이 있었지만, 약사회는 지자체와 협의해 야간 약국을 운영하여 소비자의 불편함을 최소화하고 일반의약품의 안전성을 최대화하기 위해 노력하고 있습니다.

위의 Ⅰ,Ⅱ,Ⅲ 세 가지는 제가 〈경향신문〉에 "배현 약사의 셀프메디케이션"이라는 건강 칼럼을 연재했던 이유였습니다. 이 칼럼을 보신 많은 분이 실제 상황에서 적용할 수 있는 처방들이어서 큰 도움이 되었다는 의견을 주셨고, 한 권의 책으로 묶으면 집집마다 가정 상비약 같은 책이 되겠다고 격려해 주셔서 이제 《몸을 위한 최선 셀프메디케이션》이라는 제목으로 책을 출간하게 되었습니다.

10년이 넘는 기간 동안 약국을 운영하면서 만난 환자 한 분 한 분이 이 글을 쓰게 만든 동력이 되었음을 밝힙니다. 약에 대한 잘못된 정보 때문에 오남용하시는 분들, 갑작스런 건강상의 문제로 약국을 찾는 분들에게 진심을 다해 상담하는 마음으로 차곡차곡 원고를 모았습니다.

건강은 평생 동안 관리해야 할 가장 중요한 자산입니다. 약에 대한 의존이 심한 것도 문제지만, 약에 대한 부정적인 인식이 심한 것도 문제입니다. 스테로이드, 항생제, 소염진통제 등 절대로 쓰면 안 되는 약은 없습니다. 약을 너무 쉽게 생각하는 것, 약을 너무 공포스럽게 생각하는 것 모두 균형 잡힌 시각은 아닙니다. 잘 팔리는 유명한 약이라고 해서 내 증상에 맞는 것도 아닙니다. 선택의 폭은 다양하지만, 약의 성분, 효과, 부작용까지 제대로 알고 먹어야 진짜 약이 된다는 사실을 꼭 기억하고, 이 책에서 제안하는 셀프메디케이션을 통해 많은 분이 아프지 않고, 건강하고 행복하길 기원합니다.

끝으로 일 년이 훌쩍 넘는 기간 동안 연재를 도와주신 헬스경향 조창연 국장님께 감사드리며, 일반약이라는 주제로 같이 연구하고 있는 비처방약 스터디 약사님들, 가족들과 아들 준혁, 준서 그리고 언제나 같은 곳을 바라봐 주는 은경에게 사랑한다는 말을 전합니다.

배현 약사

셀프메디케이션 10계명

1. 일반의약품은 안전하고 효과적으로 사용할 수 있는 의약품[1]이다.

2. 일반의약품은 오남용, 부작용 우려가 있으므로 반드시 전문가 조언을 받아 사용한다.

3. 일반의약품 케이스[2]는 버리지 않는다.

4. 일반의약품을 개봉[3]하면 날짜를 꼭 기입한다.

5. 일반의약품 구입시 사용 용도와 복용량[4]을 꼭 묻는다.

6. 시럽은 맛있다. 아이들 손이 닿지 않는 곳에 보관한다.

7. 일반의약품 구입시 약사에게 현재 복용하는 병원약, 영양제, 식품[5] 등도 모두 말한다.

8. 자꾸 반복되는 증상은 셀프메디케이션 대상이 아니다.

9. 약에 대한 인터넷 정보는 걸러서 믿으라.

10. 세상에 무조건 안전한 약은 없다.

---

1 약사법에 일반의약품의 정의는 다음과 같이 명시되어 있다.
    1.2.9. '일반의약품'이란 다음 각 목의 어느 하나에 해당하는 것으로서 보건복지부 장관과 협의하여 식품의약품안전처장이 정하여 고시하는 기준에 해당하는 의약품을 말한다.
        가. 오용·남용될 우려가 적고, 의사나 치과의사의 처방 없이 사용하더라도 안전성 및 유효성을 기대할 수 있는 의약품
        나. 질병 치료를 위하여 의사나 치과의사의 전문지식이 없어도 사용할 수 있는 의약품
        다. 의약품의 제형(劑型)과 약리작용상 인체에 미치는 부작용이 비교적 적은 의약품
2 케이스는 약의 이름과 제조회사, 사용 기한, 성분, 성상, 용법, 용량, 주의사항 등 소중한 정보가 집약된 문서다.
3 개봉은 의약품이 드러난 상태로, 시럽을 열거나 블라스터 포장을 뜯은 상태다. 외부 케이스 제거는 제외한다.
4 일반의약품의 성분들은 같은 증상이라도 다른 성분을 쓰거나 다른 증상이라도 같은 성분을 쓰는 경우가 있다.
5 일반의약품과 전문의약품, 기능성 건강식품을 함께 복용하면 안 되는 경우가 있다. 그뿐만 아니라 일반 식품도 약과 같이 복용하면 안 되는 경우가 있다. 오렌지 주스, 자몽 주스, 우유 등 약 복용시 주의할 식품은 생각보다 많다.

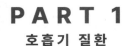

PART 1
호흡기 질환

콧물, 기침이
다 감기는
아니다

목이 아프다, 열이 난다, 콧물이 난다, 두통이 있다 등의 증상으로 찾아오는 환자들이
많다. 이런 증상이 있으면 대부분 감기라고 생각해서 감기약을 찾는다. 하지만
바이러스 감염증인 감기보다는 알레르기 질환이나 세균 감염으로 인해 발생하는
증상이 더 많다. 증상에 따라 제대로 된 셀프메디케이션을 적용해 보자.

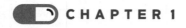 **CHAPTER 1**

으슬으슬 감기가 오려나?
초기 감기 셀프메디케이션

오한, 발열, 두통, 몸살 또는 가벼운 기침과 콧물을 수반하는
증상이 생긴 지 1~2일 된 초기 감기에

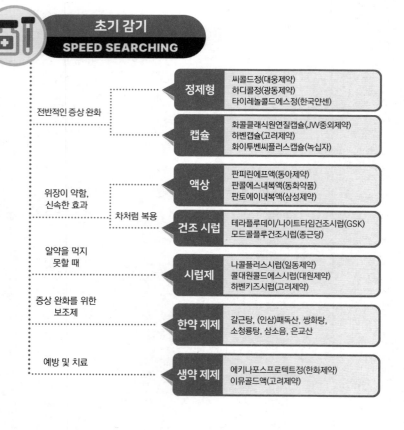

초기 감기
SPEED SEARCHING

전반적인 증상 완화

정제형
씨콜드정(대웅제약)
하디콜정(광동제약)
타이레놀콜드에스정(한국얀센)

캡슐
화콜클래식원연질캡슐(JW중외제약)
하벤캡슐(고려제약)
화이투벤씨플러스캡슐(녹십자)

위장이 약함,
신속한 효과

차처럼 복용

액상
판피린에프액(동아제약)
판콜에스내복액(동화약품)
판토에이내복액(삼성제약)

건조 시럽
테라플루데이/나이트타임건조시럽(GSK)
모드콜플루건조시럽(종근당)

알약을 먹지
못할 때

시럽제
나콜플러스시럽(일동제약)
콜대원콜드에스시럽(대원제약)
하벤키즈시럽(고려제약)

증상 완화를 위한
보조제

한약 제제
갈근탕, (인삼)패독산, 쌍화탕,
소청룡탕, 삼소음, 은교산

예방 및 치료

생약 제제
에키나포스프로텍트정(한화제약)
이뮤골드액(고려제약)

<u>환절기에 가장 많이 듣는 말 중 하나는</u> "감기 조심하세요"다. 몸 관리를 조금만 잘못해도 금세 으슬으슬하면서 열감이 있고 콧물과 기침이 나는 등 감기 기운이 들곤 한다. 감기에 가장 많이 걸리는 계절은 정말 환절기일까?

2016년 국민건강보험공단에서 발표한 2010~2014년 통계를 보면, 연중 기온이 가장 낮은 1, 2월보다 기온이 높아지는 3, 4월에 상기도 감염 환자가 8% 정도 증가했고, 환절기(3, 4, 10, 11월)에는 상기도 감염 환자의 수가 1년 전체 환자의 약 40%를 차지하므로 환절기에 감기에 잘 걸린다는 속설은 통계적으로 유의미하다고 볼 수 있다. 왜 가장 추운 1월보다 날씨가 따뜻해지는 3월에 감기 환자가 더 많아질까? 이것은 두 가지 이유로 생각해 볼 수 있다.

첫째, 바이러스의 활성은 기온과 밀접한 관계가 있다. 감기는 바이러스 감염증이다. 대부분의 감기 증상을 유발하는 리노바이러스를 비롯해 감기 바이러스의 종류는 200여 가지가 넘을 정도로 다양하다. 이들 바이러스가 가장 활성화되는 기온은 0~5도다. 즉, 영하권으로 내려가면 오히려 활성이 떨어지기 때문에 잘 증식하지 않게 된다. 맹추위를 떨치는 한겨울보다 영상을 웃도는 환절기에 바이러스 활성이 더 높기 때문에 감기 환자가 많아질 수 있다.

두 번째, 일교차에 대한 신체 부적응이다. 환절기에는 일교차가 크게 벌어진다. 감기 환자가 많아지는 3월에는 일교차가 적게는 10도 내외, 많게는 20도까지 벌어진다. 일교차가 커지면 신체가 기온에 잘 적응하지 못하고, 이로 인한 스트레스가 심해져 면역력이 저하되므로 바이러스 감염에 좀 더 취약해진다.

호흡기로 감기 바이러스가 침투하면 면역 시스템이 작동된다. 인후두는 혈관과 신경이 발달되어 있는데, 감염 및 알레르기 반응에 의해 자극을 받게 되면 이 신경들의 작용으로 감기 특유의 재채기, 콧물, 코 막힘, 두통 등의 증상이 나타난다. 증상은 바이러스의 종류에 따라 조금 차이가 날 수 있지만 대략 7~14일 정도면 소멸된다.

"약 먹으면 7일, 안 먹으면 일주일"이라는 우스갯소리가 있듯이, 감기에 걸리면 특효약이 없다. 대부분의 감기 증후군을 일으키는 리노바이러스, 콕사키바이러스 등은 RNA바이러스로 변종되기 쉬워서 예방약도 없다(일부 바이러스는 DNA바이러스로 백신을 만들 수 있지만 효용성이 떨어진다). 그런데다 변변한 치료약도 없다. 가장 강력한 치료약 및 예방약은 내 몸에 있는 면역체다. 그러므로 가장 좋은 예방 및 치료법은 면역력이 떨어지지 않게 하고, 면역체가 감기 바이러스와의 싸움에 전념할 수 있도록 푹 쉬는 것이다. 하지만 모든 현대인이 감기에 걸렸다고 쉴 수는 없는 법이다. 감기 증상으로 생활에 불편함이 있을 경우 약국에서 구입할 수 있는 일반의약품으로 감기 증상을 어느 정도 관리하면 몸이 회복되는 데 도움을 줄 것이다.

1. 전반적인 증상 완화에는 정제형/경질 캡슐

종합감기약은 말 그대로 감기 증후군의 전반적인 증상을 완화하기 위한 복합 처방이다. 위장 장애가 없는 진통해열제인 아세트아미노펜, 알레르기 증상을 완화하기 위한 항히스타민제, 기침을 억제하

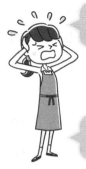

어제 저녁부터 으슬으슬 춥더니 감기 걸린 것 같아요. 감기약 좀 주세요.

증상이 심하지 않으면 물 많이 드시고 푹 쉬면 되는데 쉬기 힘드시죠? 어디가 제일 불편하세요?

네, 회사를 결근할 수가 없어요. 으슬으슬 춥고 콧물도 조금 나오고 목도 좀 따끔거려요.

초기 감기인 것 같네요. 몸 상태에 따라 사용할 수 있는 다양한 종합감기약이 있어요. 추천해 드릴게요.

는 진해제, 가래를 제거하는 거담제 등으로 구성되어 있다. 일부 제품에는 비타민C나 생약 성분이 포함되기도 한다.

정제형이나 경질 캡슐은 위장 장애가 있을 수 있으므로 식후에 복용하는 것이 좋다. 다양한 성분이 들어간 만큼 전반적인 감기 증후군에 효과를 보이는 장점이 있지만 함량이 적게 들어 있기 때문에 효력 면에서는 좀 약하다는 단점이 있다. 씨콜드정(대웅제약)이나 하벤캡슐(고려제약)처럼 일반적으로 종합감기약은 1회 두 알씩 복용하는 경우가 많은데 타이레놀콜드에스정(한국얀센)처럼 1회 1정씩 복용하는 제제도 있다. 종합감기약을 구입할 때는 반드시 복용량에 대한 복약 지도를 받는다.

2. 위장이 약하다면 액상형/연질 캡슐

액상 감기약은 위장이 좋지 않은 환자도 좀 더 편하게 복용할 수 있고 효과가 빠르다는 장점이 있다. 이런 제품은 종합감기약이며, 진통제와 카페인이 복합되어 있어 약효가 빨리 나타나 불편한 증상이 완화된다. 판피린에프액(동아제약)이나 판콜에스내복액(동화약품), 판토에이내복액(삼성제약) 등이 대표적이다.

머리가 지끈하면서 몸이 좀 좋지 않으면 습관적으로 액상 종합감기약을 먹는 사람들이 있다. 특히 아세트아미노펜+카페인 복합제의 경우 카페인 효과 때문에 피로개선제로 착각하는 경우도 있다. 통증이나 가벼운 증상으로 복용한다면 약에 함유된 항히스타민제, 기침이나 가래 약 등 불필요한 약물까지 복용하게 되는 전형적인 약물 오남용 사례가 된다. 액상 감기약을 하나 복용하더라도 약사와 증상을 상담하는 것이 중요하다.

3. 진통 효과가 강한 건조 시럽

요즘에는 테라플루데이/나이트타임건조시럽(GSK)이나 모드콜플루건조시럽(종근당)과 같이 차 형태의 종합감기약이 새롭게 출시되고 있다. 따뜻한 물에 녹여 복용하기 때문에 위장 장애가 적고 흡수가 빨라 약효가 신속하게 발효된다는 특징이 있다.

성분은 낮용에는 진통해열제인 아세트아미노펜 고용량과 콧물 및 코 막힘 약인 페닐레프린이 포함되어 있고, 밤용에는 항히스타민제인 페니라민이 추가되어 있다. 약을 복용한 후 몸살이나 두통을 완화시키는 효과가 강하다고 느껴지는 것은 진통제 용량이 다른 종합감기약에 비해 세 배 정도 더 들었기 때문이다.

테라플루건조시럽이나 모드콜플루건조시럽은 따뜻한 물에 타서 차처럼 복용하기 때문에 약이라는 인식이 약할 수 있다. 쌍화탕처럼 생각하고 다른 종합감기약이나 병원 처방약과 함께 복용하는 경우도 있다. 이는 약물의 과량 투약으로 이어져 부작용이 유발될 수 있으므로 각별히 조심한다. 차 형태의 감기약은 산성을 띠므로 치아에 닿을 경우 충치나 풍치 등을 유발할 수 있다. 오랫동안 입에 머물지 않게 신속하게 복용하고 물로 입을 헹궈 주는 것이 좋다.

4. 캡슐이나 알약을 삼키지 못한다면 시럽제

캡슐이나 알약을 삼키지 못하거나 연령대가 맞지 않아 복용이 어려운 경우 종합감기약 시럽을 사용할 수 있다. 나콜플러스시럽(일동제약), 하벤키즈시럽(고려제약) 등의 성분은 다른 종합감기약과 비슷하나, 1일 4회 복용 용량으로 맞추어져 있어 취침 전에 복용이 가능하고 위장 장애가 적어 빈속에도 복용할 수 있다는 장점이 있다.

하지만 시럽제는 맛이 좋고 1회 복용 용량이 적어 과량을 투약할 위험이 높다. 개봉 후 1개월 내로 사용해야 한다는 단점도 있다. 콜대원콜드에스시럽(대원제약)처럼 보관 기간의 단점을 보완한 파우치형 시럽 제품도 있다. 콜대원콜드에스시럽은 1일 3회 식후 복용한다.

시럽제는 만 2세 이상부터 투약할 수 있으며, 2세 미만의 소아는 경미한 감기 증상이라도 병원 진료 후 약을 복용한다. 영유아의 경우 시럽을 복용할 때 치아에 묻게 되면 치아 손상을 유발할 수 있으므로 빠르게 복용한 후 양치를 꼭 시킨다. 시럽제는 특별한 경우가 아니면 실온 보관한다.

5. 한약 제제

한약 제제는 증상에 따라 다른 감기약과 병용할 수 있어 증상 개선에 도움을 줄 수 있다.

으슬으슬하고 열이 나면서 어깨가 쑤시듯 아프다면 갈근탕, 으슬으슬 열이 나면서 몸이 쑤신 듯이 아프고 입맛이 없고 속이 좋지 않으면 패독산, 몸에 기운이 없고 피곤하며 몸살과 두통 등 감기 기운이 있으면 쌍화탕, 맑은 콧물과 기침이 심하며 두통, 몸살, 열이 있다면 소청룡탕, 가래와 기침, 두통, 열이 있으면서 위장이 편하지 않다면 삼소음, 열이 나며 두통이 있고 목이 칼칼하고 아프면 은교산 등을 초기 감기에 응용할 수 있다.

다양한 처방들이 파우치, 드링크 형태로 나오므로 잘 활용한다면 보다 효과적으로 감기를 치료할 수 있다.

6. 감기 치료 및 예방에 도움 주는 생약 제제

에키나시아는 감기에 효과가 있는 생약 제제로 허가받은 일반의약품이다. 전문가에 따라 의견이 다르긴 하지만 유럽에서는 감기 예방 및 치료에 많이 활용된다. 에키나시아는 항바이러스 효과가 있고 세균이 분비하는 효소를 저해하고 면역 기능을 개선해서 감기 치료 및 예방에 도움을 줄 수 있다. 에키나포스프로텍트정(한화제약)은 12세 이상 복용하며, 이뮤골드액(고려제약)은 4세부터 복용이 가능하므로 연령과 제형에 맞추어 제품을 선택한다.

종합감기약에 포함된 항히스타민제를 복용하면 졸릴 수 있기 때문에 운전 등 정밀한 조작을 할 때 주의한다. 콧물, 가래를 완화시키는 성분을 복용하면 입이 마르거나 갈증이 날 수 있으니 따뜻한 물을 자주 마신다. 가슴이 두근거리거나 잠이 오지 않을 수 있고, 소변이 불편해질 수도 있다. 특히 전립선 증상이나 혈압, 당뇨가 있는 경우 복용시 주의한다. 종합감기약의 성분들은 다른 증세를 완화시키는 약들에 포함되는 경우가 많다. 따라서 약을 구입하거나 처방받을 때 반드시 현재 먹고 있는 일반의약품이나 처방전을 의사나 약사에게 미리 이야기해야 중복을 피할 수 있다.

증상이 심하면 약을 복용하게 되지만, 감기는 약으로 낫는 것이 아님을 다시 한 번 기억하자. 충분한 휴식, 충분한 수분 섭취, 적절한 영양 섭취(과식은 금물), 충분한 습도를 유지하면 감기 증상을 개선하는 데 도움이 된다. 찬 공기나 찬 음식, 당분을 피하는 것도 좋다. 바이러스 질환의 특성상 전파되기 쉬우므로 본인뿐 아니라 주변 사람 모두 자주, 그리고 깨끗하게 손 씻기를 생활화해야 하며, 티슈 등의 위생용품을 사용할 때는 분비물이 피부에 묻지 않도록 주의한다.

감기는 적어도 7~14일이면 그 증상이 사라진다. 증상이 경미하더라도 그 이상 지속되거나 인후통이 있거나 열이 계속 나거나 위장관 증상이 나타나는 경우, 코나 가래의 점도가 높아지거나 기침 소리가 탁해지는 경우 등은 신속하게 병원 진료를 받는다.

배 약사의 강력 추천 셀프메디케이션

◎ **으슬으슬 감기 기운이 있다면?**
해열, 소염진통제 + 갈근탕

◎ **목이 칼칼하면서 열과 약간 오한이 있다면?**
종합감기약 + 은교산

◎ **평상시 위장 장애가 있다면?**
테라플루건조시럽이나 판피린에프액 등의 액상 감기약

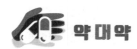 약 대 약

마시는 감기약, 뭐 먹을까?
테라플루 vs 쌍화탕

겨울철 몸이 으슬으슬하게 추워지면서 몸살, 콧물이 나오기 시작하면 뭔가 따뜻한 것을 먹고 한숨 푹 자고 싶은 생각이 든다. 이럴 때 흔히 떠올리는 제제로는 역시 쌍화탕과 차처럼 마시는 감기약인 테라플루건조시럽(GSK)을 꼽을 수 있다. 흔히 둘 다 마시는 감기약이라고 생각하는데, 이 두 가지는 같은 걸까, 다른 걸까?

결론부터 말하자면 쌍화탕과 테라플루건조시럽은 완전히 다르다. 테라플루건조시럽은 낮용과 밤용으로 나누어 출시되어 있다. 공통으로 들어간 성분으로는 진통해열제인 아세트아미노펜 650mg, 콧물과 가래약인 페닐레프린 10mg이다. 밤에 먹는 제품인 테라플루나이트타임건조시럽에는 콧물과 알레르기 약인 페니라민 20mg이 추가로 들어 있는

데, 페니라민이 졸음을 유발할 수 있기 때문에 밤 제품에만 넣은 것이다. 테라플루건조시럽은 물에 녹여 먹어야 하는 새로운 복용 형태의 감기약이다. 이런 형태는 위장 장애를 최소화하고 알약을 복용하기 어려운 환자들도 복용이 쉽고 흡수도 빨라 약효가 나타나는 시간이 단축된다. 홈페이지에 보면 복용 후 5분 정도 지나면 약효가 나타난다고 하는데, 일반적으로 정제나 캡슐 형태의 약들이 약효가 발휘되는 데 30분 정도 걸리는 것에 비하면 환자가 느끼는 체감 속도는 훨씬 빠를 것이다.

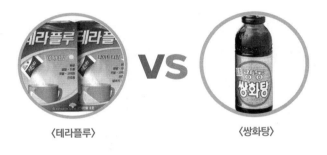

〈테라플루〉   〈쌍화탕〉

테라플루건조시럽은 물에 타 먹게 되어 있고 레몬 향이 나서 약이 아니라 감기에 효과가 있는 허브 차 정도로 착각하는 경우도 있어 수시로 복용하려 하거나 다른 감기약 등과 병용하려고 할 수 있다. 하지만 테라플루는 시판되는 종합감기약보다 각 성분들이 세 배 이상 고함량으로 들어간 제품이다. 따라서 만 12세 미만은 복용할 수 없고, 성인도 1일 4회 이상 복용할 수 없다. 그리고 6시간 이상의 1회 복용 간격을 유지한다. 또한 혈압약, 당뇨약, 심장약 등의 약물을 복용하는 환자, 신경과 약을 복용 중인 환자, 간 질환 환자, 상습 음주자의 경우 굉장히 조심해서 복용해야 하는 제제로, 반드시 약사의 복약 지도를 받은 후 복용한다.

쌍화탕은 《방약합편》에 수록된 한방 처방으로 사물탕(숙지황, 당귀, 천궁, 작약)에 계지, 황기, 감초, 생강, 대추가 들어간 처방이다. 원전에는 기와 혈이 손상된 사람에게 사용한다고 되어 있으니 말 그대로 피로를 풀어 주는 처방이라고 보면 된다. 사물탕은 소모된 영양을 보충하는 기능이 있어 주로 혈을 생성하고 적재적소에 혈이 잘 공급되도록 돕는다. 황기는 에너지를 올리는 기능을 하고, 계지는 혈액 순환을 원활하게 한다. 감초는 체액의 손실을 막고 통증을 완화시키며 생강, 대추는 위장관을 조절하고 영양을 보충하는 역할을 한다.

쌍화탕을 감기에 사용한다면 면역력이 떨어진 허약한 사람에게 사용하는 것이 좋고, 땀이 전혀 나지 않고 열과 통증이 있거나 오한이 심한 환자에게는 사용하지 않는다. 또 숙지황이 위장 장애를 유발할 수 있어 소화가 잘 안 되거나 설사하는 사람에게는 사용하지 않는다.

쌍화탕에 들어간 약재들은 모두 식품으로도 허가된 것들이다. 그러므로 제조신고를 어떻게 하느냐에 따라 액상 차(식품)로 만들 수 있고 일반의약품으로도 만들 수 있는데, 식품에 포함될 수 있는 색소, 방부제 등 첨가물들을 생각한다면 일반의약품으로 된 제품을 선택하는 것이 좋을 수 있다. 결론적으로 테라플루건조시럽은 종합감기약이므로, 차처럼 복용하지만 의사나 약사의 지시 없이 다른 약과 병용하지 않는다. 쌍화탕은 손상된 체력을 보충해 주고 감기 증상을 치료하는 데 도움을 주므로 단독으로 사용하는 것보다 다른 약과 병용하여 사용하면 더 좋은 효과를 낼 수 있다.

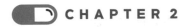

CHAPTER 2

화끈화끈 열이 난다!
해열 셀프메디케이션

일반적으로 38도 이상이면 발열, 40도 이상이면 고열,
급하게 고열을 내려야 할 때

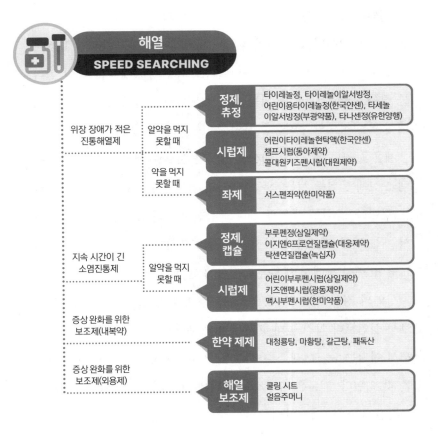

해열
SPEED SEARCHING

위장 장애가 적은 진통해열제	알약을 먹지 못할 때	**정제, 츄정** 타이레놀정, 타이레놀이알서방정, 어린이용타이레놀정(한국얀센), 타세놀이알서방정(부광약품), 타나센정(유한양행)
		시럽제 어린이타이레놀현탁액(한국얀센) 챔프시럽(동아제약) 콜대원키즈펜시럽(대원제약)
	약을 먹지 못할 때	**좌제** 서스펜좌약(한미약품)
지속 시간이 긴 소염진통제	알약을 먹지 못할 때	**정제, 캡슐** 부루펜정(삼일제약) 이지엔6프로연질캡슐(대웅제약) 탁센연질캡슐(녹십자)
		시럽제 어린이부루펜시럽(삼일제약) 키즈앤펜시럽(광동제약) 맥시부펜시럽(한미약품)
증상 완화를 위한 보조제(내복약)		**한약 제제** 대청룡탕, 마황탕, 갈근탕, 패독산
증상 완화를 위한 보조제(외용제)		**해열 보조제** 쿨링 시트 얼음주머니

"응애~" 한밤중 아기가 울기 시작한다. 방 안에 불이 켜지고 같이 자던 누나의 표정은 울상이 된다. 부모가 걱정스러운 표정으로 아이의 이마를 만져 보니 불덩이! 누나는 눈물을 글썽이며 기도한다. "제 동생을 낫게 해 주세요." 기도의 응답일까? 해열제를 복용한 동생은 언제 그랬냐는 듯 편안히 잠들고, 엄마, 아빠도 한시름 놓는다. 누나도 마음이 놓여 웃음을 짓는다.

해열제인 부루펜 광고의 한 장면이다. 아이를 둔 부모의 마음을 잘 대변하는 광고라는 생각이 든다. 136명의 보호자를 상대로 한 연구 결과에 의하면 38도 미만의 열도 치료해야 한다고 응답한 보호자가 29%(40명)나 되고, 자는 동안이라도 깨워서 열을 치료해야 한다는 경우도 84%(114명)나 되는 것으로 보아 아이를 둔 보호자가 열에 대해 어느 정도의 두려움을 가지고 있는지 알 수 있다.

체온은 귀나 겨드랑이에서 측정하는 것으로 생각하기 쉬우나, 원래는 신체 중심부 체온(중추신경계, 흉강, 복강, 골반 장기의 온도)을 측정하는 것이다. 중심부 체온과 가장 근접한 온도를 보이는 곳은 항문에서 재는 직장 체온이다. 하지만 측정의 불편함 때문에 주로 귀나 겨드랑이, 이마 등에서 체온을 측정하게 된다.

성인의 정상 체온은 36.4~37.2도 정도이며, 소아의 정상 체온은 보통 성인보다 약간 높다. 체온은 1세 무렵부터 점차 낮아지기 시작해서 여자는 13~14세, 남자는 17~18세부터 성인의 정상 체온 범위를 갖게 된다. 체온은 측정하는 부위에 따라 다르며, 항문은 38.8도, 구강은 37.5도, 겨드랑이는 37.4도, 귀(고막)는 37.8도, 관자놀이는

37.9도 이상이면 열이 난다고 판단할 수 있다.

또 체온은 측정 시간에 따라 달라지기도 한다. 보통 체온은 오후가 되면 높아지는 특성이 있어 늦은 오후나 이른 저녁에 체온이 가장 높으며, 이른 아침에 체온이 가장 낮다. 아이들은 자기 전 체온이 가장 높기도 하다. 이처럼 체온은 측정 부위, 나이, 시간에 따라 다르게 나타날 수 있음을 알아두는 것이 중요하다.

열은 왜 나는 것일까? 인간은 항온 동물로서 체온을 일정하게 유지하는 시스템을 가지고 있다. 열은 시상하부의 체온 조절 중추와 피부와 중추신경계에 위치한 열 민감성 신경 사이에서 전달되는 정보에 의해 조절된다. 만약 감염이 되었거나 약물, 호르몬 변화 등에 의해 시상하부의 설정 온도가 높아지면 열 생산이 늘게 되면서 열이 나는 것이다.

38.5도 미만의 미열의 경우 일반적으로는 면역 반응 등의 이유로 나타나는 경우가 많은데, 열 자체로는 인체에 큰 해가 되지 않기 때문에 해열제 사용을 권장하지 않는다. 하지만 많은 부모가 열 발작의 두려움으로 인해 38도 이하의 미열에서도 해열제를 사용한다. 해열제로 열을 내릴 경우 진단 및 예후 개선의 기준이 사라지고 인체의 방어력이 감소하기 때문에 무조건적인 사용을 반대하는 의견도 많다.

열이 발생하는 이유에는 다른 질환에 원인이 있는 경우가 많기 때문에 열의 치료는 단순히 체온을 낮추는 것보다 원인 치료에 초점을 맞추어야 한다.

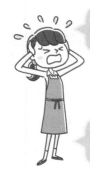

아기가 열이 펄펄 나요. 감기에 걸린 것 같은데
처음엔 괜찮더니 갑자기 열이 나기 시작하네요.

감기는 바이러스 감염증으로 초기에는 열이 나지
않다가 진행되면서 열이 나지요. 열이 몇 도인가요?

귀 체온계로 재 보니 38도 정도예요.

38도는 미열 상태로 면역 반응일 수도 있어요. 38도
이상 되면 해열제를 복용할 수 있는데 약 말고도 열을
조절하는 다른 방법도 있으니 안내해 드릴게요.

1. 광범위하게 사용되는 아세트아미노펜 진통해열제

타이레놀(한국얀센)로 잘 알려진 아세트아미노펜 성분은 광범위하게 사용되는 진통해열제다. 위장 장애가 적어 공복에 먹을 수도 있으나, 충분한 물과 함께 복용한다. 4~6시간 간격으로 복용할 수 있고 성인의 경우 500~1000mg을 1회에 복용하여 1일 4000mg까지 복용할 수 있다. 소아의 경우 {체중×(10~15)}mg을 1회 복용하며, 1일 최대 용량은 (체중×75)mg이다. 시럽 양은 (1회 복용량÷32)ml다.

2. 식후에 복용하는 비스테로이드성 소염진통제

비스테로이드성 소염진통제(NSAIDs)는 진통, 해열, 항염증 작용을 하며, 이부프로펜, 덱시부프로펜, 나프록센이 대표적 성분이다.

이부프로펜 성분의 부루펜정, 부루펜시럽(삼일제약), 덱시부프로펜

성분의 맥시부펜시럽(한미약품), 나프록센 성분의 탁센연질캡슐(녹십자), 아세틸살리실산 성분의 아스피린정(바이엘코리아)이 대표적이다.

아이를 대상으로 한 아세트아미노펜 성분과 이부프로펜 성분의 해열 효과를 비교한 논문을 보면 이부프로펜이 근소하게 앞서고, 6시간 이후 해열 효과도 조금 앞서는 것으로 나타났다고 한다. 하지만 1회 복용량을 여러 번 복용하는 경우 두 약물 사이에 효과, 부작용 면에서 큰 차이가 없다는 의견이 일반적이다.

비스테로이드성 소염진통제를 복용하는 경우 위장 장애가 발생할 수 있으므로 가능하면 식후에 복용한다. 권장 용량은 1회 복용량을 기준으로 1일 3~4회까지 복용할 수 있다. 소아의 경우 이부프로펜시럽은 1회에 {(체중×5)÷20}ml, 덱시부프로펜시럽은 {(체중×5)÷12}ml를 복용하며, 체중이 30kg 미만의 경우 2ml를 넘지 않는다. 단, 아스피린정은 레이증후군을 일으킬 수 있기 때문에 14세 이하의 소아에게는 사용하지 않는다.

열이 많이 나는 고열의 경우 열을 효과적으로 제어하기 위해서 아세트아미노펜 진통해열제 계열의 약과 비스테로이드성 소염진통제 계열의 약을 용량 범위 안에서 교차 복용할 수 있다. 하지만 복용 횟수를 잊어 버려 중복 복용하거나 과잉 복용하는 사례가 자주 일어나므로, 특히 아이가 해열제를 복용하는 경우 각별한 주의가 요구된다. 해열제 교차 복용의 경우 반드시 의사의 지시를 따르며 약사에게 정확한 복용 방법을 안내받아 과잉 복용이 되지 않도록 주의한다.

3. 약을 복용할 수 없을 때는 좌제

약을 먹으면 바로 토하거나, 잠을 자는 도중 고열로 인해 해열제를 사용해야 할 경우 등에는 약을 복용할 수 없으므로 항문을 통해 약을 공급할 수 있다. 좌제는 아세트아미노펜 성분의 써스펜좌약(한미약품)이 있다. 좌약을 사용할 때는 경구용 약물과 중복되지 않도록 주의한다. 많은 이들이 좌약을 사용하고 경구 투약도 할 수 있다고 생각하는데, 같은 성분의 해열제라면 과잉 복용으로 부작용이 나타날 수 있으니 주의한다.

4. 한약 제제

한약 제제는 해열제와 병용할 수 있어 증상 개선에 도움을 줄 수 있다. 열이 날 때 사용되는 한약 제제로는 대청룡탕, 마황탕, 갈근탕, 패독산 등이 있으며 약사의 도움을 받아 선택할 수 있다.

5. 고열이 지속된다면 쿨링 시트, 얼음주머니

고열로 머리의 체온이 높으면 두통 등의 증상이 심해져 괴로운데, 쿨링 시트를 사용하여 국소 부위의 온도를 낮추면 불편한 느낌을 줄일 수 있다. 쿨링 시트는 젤에 포함된 수분이 열을 흡수, 발산시켜 기화열을 이용한 냉각 효과를 볼 수 있으며, 박하, 라벤다, 유칼립투스 등 휘발성 천연 물질이 함유되어 청량감을 준다. 고열이 계속된다면 큰 혈관이 지나가는 겨드랑이, 서혜부에 얼음주머니를 사용하여 냉각하는 방법을 쓸 수 있다. 하지만 열이 난다고 알코올이나 찬물로 전신을 닦는 것은 불편하고 위험하므로 권장하기 어렵다.

일반의약품 등으로 열이 조절되었다 하더라도 열이 발생한 원인을 파악해야 하므로 의료 기관을 방문한다. 열이 난다고 무조건 해열제를 사용하는 것도 권장하지 않는다. 적당한 미열은 증상을 낮게 하기 위한 몸의 정상 반응일 수도 있기 때문이다. 미열인 경우에는 열에 따르는 증상이 괴로워 힘들 때 해열제를 사용하는 것이 좋다.

열을 제어하기 위해 옷을 벗겨 놓는 경우가 있는데, 땀의 발산을 막아 열이 떨어지는 데 방해가 된다. 적당히 얇은 옷을 입히고 적정 실내온도(겨울철 20도, 여름철 26도 정도)를 유지한다. 열로 인해 손실된 체액을 보충하기 위해 충분한 수분을 공급하는 것도 중요하다.

[평소에 궁금했던 이야기] 열과 해열제

1. 해열제를 많이 먹으면 저체온에 걸린다?

해열제는 정상 체온 이하로 내려가게 하지 않는다. 일반적으로 해열제 복용으로 저체온증을 염려할 필요가 없다. 하지만 일부(1,000명 중 2~3명)는 해열제 복용으로 저체온증이 유발되기도 한다.

만약 해열제 복용 후 땀이 많이 나면서 과도하게 체온이 떨어지거나, 기운 없이 늘어지거나, 손과 발이 찬 느낌이 나타난다면 해열제 복용을 즉시 중단하고 마른 수건으로 땀을 제거하고 몸을 따뜻하게 한 뒤 따뜻한 수분을 보충해 주면 자연스럽게 체온이 다시 오른다.

만약 이런 조치에도 체온이 오르지 않고 35도 이하라면 빨리 병원을 방문한다. 사람에 따라 반응이 다르기 때문에 어떤 해열제를 먹고 증상이 나타났는지 꼭 기억해 두자.

2. 열이 내리지 않으면 어떻게 할까?

열이 많이 나면 아세트아미노펜 성분의 진통해열제인 타이레놀과 비스테로이드성 소염진통제인 부루펜 또는 맥시부펜을 교차 복용한다. 해열제의 복용 간격은 부루펜은 6시간 정도, 타이레놀은 4~6시간 정도를 유지한다. 부루펜은 하루 최대 4회, 타이레놀은 6회까지 복용할 수 있다. 일반적으로 해열제를 사용할 때는 부루펜이나 타이레놀을 먼저 복용하고, 원하는 만큼 해열 작용이 나타나지 않으면 2~3시간 후 다른 계열의 해열제를 교차 복용한다.

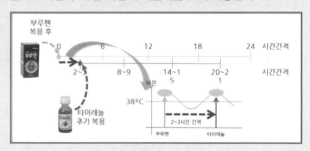

3. 병원 처방에 해열제가 들어 있는 경우

병원의 처방전에는 해열제가 포함된 경우가 많다. 해열제의 교차 복용은 계열이 다른 종류로 해야 하므로, 처방된 해열제가 어떤 종류인지 알아야 한다. 일정 시간이 지나도 열이 떨어지지 않으면 계열이 다른 해열제를 추가로 복용한다.

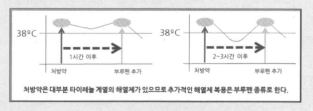

처방약은 대부분 타이레놀 계열의 해열제가 있으므로 추가적인 해열제 복용은 부루펜 종류로 한다.

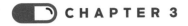

CHAPTER 3

콧물, 코 막힘, 재채기, 코가 힘들어!
비염 셀프메디케이션

계절이나 환경적 요인으로 오한, 발열, 몸살이 없는 콧물,
코 막힘, 재채기 증상이 나타날 때

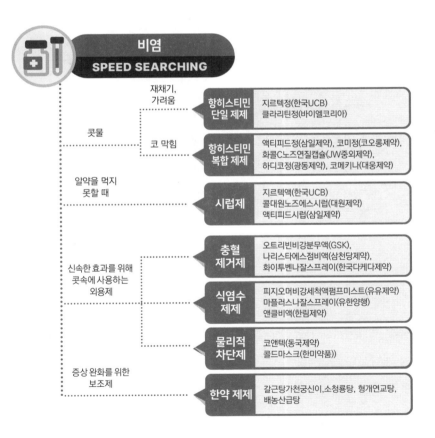

찬바람이 강한 계절이 되면 콧물, 코 막힘, 재채기로 고생하는 사람들이 많다. 환자들은 콧물이 나면 모두 코감기라고 생각하고 대처하는 경우가 많다. 콧물이 난다고 해서 다 코감기일까?

코감기는 리노바이러스라고 하는 감기 바이러스에 의한 감염 증상이고, 알레르기 비염은 면역 반응에 의해 나타나는 증상이다. 그렇기 때문에 나타나는 증상은 콧물, 코 막힘으로 비슷해도 치료 및 예방 요법이 다르다.

알레르기 비염		감기
1~2개월	지속 기간	일주일 이내
꽃가루, 집먼지진드기, 동물 털	원인	바이러스
눈이나 코 주위의 간지러움, 갑자기 발생하는 재채기, 맑은 콧물, 코 막힘, 열이 나는 느낌(실제 열은 없음), 냄새 감지 능력 감퇴, 눈부심, 과도한 눈물, 피로	증상	콧물, 코 막힘, 목 아픔, 기침, 가래, 몸살, 두통, 열

출처: 건강보험심사평가원

알레르기 비염은 알레르기 인자에 몸이 과하게 반응하는 것이다. 자라 보고 놀란 가슴 솥뚜껑 보고 놀라는 것과 같다. 그러므로 치료의 개념보다는 증상을 완화시키고, 다시 증상이 나타나지 않도록 꾸준한 관리가 중요하다.

알레르기 원인 물질이 비강을 통해 체내로 들어오면 알레르기 비염 환자의 면역 체계는 비상사태에 돌입하게 된다. 그리 심하게 반응하지 않아도 되는데 말이다. 일단 알레르기 인자를 밖으로 배출하기 위한 각고의 노력을 하게 되는데, 특히 면역체에서 분비하는 히스타민에 우리 몸이 반응하며 불편함을 호소하게 된다.

분비된 히스타민이 각 부위에 있는 수용체에 결합하게 되면 혈관은 확장되어 투과성이 높아진다. 그러면 혈액은 충혈되고 분비물이 많아진다. 또 분비 세포에서 분비가 촉진되어 많은 양의 체액이 분비된다. 비 온 뒤 거리가 깨끗해지는 것처럼, 우리 몸도 알레르기 인자를 청소하는 것이다. 가려움증과 재채기 등의 증상은 밖으로 알레르기 인자를 내보내려는 인체의 노력이다.

정말 심각한 유해 물질이 들어왔다면 이런 반응을 통해 내보내는 것이 중요하겠지만, 알레르기 비염의 경우 그렇게 유해하지 않은 물질들을 내보내겠다고 과하게 반응하는 것이다. 그러므로 알레르기 비염이 있는 환자의 경우 불편함을 완화시키기 위한 적절한 약물 복용과 알레르기 인자를 차단하는 예방 요법이 중요할 수밖에 없다.

알레르기 비염 예방 요법으로는 알레르기 인자를 차단(식염수 코세척, 알레르기 원인 물질 차단 크림 사용 등)하거나 면역 균형을 맞추어 주는 유산균 제제 등을 꾸준하게 복용하고 규칙적인 운동, 체온 유지와 충분한 수면, 수분 섭취 등이 도움이 될 수 있다. 비염 증상이 있다면 꾸준한 병원 진료를 통해 증상을 예방하거나 치료해야 하지만 당장 콧물, 코 막힘 등의 증상이 심하다면 일반의약품을 이용하여 신속하게 그 증상을 완화시켜 불편함을 감소시킬 수도 있다.

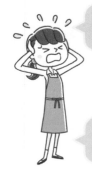

전에 이비인후과 갔을 때 알레르기 비염이라고 했는데, 요즘 다시 코가 간지럽고 콧물이 나요.

아무래도 찬바람이 불면 알레르기 비염 증상을 호소하는 분들이 많아지죠.

가려움과 콧물을 덜하게 해 줄 약이 있나요?

비염도 증상이나 환자의 상황에 따라 사용할 수 있는 약이 다양합니다. 설명해 드릴까요?

1. 알레르기 증상만 있다면 항히스타민 단일 제제

앞에서 설명했듯이 비염의 주된 원인은 과도하게 분비되는 히스타민에 몸이 반응하는 것이다. 이런 증상을 차단하는 의약품이 바로 항히스타민 제제다. 정확히 설명하면 체내 히스타민 수용체를 차단해서 히스타민이 분비되어도 우리 몸이 반응하지 않도록 한다.

보통 항히스타민제를 복용하면 졸린 증상이 유발되는데, 이것은 약물이 뇌로 가서 작용하기 때문이다. 1세대 항히스타민제가 가장 졸리고 2세대 이상의 경우는 졸음의 부작용을 최소화하고 있으므로 다른 증상이 없이 콧물, 재채기, 가려움 등 알레르기 증상만 있다면 2세대 이상의 항히스타민제를 복용하면 된다. 세트리진 성분의 지르텍정(한국UCB), 로라타딘 성분의 클라리틴정(바이엘코리아) 등이 대표적이다.

2. 코 막힘도 있다면 항히스타민제 + 충혈제거제 복합 제제

만약 콧물, 재채기, 가려움 등과 함께 코 막힘이 있다면 항히스타민제만 가지고는 그 증상이 완화되기 어려울 수 있다. 이때는 혈관 수축제를 사용하면 도움이 된다. 슈도에페드린은 대표적인 충혈제거제 성분으로 보통 항히스타민제와 함께 들어 있다.

코 막힘은 콧물이 많아도 발생하지만 비강 점막 혈관이 충혈되어도 발생한다. 점막이 부풀어 올라 코가 막히는 것이다. 그러므로 항히스타민제를 사용하여 콧물의 양을 줄이고 충혈제거제로 점막의 부종을 완화시키면 코 막힘이 완화될 수 있다.

대표적 제제로는 트리프롤리딘과 슈도에페드린 성분의 액티피드정(삼일제약), 클로르페니라민과 페닐레프린 성분의 코미정(코오롱제약), 메퀴타진과 슈도에페드린 성분의 코메키나(대웅제약) 등이 있다.

3. 두통까지 있다면 항히스타민제 + 충혈제거제 + 진통제

콧물이 나고 코가 막히면 산소 공급이 충분히 되지 않아 두통 등이 발생할 수 있다. 이때는 통증을 완화시켜 줄 수 있는 진통제 복합 제제를 사용할 수 있다. 두통이나 발열과 함께 콧물, 코 막힘이 나타나는 경우는 코감기가 많기 때문에 대부분 코감기약으로 포장되어 출시된다. 일반적으로 진통해열제 성분인 아세트아미노펜이 복합되어 있고, 함량이 1정에 200~500mg이므로 효과가 빠르게 나타날 수 있다. 하디코정(광동제약), 화콜C노즈연질캡슐(JW중외제약) 등 다양한 제약 회사에서 출시되는 코감기약을 선택하면 된다.

4. 코 막힘이 심할 때 콧속에 사용하는 외용제

코 막힘이 심할 때 사용할 수 있는 충혈제거제는 외용제 형태로도 출시되고 있다. 코 막힘이 심할 때 코 안에 뿌리면 혈관을 수축시켜 신속하게 코 막힘을 완화시킨다. 원인을 치료하는 것이 아니기 때문에 시간이 지나 약효가 떨어지면 코가 다시 막힐 수 있다. 시원한 느낌 때문에 자주 사용한다면 난치성인 약제성 비염이 생길 수 있으므로 신중하게 사용한다. 대표적인 제제로는 오트리빈비강분무액(GSK), 나리스타에스점비액(삼천당제약), 화이투벤나잘스프레이(한국다케다제약) 등이 있다.

코 막힘에 보다 안전하게 사용할 수 있는 제제도 있다. 농도가 진한 식염수 성분인 페스내추럴비강분무액(한독)은 코 점막의 콧물을 밖으로 빠져나오게 해서 코 막힘을 완화시키며, 식염수로 되어 있어 내성이 생기지 않는다. 3세 이상부터 사용하기 때문에 낮은 연령대도 사용 가능하다. 단, 콧물이 많아 코가 막히는 경우에는 오히려 증상이 심해질 수 있다.

코 안이 건조하면서 막힐 때 코 점막에 보습 및 세척을 위해 분사할 수 있는 제형도 있다. 식염수가 주성분이면서 경우에 따라 덱스판테놀과 같은 보습제가 같이 들어 있는 제품도 있다. 이들은 신속하게 코 막힘을 완화시키지는 않지만 비강 점막의 컨디션을 유지하여 코 막힘 등을 완화시키는 장점이 있다. 대표적으로는 천연멸균해수로 된 피지오머비강세척액펌프미스트(유유제약), 천연멸균해수와 덱스판테놀 성분으로 된 마플러스나잘스프레이(유한양행), 식염수로 된 앤클비액(한림제약) 등이 있다.

마지막으로 코앤텍(동국제약)이나 콜드마스크(한미약품)처럼 물리적 차단제가 있다. 코앤텍(동국제약)은 100% 백색파라핀으로 꽃가루, 집먼지 진드기, 애완동물 털 등이 비강으로 침투하는 것을 차단하여 알레르기 반응이 일어나지 않도록 도와준다. 3~5시간 지속되는 효과가 있기 때문에 알레르기 인자로 인한 비염 증상이 심한 경우 사용하면 많은 도움을 받을 수 있다.

콜드마스크(한미약품)는 천연 홍조류가 함유된 비강 분무액으로 콧속 점막에 물리적 방어막을 형성하여 감기 바이러스를 차단하는 효능을 보인다. 식염수 성분도 있어 알레르기 인자를 제거하는 데 도움을 준다. 비강 내에 1회씩 분사하며 1일 3회 분사한다.

5. 한약 제제

한약 제제는 다른 일반의약품과 병용할 수 있고, 잘 맞추어 사용할 경우 증상을 신속하게 완화시켜 준다는 장점이 있다.

많은 양의 맑은 콧물이 있고 코 막힘, 재채기가 심하다면 소청룡탕을, 콧물의 양은 많지 않지만 코 안이 불편하고 축농증과 같은 염증 증상이 심하다면 갈근탕가천궁신이를, 코 점막이 마르고 염증이 심하며 누런 콧물, 코 막힘이 있다면 형개연교탕을, 누런 콧물과 비강 안에 농이 형성된 경우라면 배농산급탕을 사용할 수 있다.

항히스타민제는 약간 졸릴 수 있기 때문에 운전 등 정밀한 조작을 할 때는 주의한다. 비염약 복용 후 입이 마르거나 갈증이 날 수 있으니 따뜻한 물을 자주 마신다. 가슴이 두근거리거나 잠이 오지 않을 수 있고, 소변이 불편해질 수 있다. 카페인 섭취는 피한다. 중복되는 성분이 있을 수 있으므로 다른 약을 복용할 때는 반드시 약사에게 현재 복용 중인 약을 미리 밝힌다. 과로하거나 스트레스를 받지 말고 충분한 수분과 영양 섭취를 하며, 몸을 따뜻하게 하고, 차고 기름지고 자극적인 음식은 피한다. 음주와 흡연은 절대 피한다.

 배 약사의 강력 추천 셀프메디케이션

◎ **콧물, 코 막힘이 심하다면?**
항히스타민, 충혈제거제 복합 제제 + 소청룡탕 병용
+ 충혈제거제 외용제(심할 때 잠깐 사용)

◎ **코 안이 건조하면서 콧물이 나고 코가 맹맹하다면?**
항히스타민 단일 제제 + 식염수 스프레이(지속 사용)

◎ **콧물이 찐득하고 색이 누렇다면?**
증상에 따라 갈근탕가천궁신이 또는 형개연교탕
+ 배농산급탕 + 코 세척 병용

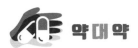 약대약

콧물에 사용하는 대표 약, 액티피드 vs 지르텍

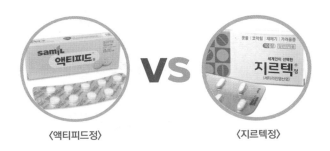

〈액티피드정〉　　　　　　　　〈지르텍정〉

공기는 코나 피부 등 호흡기를 통해 인체 내로 공급되는데, 몸의 컨디션이나 공기의 질에 따라 다양한 질환이 유발된다.

몸의 저항력이 떨어져 바이러스에 감염되면 감기에 걸리는데, 이때 감염으로 인해 비강 점막의 삼출물이 증가해 콧물, 코 막힘의 증상이 나타난다. 그뿐만 아니라 공기 중에 노출된 알레르기 원인 물질이 코를 통해 들어오게 되면 알레르기 반응이 일어나 콧물이 증가하면서 콧물, 코 막힘 증상이 발생하게 된다.

이럴 때 사용하는 약들은 공통적으로 항히스타민제다. 히스타민이 분비되면 해당 부위는 혈액량을 증가시키기 위해 혈관을 확장시켜 혈관벽에 있는 문을 느슨하게 만들기 때문에, 이로 인해 부종, 두드러기, 콧물, 코막힘, 가려움과 같은 증상이 발생한다.

항히스타민제는 히스타민이 해당 부위에 작용하지 못하도록 막는 것을 말한다. 물론 항히스타민제가 지속적으로 작용하지는 않는다. 시간이

지나 약효가 떨어지면 증상이 다시 나타날 수 있다. 이러한 알레르기 등의 질환에 사용하는 가장 대표적인 제제는 액티피드정, 액티피드시럽(삼일제약)과 지르텍정, 지르텍액(한국UCB)이다.

액티피드정은 항히스타민제와 충혈제거제 등 두 가지 약물이 복합되어 있다. 알레르기를 완화시키는 항히스타민제인 트리프롤리딘은 복용 후 짧은 시간에 콧물, 코 막힘을 완화시킨다. 충혈제거제인 슈도에페드린은 교감신경흥분제로 주로 호흡기에 작용해서 기능을 나타내는데, 혈관을 수축시켜 비강 공간을 넓혀 준다. 따라서 호흡이 편해지고 혈액의 공급을 줄여 줌으로써 콧물도 줄여 준다.

그러나 부작용도 만만치 않다. 대표적으로 졸림 증상이 심하다. 트리프롤리딘은 1세대 항히스타민제로 뇌에 작용할 수 있는데, 뇌가 항히스타민제에 의해 억제되면 정신이 몽롱해지고 졸린 느낌이 나게 된다. 또 교감신경에 작용하는 슈도에페드린 성분으로 인해 가슴 두근거림, 불면, 두통, 변비, 소변 장애, 입 마름, 땀, 변비 등이 유발될 수 있기 때문에 주의한다.

지르텍정은 세티리진 성분 하나로 이루어진 단일 제제다. 세티리진은 2세대 항히스타민제로 작용 시간이 길어서 한 번 복용으로도 하루 정도 약효가 지속된다. 효과 발현도 빠른 편이다. 또한 2세대 항히스타민제는 졸림이나 진정 부작용이 적은 편인데, 뇌로 들어가지 못하기 때문이다. 그러나 아주 없지는 않으니 주의하자. 지르텍정은 알레르기 반응으로 히스타민 분비가 많이 발생하는 콧물, 코 막힘, 재채기에 지속적인 효과를 나타낸다고 볼 수 있으나, 혈관에는 작용하지 않기 때문에 코 막힘 완화 효과가 떨어질 수 있다.

액티피드정, 지르텍정에 있는 항히스타민제는 모두 태반을 통과하고 모유로 이행될 수 있으므로 수유부나 임산부는 복용하지 않는다. 가슴 두근거림, 소화기 장애, 코나 입의 건조함, 시력 장애 등 다양한 부작용이 나타날 수 있으므로 심장질환, 갑상선 환자, 녹내장, 전립선비대증 환자들은 주의해서 사용한다.

결론적으로 콧물 흐름, 재채기, 가려움 증 등 알레르기 증세만 있다면 지르텍정, 코 막힘이 심하거나 기침, 가래 등이 수반되는 콧물, 코 막힘, 재채기에는 액티피드정을 사용하는 것이 좋다.

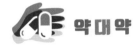 약 대 약

코가 막힐 땐? 오트리빈 vs 피지오머

계절이 바뀌면 알레르기 비염으로 고생하는 사람이 많다. 간지러움, 코 막힘, 콧물 등 괴로운 증상이 많지만, 가장 불편한 것은 역시 코 막힘이다.

코 막힘은 비강 점막이 부어오르고 분비물이 많아지면서 발생한다. 알레르기 인자가 코를 통해서 들어오는 것이 면역 세포인 비만 세포에 감지되면, 비만 세포는 히스타민을 분비하게 된다. 히스타민이 분비되면 혈관이 확장되고, 혈관 투과성이 올라가며, 비강 점막은 부어올라 비강은 좁아진다. 삼출물이 많아지면서 점도가 낮은 콧물도 많아진다. 이것은 자연스런 인체 면역 반응으로, 알레르기 물질을 막아내기 위한 우리 몸의 최대한의 노력이다. 그런 의미에서 불편하긴 하지만 알레르기 반응을 무조건 나쁘다고 볼 수는 없다. 하지만 과민하게 반응하는 알레르기 반응이라면 이야기가 다르다.

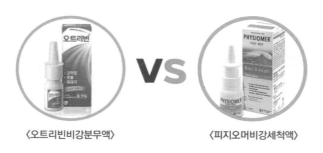

〈오트리빈비강분무액〉 〈피지오머비강세척액〉

알레르기 과민 반응으로 코가 꽉 막히면 호흡하기가 힘들다. 이로 인해 두통, 몽롱함, 집중력 결핍, 머리 무거움이 발생한다. 또 콧물은 앞쪽으로 흘러넘쳐 괴로운 증상을 유발하고, 뒤로 넘쳐 기침을 유발한다. 이렇게 콧물, 코 막힘이 있을 때의 증상을 완화시키는 대표적인 외용제가 오트리빈비강분무액(GSK)과 피지오머비강세척액(유유제약)이다.

오트리빈비강분무액 성분은 자일로메타졸린이라는 혈관수축제인데, 코 안에 분사하면 약물이 비강 점막으로 흡수되어 혈관을 수축시킨다. 이것으로 인해 코가 뻥 뚫리는 것이다. 지속 시간이 길어서 처음 사용할 때는 보통 10~12시간 동안 불편한 증상이 사라지고, 멘톨 성분이 들어 있어 상쾌한 느낌도 준다. 전신 반응 없이 국소적으로 작용하는 특징이 있다.

문제는 혈관을 수축시키는 것은 원인 치료가 아니라는 것이다. 원인을 제거하지 않으면 약을 사용할 때만 증상이 완화된다. 또한 오트리빈비강분무액을 지속적으로 사용하면 약재성 비염이 발생할 수 있다. 많은 이비인후과 전문의가 스프레이형 충혈제거제를 사용하지 못하도록 하는 이유도 부작용 때문이다.

피지오머비강세척액은 멸균등장해수가 주성분이다. 멸균등장해수는 식염수처럼 체액과 동일한 삼투압을 가지고 있어서 점막에 분사해도 자극이 전혀 없다. 또 미네랄이 풍부해서 점막 상태를 건강하게 유지할 수 있도록 하며, 알레르기 인자가 배출될 수 있게 돕는다. 당장 일어난 알레르기 반응을 억제하지 못하지만, 원인 물질을 제거하고 점막을 강화시킴으로써 차후에 일어날 알레르기 반응을 막을 수 있다.

결론적으로 만약 콧물, 코 막힘이 너무 심해 괴롭다면 오트리빈비강분무액을 사용하여 증상을 완화시키는 것이 도움이 될 것이다. 하지만 지속적인 사용은 절대 금물이다. 1주일 이상 연속해서 사용하지 않는다 (엄격하게 적용해 보면 2~3일 이상 사용하지 않는 것이 좋다).

계절성 비염이 있다면 피지오머비강세척액을 사용해서 알레르기 원인 물질이 비강에 영향을 주지 못하도록 세척하는 것이 좋다. 당장 효과를 볼 순 없지만 꾸준하게 사용하면 알레르기 증상을 최소화시키는 데 도움을 줄 수 있을 것이다.

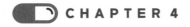

CHAPTER 4

콜록콜록 켁켁
기침, 가래 셀프메디케이션

> 증상이 나타난 지 3주 이내, 가래가 심하지 않고
> 깊지 않은 곳에서 나오는 기침

기침, 가래
SPEED SEARCHING

기침과 가래가 나올 때	진해, 거담 복합 제제	코푸시럽에스(유한양행) 아스마에취시럽(일양약품) 엑스코프에이캡슐(코오롱제약)
기침, 가래가 나면서 목이 아플 때	진해, 거담, 진통제 복합 제제	하디코프에프정(광동제약) 씨콜드플러스코프정(대웅제약) 화콜씨코프연질캡슐(JW중외제약)
가래만 있을 때	거담제 단일 제제	뮤코펙트정/시럽(사노피아벤티스) 리나치올캡슐(현대약품) 후루케어캡슐(일동제약) 후루테날캡슐(일동제약)
지속적인 효과를 원할 때	트로키 제제	미놀에프트로키(경남제약) 브론코푸트로키(새한제약) 뮤코안진트로키(사노피아벤티스)
목만 간지러움	항히스타민제	지르텍정(한국UCB) 클라리틴정(바이엘코리아)
증상 완화를 위한 보조제	생약, 한약 제제	자모, 용각산, 삼소음, 마행감석탕, 소청룡탕, 청폐탕, 맥문동탕, 시함탕, 청상보하환

"에취!" "콜록콜록!" 옆 사람이 기침을 하면 무의식적으로 살짝 피하게 된다. 아마 옆 사람의 기침이나 재채기로 인해 호흡기 감염증이 옮을 수 있다는 생각 때문일 것이다. 실제로 많은 감염증이 환자의 기침이나 재채기로 감염되므로 기침 예절은 필수다.

기침은 왜 나는 것일까? 기침은 호흡기 계통의 중요한 반사 작용으로, 외부에서 오는 요인을 제거하거나 내부에서 생성되는 이물질을 제거하기 위한 작용이다. 기침은 주로 인후, 식도, 기관지 등에 있는 신경이 자극을 받아서 뇌로 전달되면 시작된다. 기침을 유발하는 중추 신경은 주로 뇌에 있지만, 감기 바이러스처럼 밝혀지지 않은 방식으로 기침이 생기기도 한다.

기침은 지속 시기에 따라 3주 미만인 급성, 3~8주 지속되는 아급성, 8주 이상 지속된 만성 기침으로 나뉘고, 가래 유무에 따라 가래가 있는 습성 기침과 가래가 없는 건성 기침으로 분류된다. 일반의 약품으로 자가 치료를 시도하는 경우는 주로 급성과 건성 기침에 해당하며, 약을 사용하는 목적은 기침 증상을 완화하여 불편함을 최소화하고 2차 감염증 등을 막는 것이다.

기침할 때 가래 소리가 있는지 없는지 파악하는 것이 특히 중요하다. 건성 기침은 가래가 없는 기침으로 바이러스 감염이나 세균 감염, 역류성식도염, 심장질환, 에나프릴(혈압약)과 같은 약물 복용에 의해서도 발생할 수 있다. 가래 기침은 기관지에서 가래 등 분비물을 몰아내는 것인데 기관지염이나 바이러스, 세균성 감염, 알레르기질환 등 다양한 원인에 의해서 발생할 수 있다.

만약 가벼운 바이러스 질환이나 상기도 감염이라면 기침, 가래약을 복용하면 증상이 완화되지만, 기침이 나는 원인은 너무나 많기 때문에 지속적으로 기침이 난다면 의료기관에 방문하여 정확한 원인을 찾아야 한다. 특히 점도가 진한 황록색의 가래, 38.5도 이상의 체온, 체중 감소, 식은 땀, 피 섞인 가래 등의 증상이 있으면 신속하게 의료기관을 방문한다.

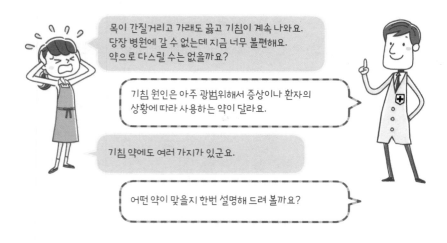

1. 기침과 가래에는 진해제 + 거담제 복합 제제

국내에는 진해제만 단독으로 처방된 일반의약품은 드물다. 대부분 기침과 가래를 동시에 완화시키는 처방으로 구성되어 있다. 가래소리가 나지 않고 분비물이 없는 마른 기침, 가래 소리가 나고 분비물이 잘 배출되는 가래 기침의 경우에는 진해제와 거담제의 복합 제제를 사용하면 그 증상을 효과적으로 완화시킬 수 있다.

진해제의 대표 성분은 덱스트로메토르판으로, 이 성분은 코푸시럽에스(유한양행)나 아스마에취시럽(일양약품) 등 대표적인 기침가래약에 포함되어 있다. 또한 가래를 줄이는 거담제와 알레르기 반응을 억제하는 항히스타민제도 포함되어 있어 기침 완화에 도움을 준다.

2. 목도 아플 땐 진해제 + 거담제 + 진통제 복합 제제

기침 등의 증상으로 인해 인후부에 통증이 나타난다면 진통해열제 성분인 아세트아미노펜이 함유된 복합 제제를 사용할 수 있다. 주로 두통, 몸살, 인후통 등을 수반하는 목감기 증상에 많이 사용되므로 목 감기약으로 출시되는 경우가 많다.

진해제가 들어 있는 약의 경우 가래가 잘 배출되지 않는 기침, 또는 상하기도 염증 등으로 인해 나타나는 기침에 사용하면 오히려 분비물의 배출을 막아 증상을 악화시킬 수 있기 때문에 반드시 전문가와 상의 후 복용한다. 대표적으로 하디코프에프정(광동제약), 씨콜드플러스코프정(대웅제약), 화콜씨코프연질캡슐(JW중외제약) 등이 있다.

3. 가래로 인한 기침에는 거담제 단일 제제

만약 가래와 상하기도 염증 등으로 인해 가래가 잘 떨어지지 않는 기침이 유발된다면 가래를 녹여서 기침을 완화시키는 객담용해제를 사용할 수 있다. 대표적으로는 뮤코펙트정, 뮤코펙트시럽(사노피아벤티스), 리나치올캡슐(현대약품), 후루테날캡슐(일동제약) 등이 있다.

4. 지속적인 효과를 원할 때 진해거담제 트로키 제제

기침 증상이 심할 경우 녹여 먹는 트로키 제제를 사용하면 기침 증상을 완화시킬 수 있다.

진해거담제인 미놀에프트로키(경남제약)는 녹여서 먹을 수 있도록 만든 제형이다. 진해제와 거담제, 항균 성분이 복합되어 있다. 하지만 다른 기침약을 복용하면서 미놀을 복용한다면 성분이 중복될 수 있기 때문에 반드시 성분과 함량에 유의하여 복용한다.

뮤코안진트로키(사노피아벤티스)의 경우는 암브록솔 성분의 단일 제제로 가래를 녹이고 염증을 완화시켜 기침을 완화시킨다. 분비물의 배출이 원활하지 않을 때 사용하면 도움이 된다.

5. 알레르기 증상 완화에는 항히스타민 단일 제제

가래 등의 분비가 많아지고 간질거리는 자극 증상이 심하다면 알레르기 증상을 완화시키는 항히스타민제를 복용할 수도 있다. 기관지 점막에서 알레르기 증상이 과도하게 유발되면 분비물이 많아지면서 이것을 배출하기 위해서 기침이 유발될 수 있기 때문이다.

대표적인 제제로는 세티리진 성분의 지르텍정(한국UCB), 로라타딘 성분의 클라리틴정(바이엘코리아) 등이 있다.

6. 기침 완화에 도움 주는 생약 제제 + 진해제 복합 제제

생약 제제와 진해제가 복합된 제제도 기침 완화에 도움이 된다. 용각산(보령제약)은 길경, 세네가, 행인, 감초로 구성된 진해거담제 생약 제제다. 주로 가래 배출을 원활하게 하면서 기침을 멎게 하고 염증 증상을 완화시켜 준다.

자모(한국신약) 역시 생약 제제다. 자모는 마황, 원지, 길경, 인삼 등의 생약 제제와 가래를 제거해 주는 구아이페네신이 복합된 제제다. 염증성으로 인한 기침, 가래를 완화시키는 데 좋은 효과를 볼 수 있다.

7. 한약 제제

한약 제제는 다른 일반의약품과 병용할 수 있고, 잘 맞게 사용할 경우 증상을 신속하게 완화시켜 준다는 장점이 있다.

가래가 노랗지 않으면서 묽은 경우, 두통, 몸살, 기침, 콧물이 있으면서 평상시 위장이 약하다면 삼소음을, 가슴에서부터 컹컹 울리고 진땀을 흘리는 기침을 한다면 마행감석탕을, 기침이 심하고 누우면 기침이 더욱 심해지며 콧물, 코 막힘 등의 증상을 수반하면 소청룡탕을 사용할 수 있다.

가래가 노랗고 진한 경우, 가래가 잘 떨어지지 않고 인후 부분이 건조하고 염증성 증상을 수반하면 청폐탕을, 인후 부분이 많이 건조하면서 간질거리고 한 번 기침이 나오면 발작적으로 기침을 하고 툭 떨어지는 가래를 뱉어 낸다면 맥문동탕을, 임파선 등이 붓고 기침하면 가슴이 아프고 통증이 있다면 시함탕을, 만성 기침으로 기운이 많이 떨어져 있고 말할 때 기침이 유발되며 인후가 건조하고 마른기침을 한다면 청상보하환을 사용할 수 있다.

진해제나 항히스타민제는 졸음을 유발할 수 있기 때문에 운전 등에 주의하고, 일부 거담제 등은 입을 마르게 하고 혈압에 관련될 수 있으며, 항히스타민제 등을 복용하면 항콜린 작용으로 인하여 소변이 불편해질 수 있으므로 녹내장, 갑상선기능항진증, 심장 질환, 혈압 환자는 주의한다.

　기침, 가래 증상을 자주 앓는다면 반드시 금연한다. 기관지가 약한 경우 미세먼지나 날씨에 쉽게 영향을 받을 수 있으므로 미세먼지 차단 마스크를 착용한다. 밀폐된 공간에서는 반드시 시간대 별로 환기하고, 습도가 충분히 유지될 수 있도록 가습기 등을 사용한다. 과로나 스트레스를 받지 않는다. 충분한 수분과 영양을 섭취하며 몸을 따뜻하게 하고, 차고 기름지고 자극적인 음식을 피한다.

📎 배 약사의 강력 추천 셀프메디케이션

◎ **가벼운 기침, 가래가 있을 때?**
　진해, 거담제 복합 제제

◎ **묽은 가래가 심하다면?**
　진해, 거담제 복합 제제 + 한약 제제 소청룡탕

◎ **목이 간질간질거리면서 기침이 있다면?**
　항히스타민제 단일 제제 + 항히스타민 복합 트로키 병용 가능

◎ **점도가 짙은 가래가 있다면?**
　거담제 단일 제제 + 한약제제 청폐탕 또는 맥문동탕

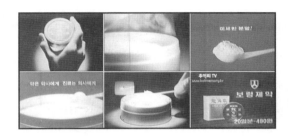

"이 소리가 아닙니다. 이 소리도 아닙니다. 용각산은 소리가 나지 않습니다." 용각산을 일약 스타덤에 올려놓은 이 광고 카피는 더 이상 광고하지 않는 지금도 많은 사람의 머릿속에 남아 있다. 하지만 용각산이 오래 사랑받은 건 역시 그 약효 덕분이다.

용각산은 아주 오랜 역사를 가진 약으로, 240여 년 전 일본 아키타현의 어전의였던 후지이 가문에서 처음 만들어졌다. 후대에 서양의 생약을 접목하였고, 현재와 같은 미세 분말 제제로 판매하게 된 지는 120년이 넘었다.

우리나라에는 일제 강점기에 처음 전해졌고, 1967년 보령제약에서 공식적으로 판매하게 되었다. 용각산은 현재 진해거담제 시장 점유율을 50% 정도 유지하며 연 매출 40억 원을 꾸준하게 유지하고 있는 제약 업계의 스테디셀러라고 할 수 있다.

용각산의 성분은 길경, 세나가, 행인, 감초 등이다. 가장 많이 함유된 성분은 길경과 감초다. 길경과 감초는 《상한론》에 나오는 길경탕이라는 유명한 처방으로, 인후의 염증을 완화시키고 가래를 배출시켜 기침을 완화시키는 데 탁월한 효능을 가진다. 특히 기침을 오랫동안 해서 인후 점막이 건조해져 염증이 생긴 경우에 이 제품은 더욱 좋은 효과를 볼 수 있다. 행인은 기침, 가래에 대표적으로 쓰이는 생약 제제로, 한방적으로도 폐기가 원활하게 퍼지도록 도와주고 기침을 완화시키는 기능을 한다. 세네가는 기관지 점액의 분비량을 늘려 가래 배출을 원활하게 한다.

용각산의 성분이 웬만한 기침, 가래의 생약 제제에 들어 있는 일반적인 성분이기 때문에 특별할 것이 없어 보이는데 어떻게 그렇게 효과가 좋은지에 대해 의아해하는 사람들이 많다. 용각산의 비밀은 바로 소리가 나지 않는 미립자 분말에 있다.

이 미립자 분말이 입안에 들어가 균일하게 분포되고, 목에서 넘어가기 전에 오래 머물게 되면서 분말이 녹아 후두에서 원활한 작용을 하게 되는 것이다. 이렇게 분말이 응집되지 않고 잘 분포되도록 만든 것이 용각산 효과의 비밀이었다.

용각산에 들어 있는 생약 성분들은 다량의 사포닌을 포함하고 있기 때문에 가장 일반적인 부작용은 위장 장애다. 사람에 따라서 위장 내에서 사포닌 대사가 안 되는 경우가 있기 때문에 다량으로 복용시 복통, 구토, 설사 등이 일어날 수 있어 사용 용량에 맞게 복용한다.

용각산은 주로 가래가 많고 잘 배출되지 않는 기침, 천식 증상에 사용하기 때문에 기관지 점막이 건조한 상태에는 사용하지 않는다. 즉, 오래되고 가래가 없는 건조한 기침에는 잘 사용하지 않는다. 가벼운 인후 통증과 가래로 인해 기침이 잘 멎지 않는 경우 용각산은 탁월한 효과를 보이는 명약이다.

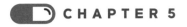

CHAPTER 5

침 삼킬 때마다 따끔따끔
인후통 셀프메디케이션

코와 목 부위의 통증으로 침 삼킬 때마다 따끔하다면
인후통이 의심된다

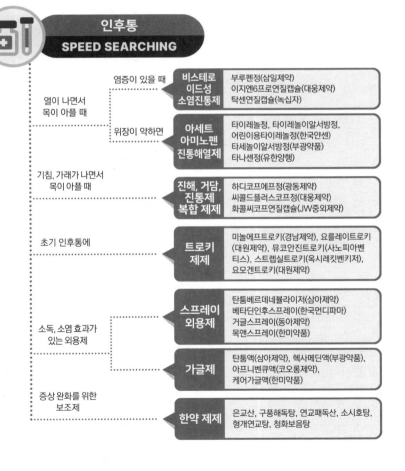

인후통 SPEED SEARCHING

열이 나면서 목이 아플 때	염증이 있을 때	비스테로이드성 소염진통제	부루펜정(삼일제약) 이지엔6프로연질캡슐(대웅제약) 탁센연질캡슐(녹십자)
	위장이 약하면	아세트아미노펜 진통해열제	타이레놀정, 타이레놀이알서방정, 어린이용타이레놀정(한국얀센) 타세놀이알서방정(부광약품) 타나센정(유한양행)
기침, 가래가 나면서 목이 아플 때		진해, 거담, 진통제 복합 제제	하디코프에프정(광동제약) 씨콜드플러스코프정(대웅제약) 화콜씨코프연질캡슐(JW중외제약)
초기 인후통에		트로키 제제	미놀에프트로키(경남제약), 요플레이트로키(대원제약), 뮤코안진트로키(사노피아벤티스), 스트렙실트로키(옥시레킷벤키저), 요모겐트로키(대원제약)
소독, 소염 효과가 있는 외용제		스프레이 외용제	탄툼베르데네뷸라이저(삼아제약) 베타딘인후스프레이(한국먼디파마) 거글스프레이(동아제약) 목앤스프레이(한미약품)
		가글제	탄툼액(삼아제약), 헥사메딘액(부광약품), 아프니벤큐액(코오롱제약), 케어가글액(한미약품)
증상 완화를 위한 보조제		한약 제제	은교산, 구풍해독탕, 연교패독산, 소시호탕, 형개연교탕, 청화보음탕

가을에서 겨울로 넘어가는 환절기에는 호흡기 환자가 급증한다. 환자 통계를 보면 10~12월까지 상기도 감염, 급성 편도염 환자 수는 8월에 비해 2배 이상 많아진다. 겨울이라는 계절적 특징은 차고 건조하다는 데 있다. 찬 기운은 몸의 순환을 방해하고, 건조한 공기는 점막 기능을 저하시켜 호흡기 질환을 일으키기 쉽다. 온풍기 등 난방기 사용으로 인한 낮은 실내 습도와 겨울철에도 어김없이 찾아오는 황사 역시 호흡기 질환을 악화시키는 주원인이 될 수 있다.

인후통은 인후 점막에 염증이 생겨 발생하는데 주로 바이러스와 세균 감염에 의한 것이 많다. 바이러스 감염의 경우는 특별한 치료제가 있지 않기 때문에 불편한 증상을 완화시키는 방법을 사용하며 세균 감염의 경우에는 반드시 항생제를 복용한다.

인후 질환은 증상이 급격히 심해지는 경향을 보이기 때문에 일반 의약품으로만 해결하기보다는 전문의의 진료를 받아야 한다. 하지만 병원에 갈 수 없는 상황이라면, 증상을 완화시키기 위해 일반의약품을 사용하면 많은 도움을 얻을 수 있다.

1. 열과 통증에는 소염, 해열진통제

목이 아픈 경우 편도나 임파선이 부으면서 열과 통증이 발생할 수 있다. 열이 발생하면서 오한이 동시에 나타나기도 하는데 열이 심하게 오를수록 그 증상이 심해진다. 염증 인자가 전신에 퍼지면서 두통, 몸살까지 나타나기도 한다. 이때는 소염, 해열진통제가 도움이 될 수 있다.

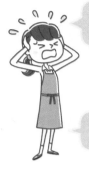

약사님, 목이 칼칼하고 아파요. 침 삼킬 때도 아프고요.

요즘 편도염이나 인후염이 심해지는 계절이죠. 약을 드시더라도 꼭 병원에 방문하실 것을 권해요.

계절에 따라 심해지는 질환이 있나 봐요.

증상을 완화시킬 수 있는 약이 여러 가지 있는데 설명해 드릴게요.

　　진통제는 비스테로이드성 소염진통제와 아세트아미노펜 성분의 진통해열제로 나뉜다. 비스테로이드성 소염진통제 계열의 약을 먼저 복용한 후 30분에서 1시간이 지났는데도 통증과 열이 사라지지 않는다면, 아세트아미노펜 성분의 진통해열제를 추가로 복용할 수 있다. 단, 빈속이거나 위장이 약하다면 비스테로이드성 소염진통제가 아닌, 아세트아미노펜 성분의 진통해열제를 복용한다.

　　비스테로이드성 소염진통제의 대표 제제로는 이부프로펜 성분의 부루펜정(삼일제약), 덱시부프로펜 성분의 맥시부펜정(한미약품), 나프록센 성분의 탁센연질캡슐(녹십자)이 있다. 아세트아미노펜 성분의 진통해열제로는 타이레놀정(한국얀센)이 있다.

2. 기침, 가래에 통증까지 있다면 목 감기약 또는 기침 감기약

목 감기약이나 기침 감기약은 대부분 진통해열제인 아세트아미노펜과, 알레르기 완화제인 항히스타민제, 기침을 억제하는 진해제, 가래를 제거하는 거담제 등이 복합된다. 따라서 기침이나 가래가 있으면서 인후통이 있을 때 목 감기약 또는 기침 감기약을 사용한다. 하지만 진통제 용량이 높지 않아 통증 완화 효과가 약할 수 있다.

하디코프에프정(광동제약), 씨콜드플러스코프정(대웅제약), 화콜씨코프연질캡슐(JW중외제약) 등이 대표적이다.

3. 초기 인후통에는 트로키 제제

사탕 형태로 녹여서 복용하는 트로키 제제는 초기 인후통에 도움이 된다. 항히스타민제와 국소마취제가 같이 들어 있어 가려움증, 자극감, 통증을 완화시키는 미놀에프트로키(경남제약)와 같은 제제가 있고, 뮤코안진트로키(사노피아벤티스)나 스트렙실트로키(옥시레킷벤키저)와 같이 염증을 완화시켜 증상을 개선시키는 제제도 있다.

프로폴리스캔디나 감초, 유칼립투스 등이 함유된 허브 캔디의 경우 점막을 강화시키고 항바이러스 효과 등이 있어 초기 증상 완화에 도움을 줄 수 있다.

4. 소독, 소염 효과가 있는 외용제

외용제에는 가글제와 스프레이 제제가 있다. 가글제는 탄툼액(삼아제약)이나 아프니벤큐액(코오롱제약)과 같이 소독 효과와 소염 효과를 동시에 갖고 있는 제제와, 헥사메딘액(부광약품)이나 케어가글액(한미약품)과 같이 소독 효과가 주효능인 제제가 있다.

스프레이 제제는 베타딘인후스프레이(한국먼디파마), 거글스프레이(동아제약), 탄툼베르데네뷸라이저(삼아제약)와 같이 소독 효과가 중점인 제제와 목앤스프레이(한미약품)와 같이 항염 효과를 중점으로 하는 제제가 있다.

가글제는 물로 헹구지 않지만 복용이 불가능하므로 입안에 약물이 남지 않도록 충분히 뱉는다. 스프레이 제제는 복용이 가능하다.

5. 한약 제제

한약 제제는 다른 일반의약품과 병용할 수 있고, 잘 맞추어 사용할 경우 증상을 신속하게 완화시켜 준다. 두통, 몸살 등이 있으면서 목이 건조하고 아플 때는 은교산을, 이하선이나 임파선, 편도가 심하게 붓고 통증이 있으며 열감이 있을 땐 구풍해독탕을, 속이 메스꺼우면서 목이 칼칼하고 아프고 몸살이 심하면 연교패독산을, 편도가 부어 있고 속이 많이 좋지 않으면 소시호탕을, 목에 충혈과 열감이 심하다면 황련해독탕을, 인후 점막이 건조하고 통증이 심하며 가래가 누렇다면 형개연교탕을 사용할 수 있다. 또 쉰 목소리가 나며 목이 불편할 때는 향성파적환을, 목이 너무 건조하면서 아플 때는 청화보음탕을 사용할 수 있다.

인후통이 있을 때는 과로나 스트레스를 피하고 휴식을 취한다. 충분한 수분과 영양 섭취를 한다. 항상 보온에 신경 쓰며 찬 것, 기름진 것, 자극적인 것을 피하고 음주와 흡연은 절대 금한다.

배 약사의 강력 추천 셀프메디케이션

◎ **목이 칼칼하기 시작할 때**
트로키 제제를 사용하고 수분 보충을 충분히 한다.

◎ **열감이 있으면서 목이 칼칼하고 아프다면?**
소염, 해열진통제 + 은교산 병용

◎ **목이 부은 느낌과 자극감이 있고 인후통, 기침, 가래가 있다면?**
목 감기약

 배 약사 추천 코로나 비상상비약

◎ **다른 증상 없이 목만 칼칼하고 아플 때**
소염진통제 트로키를 녹여서 복용

◎ **목이 칼칼하게 아프고 약간의 기침, 열이 날 때**
소염, 해열진통제 + 은교산 또는 목감기약 + 은교산

◎ **목이 많이 붓고 아프면서 통증이 심할 때**
소염, 해열진통제 + 구풍해독탕

◎ **투명한 콧물, 가래 기침이 있으면서 목이 불편할 때**
코 감기약 + 소청룡탕

◎ **기침이 심하고 잘 떨어지지 않는 누런 가래가 있을 때**
거담제 + 청폐탕

◎ **목이 아프고 입맛이 떨어지며 속이 메스꺼울 때**
트리메부틴 + 시함탕

◎ **목이 건조하고 간질거리며 한 번 기침나면 발작적으로 기침할 때**
진해 거담제 + 맥문동탕(단, 맥문동탕은 1일 4회 복용)

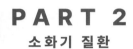

PART 2
소 화 기 질 환

속이
안 좋을 땐
소화제가 답?

소화제를 찾는 환자와 몇 가지를 상담해 보면 단순 소화불량이 아닌 경우도 많다. 위염 등의 증상이 있을 때도 소화불량과 비슷한 증상이 있기 때문이다. 단순 소화불량으로 소화제를 선택할 때에도 소화제의 종류가 무척 다양하다. 물약 소화제조차 각 제품의 콘셉트에 따라 사용하는 용도가 조금씩 다르다. 따라서 일반의약품을 선택할 때는 전문가와 상담하거나 바른 정보를 알고 찾는 것이 좋다.

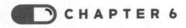

CHAPTER 6

속이 더부룩하고 답답할 때
소화불량 셀프메디케이션

음식을 먹고 속이 답답하거나,
평소에도 더부룩하고 답답할 때

소화불량
SPEED SEARCHING

증상		분류	제품
과식에 의한 소화불량	육류, 기름진 음식	소화 효소제	베아제정/캡슐(대웅제약) 닥터베아제정(대웅제약)
	탄수화물, 단백질 음식	소화 효소제	훼스탈플러스정(한독) 위엔젤정(JW중외제약) 판키아제정(일동제약)
평소에도 더부룩하고 답답할 때		위산 분비 억제제	파미딘정(종근당) 위엔싹에프정(제일헬스사이언스) 파미딘플러스정(종근당) 파모쓰리정(대웅제약)
신속한 위산 차단		겔 제제	알마겔에프현탁액(유한양행) 겔포스엠현탁액(보령제약) 개비스콘현탁액(옥시레킷벤키저)
소화불량, 복통		위장 운동 촉진제	베부틴정(영일제약), 타라부틴정(국제약품), 포리부틴정(삼일제약), 트라부틴정(경남제약), 크리맥액(일양약품), 멕시롱액(동아제약)
신속한 위장 조절		생약 제제	까스활명수큐액(동화약품), 까스명수액 (삼성제약), 베나치오에프액(동아제약), 속청케어액(종근당), 속청큐액(종근당)
증상 완화를 위한 보조제		한약, 생약 제제	안중조기환, 연라환, 소체환, 반하사심탕, 소승기탕

68

가정에서 상비약으로 가장 많이 구비하는 품목은 어떤 것일까? 2011년 한국소비자원이 서울 및 5대 광역시 500명의 소비자를 대상으로 조사한 결과 응답자의 89.4%가 상비약을 갖추고 있다고 응답했고, 그중 소화제 구비율은 82.6%로 상처 연고 다음으로 많은 것으로 나타났다. 소염, 해열진통제가 69%, 감기약은 51.7%였다.

국민건강보험공단 자료에 의하면 국내에서는 2006~2011년까지 매년 5.5%씩 소화불량 환자가 늘고 있다고 한다. 30~50대 환자가 전체의 41.5%를 차지하며 9세 이하 어린이 환자도 12.4%를 차지하여 직장인과 어린이가 주로 소화불량에 시달리는 것으로 나타났다.

2015년 동화약품에서 실시한 설문조사도 눈여겨볼 만하다. 20~40대 여성 978명을 대상으로 소화불량 빈도수 등을 조사했는데, 63%가 최근 6개월 내 소화불량을 경험했으며 이들 중 주 1회 이상 소화불량이 나타나는 사람이 42%, 주 3회 이상도 14%나 되어 많은 젊은 여성이 소화불량으로 시달리고 있음을 알 수 있다. 다양한 통계 수치를 보면, 복잡해진 현대인의 생활은 생각보다 많은 소화불량 환자를 만들며 이런 추세는 날이 갈수록 늘고 있음을 확인할 수 있다.

소화불량은 음식을 섭취한 후 나타나는 소화 장애를 말하는 것으로, 음식 섭취 후 소화가 안 되어 정체된 느낌, 포만감, 팽만감, 트림, 상복부 답답함, 속 쓰림, 메스꺼움 등의 증상을 호소한다.

소화불량을 일으키는 원인은 다양하다. 가장 흔한 원인은 과식이다. 위가 처리할 수 있는 내용물보다 많은 양의 음식물을 섭취하면 오래 정체된 음식물이 위 점막을 자극하고, 물리적 소화를 하는 위 근육에 무리가 가면서 통증이 유발된다.

위 점막의 염증 증상도 소화불량의 주원인이 된다. 위 점막에 염증이 생기면 위산에 극도로 취약해진다. 보호막이 없기 때문이다. 음식의 섭취는 위산 분비를 촉진하고, 분비된 위산과 음식물에 의해 위 점막이 자극을 받게 되면 속이 더부룩하고 쓰린 느낌, 통증 등이 수반될 수 있는데, 환자는 이를 음식을 먹고 소화가 안 되는 것처럼 느껴 소화불량이라고 호소하기도 한다.

위장 운동이 조절되지 않는 것도 역시 소화불량의 원인이 된다. 위와 장은 자율신경에 의해 조절되는데, 자율신경은 스트레스 등 몸의 상태에 따라 민감하게 반응한다. 교감신경이 과도하게 항진되면 위장관 운동이 억제되면서 복통, 팽만감, 메스꺼움 등이 나타날 수 있다. 이 외에도 심장 질환, 간-담도계 질환, 전신성 질환, 소염진통제 장기 복용 등에 의해서도 소화불량이 나타날 수 있다.

만약 다음과 같은 증상이 나타난다면 단순 소화불량이라 하더라도 신속하게 의료기관에 방문한다.

- 설명할 수 없는 체중 감소
- 식욕 부진
- 조기 포만감
- 구토
- 갈수록 심해지는 목 넘김 어려움이나 통증
- 위장관 출혈(검은색 변이 나오거나 커피 색 구토를 하는 경우)

- 빈혈

- 황달

- 복부 종괴

- 임파선 비대

(이상봉 · 정세영 저,《근거 중심의 외래 진료 매뉴얼》, 대한의학서적에서 발췌)

반복적으로 소화불량이 나타나는 경우에는 단순 질환이 아닐 가능성이 있다. 몸이 보내는 위험 신호는 쉽게 넘기지 말자.

하지만 일시적으로 나타나는 소화불량이 생활의 불편함을 초래하고 있다면 약국에 있는 일반의약품으로도 증상을 효과적으로 회복시킬 수 있다. 위에서 살펴본 것과 같이 소화불량을 일으키는 원인은 다양하다. 그러므로 광고에서 말하는 것처럼 하나의 소화제가 모든 증상을 다 완화시킬 수는 없으니 보다 자세히 알아볼 필요가 있다.

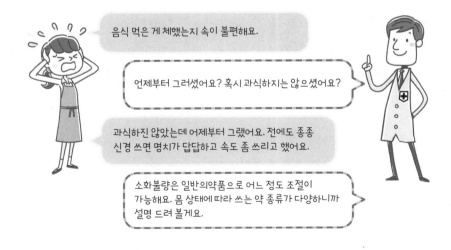

1. 식사 후 바로 나타나는 팽만감과 복통에는 소화효소제

소화불량에 대표적으로 사용되는 소화효소제는 소화에 사용되는 효소를 직접 공급하여 증상을 완화시키는 것을 목표로 한다.

음식물은 위에서 일차로 단백질이 소화가 되고 소장으로 이동해 탄수화물, 지방, 단백질이 본격적으로 소화되기 시작한다. 다양한 원인으로 인해 소화 효소가 부족하다면 음식물의 배출 속도가 느려져 체한 느낌이 날 수 있고, 덜 소화된 음식물에서 가스가 나와 팽만감과 복통을 유발할 수 있다.

소화 효소의 공급은 덜 소화된 음식물의 소화를 돕고, 부차적으로 위장 운동을 촉진한다. 또 시메티콘 성분을 함유하여 생성된 가스를 제거함으로 팽만감과 복통을 완화시킨다. 대표적인 소화효소제로는 베아제정(대웅제약), 훼스탈플러스정(한독) 등이 있다.

소화효소제는 증상이 있을 때 1~2정 복용한다. 단, 과식으로 인한 소화불량이 아닌 경우에는 오히려 본래의 증상을 가리는 효과로 인해 증상의 악화를 가져올 수 있기 때문에 습관적으로 소화효소제를 복용하는 경우 반드시 기저 증상을 찾아야 한다.

소화 효소는 위산에 파괴되므로 장에서 녹게 코팅되어 있다. 그러므로 캡슐이나 정제를 갈아서 복용하지 않는다. 또 훼스탈플러스정에 함유된 판크레아틴 성분은 돼지에서 유래된 효소로, 돼지 알레르기가 있는 사람은 복용시 주의한다.

2. 평소에도 더부룩함이 있다면 위산 분비 억제제

과도한 위산 분비로 인해 위장 점막이 자극받는 경우, 위장 점막의 손상으로 인한 상복부 팽만감이 유발될 수 있다. 평상시에도 속이 더부룩하거나 불편한 느낌이 있는 경우 음식을 섭취하면 위산 분비가 촉진되므로 그 증상이 더 심해질 수 있다.

일반의약품으로 나오는 위산 분비 억제제는 히스타민 수용체에 작용해서 위산 분비를 억제하는 히스타민2 수용체 길항제다. 라니티딘과 시메티딘, 니자티딘, 파모티딘 성분이 허가되어 있지만 현재는 파모티딘만 생산되고 있다.

파모티딘 성분의 일반의약품은 단일제 파미딘정(종근당)이나 위엔싹에프정(제일헬스사이언스)이 대표적이다. 파미딘정은 16세 이상 1일 1회, 최대 1일 2회까지 복용할 수 있다. 약을 복용하고도 증상이 완화되지 않는다면 약물 용량을 임의로 늘리지 말고 병원 진료를 받는다.

약을 복용하면 졸릴 수 있으므로 운전 등은 피하는 것이 좋다. 간혹 두통이나 변비 등이 나타날 수 있다. 위산 농도에 따라 흡수가 결정되는 철분제, 항진균제 등을 복용하고 있다면 위산 분비 억제제에 의해 흡수가 떨어질 수 있으므로 주의한다.

3. 속 쓰림 동반시 위산 분비 억제제 + 제산제 복합 제제

위산 분비 억제제와 함께 제산제가 포함된 일반약도 있다. 제산제는 위산을 빠르게 중화하여 속 쓰림과 소화불량을 완화시킨다. 복합

제 파미딘플러스정(종근당), 파모쓰리정(대웅제약)이 대표적이다. 파미딘플러스정은 만 15세 이상 1일 1회 1정을 복용한다.

보통 제산제는 알루미늄염이나 마그네슘염을 함유하고 있는데, 복용시 변비나 설사가 나타날 수 있다. 신장 기능이 좋지 않은 사람은 복용하지 않는다. 알루미늄이 함유된 제산제는 오렌지 주스와 함께 복용하면 알루미늄의 흡수가 증가될 수 있기 때문에 주의한다.

나머지 위산 분비 억제제에 대한 주의사항은 위산 분비 억제제 내용과 같다.

4. 효과 빠른 겔 형태의 제산제

겔 형태의 제산제는 알루미늄이나 마그네슘과 같은 금속성 제제와 알긴산과 중탄산나트륨이 함유된 제제로 구분할 수 있다. 대표적인 제제로 전자는 알마겔에프현탁액(유한양행)과 겔포스엠현탁액(보령제약), 후자는 개비스콘현탁액(옥시레킷벤키저)이다.

겔 형태의 제산제는 위장벽까지 신속하게 이동하여 효과를 발휘하므로 증상을 빠르게 완화시킨다. 알마겔에프현탁액과 겔포스엠현탁액의 경우 다른 약의 흡수를 방해할 수 있어 식전에 복용하는 것을 원칙으로 한다. 지속 시간이 짧아 1일 4회까지 복용한다. 겔포스엠현탁액의 경우 시메티콘 성분이 가스를 제거하는 효능이 있어 팽만감을 완화시킬 수 있다는 장점이 있다. 주의사항은 제산제 복합제제의 내용과 같다.

개비스콘현탁액의 경우 알긴산이 타액과 반응하여 알긴산나트륨의 점성층을 형성하는데 이 점성층이 위 내용물의 역류를 막아 식도와 식도 접합부를 보호한다. 또 함께 함유된 제산제가 위산을 중화하여 속 쓰림, 소화불량 등의 증상을 완화시킨다. 1일 4회 식후, 취침 전 복용을 원칙으로 한다. 7일 이상 복용하였는데도 증상이 개선되지 않으면 의사의 진료를 받는다. 탄산칼슘이 포함되어 있어 약을 복용한 후 위산 분비가 더 많아지거나 변비 등이 나타날 수 있으므로 주의한다.

5. 위장 운동 능력이 떨어졌다면 위장 운동 촉진제

위장 운동 능력이 떨어져서 소화 불량이 있는 경우라면 위장 운동 촉진제를 사용할 수 있다.

위장관 신경에 작용하여 위장 운동을 촉진하고 복통을 완화시키는 성분으로는 트리메부틴말레산염이 있으며, 트리메부틴정(삼천당제약), 베부틴정(영일제약) 등이 대표적이다. 1일 3회 100~200mg을 식전에 복용한다. 큰 부작용은 없으나 가끔 졸릴 수 있으므로 운전 등은 주의한다.

돔페리돈 성분도 위장관 신경에 작용하여 위장 운동을 조절함으로 소화불량이나 메스꺼움을 완화시킨다. 크리맥액(일양약품), 멕시롱액(동아제약) 등이 대표적이다. 성인 1일 3회 10mg을 식전에 복용하며, 1일 30mg 이상 복용하지 않는다. 크리맥액이나 멕시롱액은 1병당 약 13mg의 돔페리돈을 함유하고 있으므로 1회 1병 복용하며 최대 2병까지 복용할 수 있다. 단, 임부나 수유부, 12세 미만, 파킨슨

병을 앓고 있는 환자, 심장 질환 환자의 경우는 복용하지 않는다.

간혹 약 복용 후 부정맥이 나타나거나 유즙 분비가 늘어난다면 바로 의료기관에 방문한다. 항진균제, 항생제, 위장약, 심장약 등을 복용 중이라면 반드시 약사에게 알려 상호작용이 있는지 확인 후 복용한다.

6. 소화 촉진을 위한 생약 제제

생약 제제 소화제들은 계피, 고추, 진피, 창출 등 다양한 성분들로 구성되어 있으며, 위장 운동, 소화액 분비 촉진, 말초혈관 순환 촉진 등의 효능이 있어 소화를 돕는다. 단독으로 사용할 수도 있지만 소화효소제나 위장 운동 촉진제 등과 병용할 수도 있기 때문에 가정상비약으로 많이 사용된다.

까스활명수큐액(동화약품), 까스명수액(삼성제약), 베나치오에프액(동아제약), 속청액(종근당) 등이 대표적이다.

단, 임산부의 경우 복용을 주의하는 것이 좋고 까스활명수큐액이나 까스명수액처럼 탄산이나 고추 등 자극성 생약이 들어간 제품은 위장을 자극할 수 있으므로 위염 환자 등은 복용을 피한다. 까스활명수큐액은 소량의 육두구를 포함하는데, 육두구에는 미리스티신이 들어 있어 환각 작용이나 마비 작용을 나타낼 수 있기 때문에 민감한 사람은 취한 느낌을 받을 수 있다. 또 속청액에 함유된 용담의 경우 스트레스성 소화불량을 완화시키는 데 도움이 되지만 비위가 약한 사람은 주의한다.

생약 소화제라서 안전하다고 생각할 수 있지만 몸의 상태에 따라서 다르므로 약사와 상담 후 선택한다.

7. 한약 제제

증상에 따른 한약 제제의 사용은 다른 일반의약품과 병용해서 사용이 가능하기 때문에 증상 개선에 도움을 줄 수 있다.

평상시 위장 기능이 떨어지고 자주 체하는 느낌이 있다면 안중조기환을, 스트레스성으로 인한 소화불량이라면 연라환을, 먹은 음식이 딱 걸려서 위장을 강하게 자극한다면 소체환을, 평소 위장이 허약한 사람이 자극적인 음식을 먹었거나 신경을 쓰면서 음식을 먹어서 속이 메스껍고 울렁거리며 답답하다면 반하사심탕을, 지속적으로 과식해서 복부 팽만감이 없어지지 않고 변비 경향이 있다면 소승기탕 등을 사용할 수 있다.

소화불량의 경우 과로나 과식, 카페인 섭취, 흡연, 스트레스 등의 환경적 영향을 많이 받기 때문에 증상이 좀 호전된다 하더라도 생활습관을 조절하는 데 유의해야 한다. 취침 전 음식물 섭취를 최대한 피하고 소염진통제 등 위장관을 자극할 수 있는 약물은 되도록 복용을 삼간다.

배 약사의 강력 추천 셀프메디케이션

◎ **음식 먹자마자 더부룩하다면?**
소화효소제 + 한방 소화제 복용(또는 생약 제제 복용)

◎ **공복에 속이 더부룩하고 답답해진다면**
라니티딘 제산제 복합 제제

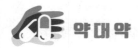 **약대약**

한국인의 대표 소화제 베아제 vs 훼스탈

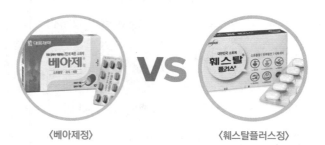

〈베아제정〉　　　　　　　〈훼스탈플러스정〉

가정상비약으로 갖추는 품목 중에 항상 포함되는 제제는 바로 소화
제다. 약국에서 소화제를 사려고 하면 가장 먼저 생각나는 제품이 베아
제정(대웅제약)과 훼스탈플러스정(한독)인데 어떤 것을 구매해야 할지 항
상 고민이다. 보통 소비자의 경우 '소화제는 다 같겠지'라고 생각하고
아무거나 구입하거나, 경험상 잘 듣던 제제를 고르는 경우가 있다. 하지

만 베아제정과 훼스탈플러스정은 엄연히 성분이 다르다. 따라서 쓰임새도 조금씩 다르다.

간단하게 베아제정과 훼스탈플러스정의 성분을 살펴보면 다음과 같다. 베아제정과 훼스탈플러스정에는 시메티콘과 우르소데옥시콜산, 판크레아틴이 공통으로 들어 있다. 시메티콘은 가스를 제거해서 복부 팽만에 도움을 준다. 우르소데옥시콜산은 담즙 분비를 촉진시켜 지방 소화를 돕는다. 돼지 췌장에서 만들어진 복합 소화효소제인 판크레아틴은 지방과 단백질 소화, 탄수화물 소화 촉진에 고루 효과를 보인다.

위의 성분들의 구성은 대부분의 소화효소제의 기본 골격을 형성한다. 그러므로 각 소화제의 독특한 특징은 기본 골격 외에 추가로 들어 있는 성분들과 제형이 결정한다고 볼 수 있다. 훼스탈플러스정은 추가적으로 섬유소를 소화시킬 수 있는 셀룰라제가 포함되어 있다. 그리고 복합 소화효소제인 판크레아틴 함량이 굉장히 높다.

베아제정에는 효모에서 배양해서 얻은 복합 소화효소제인 비오디아스타제가 더 들어 있고, 지방을 소화시키는 리파제, 단백질을 소화시키는 판프로신, 섬유소를 소화시키는 판세라제가 들어 있다. 그리고 베아제정은 위와 장에 각각 별도로 효소를 방출시키는 제형으로 되어 있다.

훼스탈플러스정은 단백질, 지방, 탄수화물에 크게 치우치지 않게 소화 작용을 하게 만들어졌고, 위에서는 분해되지 않는 장용정으로 되어 있기 때문에 장에서만 소화효소가 작용하므로 위에서는 효과를 발휘할 수 없다. 그러므로 상복부의 팽만이나 소화불량보다는, 소장으로 음식물이 이행된 후 소화가 이루어지지 않을 때 사용하는 것이 무난하다.

베아제정의 경우 지방의 분해에 도움이 되는 성분이 다수 들어 있어 기름진 음식을 먹고 나서 소화가 잘 되지 않는 증상에 훼스탈플러스정보다 더 효과가 좋다. 베아제정은 위와 장에서 각각 방출되는 성분이 다르다. 비오디아스타제, 리파제, 판프로신, 판세라제, 시메티콘, 일부 우르소데옥시콜산은 위에서 작용하도록 되어 있고, 판크레아틴과 일부 우르소데옥시콜산은 장에서 작용하도록 되어 있다. 상복부의 불쾌감이나 소화불량에도 효과를 보일 수 있다는 장점이 있다.

결론적으로 기름진 음식을 과식했을 경우에는 위에서 배출되는 속도가 느려지기 때문에 장에서만 분해되는훼스탈플러스정보다 위에서도 효능을 보이는 베아제정이 잘 들을 수 있다. 게다가 베아제정에는 지방을 분해하는 소화 효소가 다량 들어 있기도 하다. 그러나 복합 효소의 절대적인 양은 훼스탈플러스정이 베아제정보다 높기 때문에 같은 과식으로 인한 소화불량이더라도 탄수화물, 단백질 위주로 이루어진 식단에는 훼스탈플러스정이 잘 어울릴 수 있다.

훼스탈플러스정이나 베아제정 모두 판크레아틴을 함유하고 있는데 이는 돼지 췌장에서 추출한 소화효소액이다. 그러므로 돼지고기에 알레르기가 있는 사람은 복용을 주의한다.

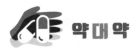 **약 대 약**

환 모양의 한약 제제 소화제는 다 같을까?
연라환 vs 소체환

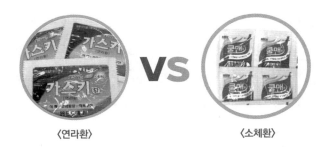

〈연라환〉　　　　　〈소체환〉

소화제는 약국에서 다빈도로 판매되는 품목이다. 베아제정이나 훼스탈 플러스정 같은 소화효소제도 있지만, 1회 분량으로 포장된 환 형태의 한약 제제도 있다.

이런 한약 제제들은 잘 맞추어 복용하면 그 효과가 아주 뛰어난데, 모양 이 비슷해서 같은 약이라 생각하는 경우도 많다. 오늘은 약국에서 소화 제로 많이 판매되는 한약 제제 연라환과 소체환에 대해 알아보자.

연라환은 청나라 의서《잡병원류서촉》에 실려 있는 처방이다. 원문을 보면 "식적(食積)은 음식물이 소화되지 않은 것이다. 적이 생기면 가슴이 답답하고 불쾌해진다. …… 연라환을 사용한다"라고 되어 있다.《동의 보감》에도 소적환, 백개환으로 실려 있으며 "식적과 궂은 피, 담음으로 비괴가 양 옆구리에 생겨서 아프고 배가 끓으며 명치 밑이 괴롭고 머리 가 어지러운 것을 치료한다"고 하였다. 식적은 곧 체한 것이니 연라환은 체했을 때 쓰는 약이라 볼 수 있다.

연라환은 향부자, 청피, 오수유, 익지인, 황련, 치자, 개자, 봉출, 삼릉, 도인, 내복자, 신국, 산사육으로 구성되어 있다. 향부자와 청피는 기를 돌려 주며, 특히 간기(肝氣)가 정체된 것을 풀어 준다. 오수유와 익지인은 혈과 위장을 따뜻하게 해서 소화를 돕는다. 치자와 황련의 조합은 스트레스나 염증 등으로 인해 발생하는 열을 효과적으로 완화시키며, 개자는 담(痰)을 제거한다. 봉출, 삼릉, 도인은 구어혈제로 혈행을 개선시키고, 내복자, 신국, 산사육은 소식약(消食藥)으로 소화를 돕는다.

그러므로 연라환은 비위 기능을 개선하고 위장 내 노폐물을 제거하고 염증을 완화시키며, 위장관 혈액순환을 개선, 소화 효소의 공급과 분비를 촉진하는 효능을 가지고 있어, 특히 스트레스성 소화불량에 도움이 된다고 볼 수 있다.

소체환은 명나라 의서《고감의감》에 실린 처방으로, 같은 내용이《동의보감》,《방약합편》에도 실려 있다. 내용을 보면 "밥이나 술, 물을 소화시키고 기를 잘 통하게 하며 트릿한 것과 창만(脹滿), 부종, 적취(積聚)와 복통(腹痛) 등을 치료한다. 이 약을 먹으면 모르는 사이에 그러한 병들이 없어지고 배가 약간 끓으면서도 설사는 나지 않고 효력이 매우 빨라진다"라고 하였다. 즉, 소체환은 음식으로 위장이 상한 경우 쓰는 약이다.

소체환은 견우자, 오령지, 향부자로 구성되어 있다. 견우자는 사하제로, 주기능은 물이 정체되어 있는 것을 끌어내려서 대변과 소변으로 빠져나가게 하는 것이다. 물뿐만 아니라 습열이 정체되어 있는 것도 대변을 통하게 해서 뚫어내 강한 효과를 발휘한다. 소체환은 환을 만든 뒤 생강 끓인 물로 복용하도록 되어 있는데 이렇게 하면 견우자의 효과가 더욱 강해져 좋다. 오령지는 혈의 흐름을 원활하게 하고 통증을 멎게 하며 어혈을 풀고 지혈에 효능을 보이며, 향부자는 기의 소통을 원활하게 해 뭉친 것을 풀어 준다.

그러므로 소체환은 위장관 내 수분의 정체나 장관 운동이 잘 되지 않아 대변의 정체 등이 수반되거나 담즙 분비의 부족, 위장 내 염증 등의 증상으로 부종, 창만, 답답함, 통증 등이 수반되는 경우에 사용한다.

연라환과 소체환은 위장이 냉하거나 무력한 경우 절대 사용하지 않는다. 또 연라환의 삼릉, 봉출 등은 난자의 착상이나 혈중 프로게스테론 농도의 변화에 작용한다고 알려져 있어 임부는 복용하지 않는다. 소체환도 준하제(변비에 사용되는 작용이 강한 하제)와 어혈을 풀어 주는 구어혈제 조합이므로 임부는 복용하지 않는다.

결론적으로 연라환은 스트레스성으로 인한 소화불량에, 소체환은 위장관 염증 증상 등으로 인해 나타나는 소화불량에 사용하면 효과가 좋다고 볼 수 있다.

같은 모양의 한약 제제라도 반드시 처방명을 확인해야 하는 것은 적응증이 다를 수 있기 때문이다.

🗨 스테디셀러 약 이야기 **까스활명수와 까스명수**

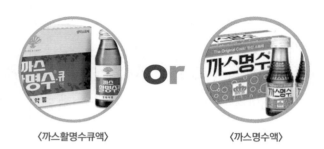

〈까스활명수큐액〉　　　　　　　〈까스명수액〉

까스활명수큐액(동화약품)을 먹어야 할지, 까스명수액(삼성제약)을 먹어야 할지 헷갈리는 사람들이 많다. 둘 다 액상 소화제인데다 이름도 비슷하기 때문이다.

액상 소화제의 원조는 동화약품의 활명수다. 활명수는 1897년 궁중 선전관 출신의 민병호 선생이 동화약방(현 동화약품)을 창업하고 궁중 비방에 서양 의학을 접목해 만든 소화제다. 대한민국 최초의 국산 약인 활명수는 급체하거나 토사곽란 등으로 목숨을 잃기도 했던 그 시절에 만병통치약으로 통했다.

까스명수는 탄산음료가 주목받는 점에 착안해 소화제에 탄산을 더해 개발된 제품이다. 1965년 삼성제약에서 개발하여 그해 활명수를 제치고 시장점유율 1위를 달성했다. 그 후 1967년 동화약품에서 기존의 활명수에 탄산을 더한 까스활명수가 나오기 전까지 2년 동안 까스명수는 액상 소화제 시장에서 1위를 지켰다. 그러니 탄산 액상 소화제는 까스명수가 원조다.

까스활명수는 1967년 탄생한 이후 광고 및 마케팅, 효능의 세 마리 토끼를 모두 잡으면서 액상 소화제 시장 점유율 1위를 다시 차지하고 있다. 그런데 의외로 까스활명수 복용 후 효과가 없다는 이야기를 하는 사람들도 있고, 까스활명수는 절대 못 먹는다는 사람도 있고, 까스활명수를 복용하면 술 먹은 것처럼 취한다는 사람들도 있다. 소화제를 먹었는데 취한 느낌이 난다? 왜 그럴까?

까스활명수큐액은 아선약, 멘톨, 고추틴크, 현호색, 육계, 정향, 건강, 육두구, 창출, 진피, 후박, 탄산 등 다양한 성분이 들어 있는 생약 소화제다.

아선약은 위장관 내 자극을 줄여 주고, 염증을 완화시킨다. 현호색은 진통, 진경 작용, 위장 점막 손상을 막는다. 진피는 소화 효소를 활성화시키고 진정 효과와 위장관 내 손상을 막는다. 멘톨, 육계, 고추틴크는 국소혈관 확장 작용이 있어 혈액 순환을 촉진시킨다. 건강, 창출, 후박은 위장 운동을 증가시킨다. 정향은 염증 완화, 항균, 항박테리아, 항곰팡이 작용을 한다. 육두구는 항균 작용과 설사 치료와 소화, 식욕 증진 등의 효과가 있다. 탄산은 위산 분비를 촉진시키고 위장 운동을 자극한다. 즉, 까스활명수큐액은 위장 운동을 촉진시키고 위장관 내로 혈액 순환을 집중시키며 위를 강화시키는 생약 성분들로 이루어져 있다. 직접적인 소화효소제는 들어 있지 않다. 소화제라고 먹었던 약에 소화 효소는 없는 것이다.

위장관 내에 작용하는 소화제는 두 가지 방법으로 인체에 작용한다. 하나는 단백질, 탄수화물, 지방 등을 직접 분해하고 가스를 제거하는 소화효소제, 다른 하나는 잘 움직이지 않는 위장 상태를 개선해서 음식물을 자체적으로 소화시키려고 도와주는 위장 운동 촉진제. 즉, 까스활명수큐액은 전자가 아니라 후자인 셈이다.

한방에서는 까스활명수큐액에 함유된 생약들을 뜨겁거나 따뜻한 약이라고 부르는데 이런 약들에는 주의사항이 있다. 위열(胃熱)이 많은 상태에서는 사용하지 않으며 전반적으로 혈 부족이 있는 사람이 쓰면 무리가 간다는 것이다.

위열이 많다는 것은 위장관 내에 염증이 있는 상태라든가 원래 체질적으로 열이 많은 사람이다. 이런 경우 위장관 내로 혈액 순환이 집중되게 하는, 즉 열성 약물을 복용하게 되면 당연히 잘 안 맞는다. 대부분 속이 더부룩하고 트림이 나며 가슴이 답답해지는 등의 증상을 호소하게 된다. 그리고 전신에 돌고 있는 피가 부족한 사람은 위장관 내로 혈액을 가중시키는 약을 복용하면 다른 곳에 피가 부족해지는 현상이 발생하므로 어지럽거나 두통이 발생하게 되기도 한다. 또 육두구에 함유된 미리스티신은 환각 작용이나 마비 작용이 나타날 수 있기 때문에 민감한 사람은 취기가 나타나는 듯한 느낌을 받을 수 있다.

까스활명수큐액은 배가 냉하거나 위장이 약한 사람이 과식으로 위장 운동이 되지 않아 배가 더부룩하거나 트림, 답답증이 유발될 경우에 위장 운동을 촉진하기 위해 사용하며 이때 베아제정이나 훼스탈플러스정 같은 소화효소제와 함께 복용하면 효과가 더욱 좋아진다. 평소 위장이 냉하거나 위장 운동이 잘 되지 않아 소화불량이 쉽게 오는 사람이라면 가정상비약으로 까스활명수가 좋다.

까스명수액은 시장 점유율이나 인지도 면에서 까스활명수큐액보다 떨어진다. 까스명수액은 육계, 아선약, 소두구, 고추틴크, 탄산으로 구성되어 있다. 이 중 까스활명수큐액과 다른 성분인 소두구는 담즙 분비를 촉진, 항균 작용, 설사 치료, 소화, 식욕 증진 등의 효과가 있다고 알려져 있다. 즉, 까스명수액은 위장관의 염증을 줄이고 위장 운동과 담즙 분비를 촉진하여 기름진 음식에 대한 소화를 촉진하기 위한 제제라고 볼 수 있다. 그러므로 속이 더부룩하고 답답하며 소화가 잘 되지 않을 때 좋은 효과를 볼 수 있는 것이다.

이처럼 전반적으로 성분과 효과가 비슷하기 때문에 소비자가 구입할 때 효능보다는 브랜드 네임으로 구입하게 되는 것이다. 자연히 까스활명수큐액의 판매량이 더 많을 수밖에 없다.

간혹 까스명수액 마니아가 있는데 그 이유는 무엇일까? 그것은 성분과 함량에 비밀이 있어 보인다. 다음 표를 보면 성분과 함량의 차이를 확인할 수 있다.

까스명수액	까스활명수큐액
소두구 45mg 고추 2.25mg 육계 60mg 아선약 22.5mg	육두구 3mg 고추틴크 0.08mg 계피 15mg, 아선약 70mg

위장관 운동 촉진은 까스명수액이 훨씬 탁월하다고 볼 수 있고, 까스활명수큐액은 가스 제거나 위장관 내에 수분 정체를 없애는 데 보다 좋다고 볼 수 있다. 까스활명수큐액은 고추틴크나 건강 등이 까스명수액보다 더 높은 함량을 보이기 때문에 평소 배가 차거나 소화력이 떨어지는 사람들이 복용하면 좀 더 좋다.

까스활명수큐액은 육두구에 들어 있는 미리스티신이라는 성분 때문에 예민한 사람은 어지럽거나 취하는 느낌이 들 수 있는데, 까스명수액의 소두구에는 이 성분이 함유되어 있지 않아 좀 더 편하게 복용할 수 있다. 단, 육계가 다량으로 들어 있어 평소 심장질환이 있다면 조심한다. 또 탄산이 위산 분비를 촉진할 수 있기 때문에 위염이나 역류성 식도염이 있는 사람은 조심한다. 까스명수액에도 소화 효소는 없기 때문에 소화가 안 되어 복용할 경우에는 베아제정이나 훼스탈플러스정과 같은 소화효소제를 같이 복용하는 것이 더 좋다.

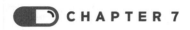

CHAPTER 7

배가 살살, 화장실 들락날락
배탈, 설사 셀프메디케이션

> 급성 복통, 14일 이상 지속되지 않는
> 급성 설사의 처방

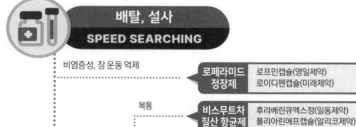

비염증성, 장 운동 억제		**로페라미드 정장제**	로프민캡슐(영일제약) 로이디펜캡슐(미래제약)
염증성, 항균 작용	복통	**비스무트차 질산 항균제**	후라베린큐엑스정(일동제약) 폴리아린에프캡슐(알리코제약)
	복통, 후중감	**니푸록사지드 항균제**	에세푸릴캡슐(부광약품) 레피즈캡슐(삼진제약)
	복통, 위장 운동 기능 저하	**생약 제제 항균제**	정로환(보령제약) 정로환당의정(보령제약) 백초시럽플러스(녹십자)
신속한 복통 완화		**흡착성 정장제**	스멕타현탁액(대웅제약) 포타겔현탁액(대원제약)
증상 완화를 위한 보조제		**한약 제제**	이중탕, 오령산, 황금탕, 반하사심탕, 대시호탕

아침부터 배가 살살 아프다. 어제 뭘 잘못 먹었나? 생각해 봐도 별 게 없다. 화장실도 몇 번 들락날락했는데, 뭔가 개운하지 않고 계속 불편한 느낌이 든다. 이런 난감한 상황을 겪어 본 사람이 많을 것이다. 이런 증상은 왜 생기는 것일까?

소화기관은 외부에서 다양한 음식물을 받아들이고 흡수하는 기관으로, 우리 몸 내부에 있는 것 같지만 실제로는 외부에 존재한다. 따라서 다양한 자극 물질, 세균, 바이러스에 쉽게 노출될 수 있다. 또한 자율신경의 지배를 받기 때문에 스트레스에도 민감하게 반응한다. 이러한 요소들에 의해 위장 운동에 이상이 생기면 설사가 발생할 수 있다.

설사는 1일 3회 이상의 묽은 혹은 수양성 변을 보는 것을 말하며, 지속 기간에 따라 급성 설사, 지속성 설사, 만성 설사로 나뉜다. 급성 설사는 14일 미만, 지속성 설사는 14일~4주간, 만성 설사는 4주 이상 지속되는 것을 말하는데, 일반의약품으로 셀프메디케이션을 할 수 있는 것은 급성 설사에 속한다. 지속성, 만성 설사의 경우는 다른 기저 질환에 의해 발생할 수 있기 때문에 반드시 의사 진료를 받는다.

설사의 원인은 보통 삼투압성 설사, 분비성 설사, 염증성 설사, 운동성 설사 등 네 가지로 나뉜다.

노로바이러스, 로타바이러스, 대장균 등의 감염으로 인해서 장 점막이 손상되면 음식물의 흡수가 저하된다. 이런 흡수되지 않은 물질들은 물을 끌어당기는데 이로 인해 장내 수분이 많아지면 설사를 하게 된다. 이를 삼투압성 설사라고 한다. 마그네슘이 함유된 제산제를 과다 복용하는 경우에도 나타나며 마그밀정(삼남제약) 같은 변비약은 이 원리를 이용해서 변비를 치료하기도 한다.

장 점막에는 분비 세포가 있는데 이 분비 세포가 과다하게 체액을 분비하게 되면 소장 내 체액이 많아져서 하는 설사를 분비성 설사라고 한다. 주로 대장균이나 살모넬라균, 콜레라와 같은 균 감염에서 발생하게 된다. 삼투성 설사와 분비성 설사는 증상만으로는 쉽게 구분되지 않으며 복합적으로 나타나는 경우도 많다.

장 점막 염증으로 인해 체액이나 음식물이 흡수되지 않으며 점막 손상으로 인한 점액과 혈액, 고름이 장 안으로 유입되어 발생하는 것이 염증성 설사다. 주로 대장균이나 이질, 아메바 등에 감염되어 나타나며 설사에서 점액, 혈액, 고름 등이 발견되는 특징을 보인다.

운동성 설사는 장 운동이 비정상적으로 빨라져 설사가 나타나는 경우인데 과민성대장증후군, 당뇨병성 신경병증 등이 속한다.

대부분의 설사는 12~48시간 이내에 저절로 회복된다. 하지만 자가 치료해야 하는지, 빨리 응급실 또는 병원으로 가야 하는지 판단하는 것이 무엇보다 중요하다. 입과 혀가 매우 건조하며 의식이 좋지 않고 잠을 자려고 하며 손발이 차가워지고 물도 잘 먹지 못하는 정도의 증상들은 자가 치료할 수 없는 탈수 상태다. 설사로 인한 탈수가 동반되기 전에 빨리 병원으로 가서 조치를 받아야 할 것이다.

일시적으로 나타나는 설사로 생활의 불편함을 겪고 있다면 약국에 있는 일반의약품으로도 증상을 효과적으로 완화시킬 수 있다. 위에서 살펴본 것과 같이 설사를 일으키는 원인이 다양하므로 상황에 맞는 일반의약품을 선택하는 것이 중요하다.

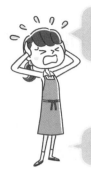

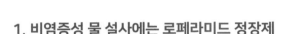

지난주 필리핀 여행을 갔다 왔는데 귀국하는 날부터 속이 좋지않고 설사를 하네요. 귀국 전날 야시장에서 음식을 사 먹었는데 그게 탈이 난 걸까요?

보통 여행자 설사는 음식에 있던 균 감염으로 인한 경우가 많고 잠복기가 하루 정도라 다음 날부터 증상이 나타나는 경우가 많아요. 열도 있으세요?

열은 특별히 없어요.

그렇다면 일반약으로 다스릴 수 있을 것 같네요. 설사약도 종류가 다양하니까 안내해 드릴게요.

1. 비염증성 물 설사에는 로페라미드 정장제

장 분비 세포의 과도한 분비를 막고 장 운동을 저하시키는 성분으로는 로페라미드가 있다. 분비 세포의 분비량이 줄면 장내 체액량이 줄고, 장 운동이 저하되면 음식물이 머무는 시간이 늘어나 흡수량이 늘어난다. 이로 인해 설사가 멎는 것이다. 로페라미드 성분이 함유된 대표적인 제품으로는 로프민캡슐(영일제약)이 있다.

성인 급성 설사인 경우 처음에는 로프민캡슐을 투여하고 유지량으로는 묽은 변이 있을 때마다 2mg(1캡슐)을 투여한다. 보통 1일 3~4회 투여하면 최대 8캡슐까지 복용할 수 있다. 9~12세 소아의 경우 처음 복용은 2mg(1캡슐)으로 하며 1일 3캡슐 이하로 복용한다.

로페라미드 함량을 0.25mg까지 줄이고 항균제와 진경제, 유산균을 복합한 제제도 있다. 로프민플러스캡슐(영일제약)이나 로이디펜캡슐(미래제약)이 대표적이다. 설사를 하면서 복통이 있는 환자에게 사용하며 15세 이상 성인의 경우 1일 2회 2캡슐 복용하고 복용 간격은 4시간 이상으로 해야 한다. 로페라미드 캡슐은 주로 비염증성 설사에 사용한다. 열이 나고 점액, 혈변이 있는 염증성 설사의 경우 주의해서 사용한다.

2. 복통이 있는 세균성 설사에는 비스무트차질산 항균제

비스무트차질산은 급성 설사 치료에 효과적인 성분이다. 비스무트차질산은 염산과 반응하여 옥시염화비스무트를 형성한다. 옥시염화비스무트는 위장관에서 흡수되지 않으면서 설사를 일으키는 세균에 항균 작용을 한다. 비스무트차질산염은 위산을 중화하고 수렴하는 효과도 가진다. 그러므로 비스무트차질산 성분은 무른 변을 완화시키고 복통, 구토 등의 증상을 완화시킬 수 있다.

일반의약품 비스무트차질산 복합 제제에는 복통을 완화시키는 스코폴리아엑스, 베르베린 등의 성분도 함유되어 복통과 설사의 완화 효과를 증가시킨다. 대표적인 제제로는 후라베린큐엑스정(일동제약), 폴리아린에프캡슐(알리코제약) 등이 있다.

복용은 성인의 경우 1일 3회 2정(캡슐)씩 복용하며 4시간 이상 간격을 두고 복용하면 된다. 단, 복합되어 있는 스코폴리아엑스는 항콜린성 작용을 하므로 복용 후 입마름, 변비, 소변에 문제가 생길 수 있다. 또 검은 반점이나 검은색 변을 보거나 혀가 검게 착색되는 현상이 나타나기도 하는데, 이것은 비스무트염이 세균이 만든 황화수소와 반응하여 나타난다. 착색된 혀의 경우는 부드러운 칫솔이나 혀

클리너로 제거하면 쉽게 제거된다.

3. 복통과 후중감이 있는 설사에는 니푸록사지드 항균제

니푸록사지드는 장 내의 정상 세균총은 파괴하지 않으면서 설사의 주요 원인균에 대한 항균 작용을 하여 감염성 설사에 효과를 보이는 성분이다. 보통 복통과 점액변, 후중감이 강한 설사를 할 때 사용한다. 니푸록사지드는 거의 흡수되지 않기 때문에 위장관을 제외한 다른 부위에 항균 작용을 하지는 않는다.

대표적인 제품으로는 에세푸릴캡슐(부광약품)이 있다. 성인의 경우 200mg(1캡슐) 1일 4회 복용하며, 소아의 경우 연령에 따라 증감한다.

4. 복통 및 급성·만성 설사에는 흡착성 정장제

흡착성 지사제는 알루미늄 및 마그네슘의 이중 실리케이트로 구성된 천연 점토다. 장내에서 발생한 가스, 병원성 세균, 독소, 바이러스 등을 흡착 및 배설하는 효과로 복통 및 설사를 치료한다. 스멕타현탁액(대웅제약)이 대표적이다.

식품의약품안전처는 디옥타헤드랄스멕타이트 성분에 미량의 납이 함유될 가능성이 있다는 프랑스국립의약품청(ANSM)의 발표에 따라 스멕타류에 대한 허가사항을 2019년 4월부로 변경하였다. 성인의 경우 1일 3회 1포(20ml), 2세 이상은 1일 3회 2/3포(13.33ml)~1포(20ml)를 식간에 복용한다. 단, 2세 이상 소아에게는 급성 설사 치료를 위해서만 사용하고, 투여 기간은 7일 이내로 제한한다. 2세 미만의 영유아나 임산부 및 수유부는 사용하지 않는다.

흡수되지 않는 제제로 부작용이 드물지만 간혹 변비를 유발하는 경우가 있다. 이때는 투약을 중단하면 회복된다. 다른 약물과 병용할 경우 흡수를 방해할 수 있기 때문에 반드시 시간차를 두고 복용한다.

5. 장내 항균 및 위장 운동 조절하는 생약 제제

설사 복통에 많이 사용하는 정로환(보령제약)은 크레오소트라는 목초액이 주성분으로 장내 살균 소독이 주역할이다. 그리고 나머지 생약 성분들이 염증과 위장 운동을 조절해 복통 설사를 완화시킨다.

백초시럽플러스(녹십자)도 복통 설사에 사용될 수 있다. 소화 기능을 강화시키는 쓴 맛의 생약인 황금, 황련, 황백이 함유되어 염증성 증상을 완화시키고, 감초가 복통을 완화시키며, 인삼, 육계는 위장관 운동을 촉진시킨다. 용담, 아선약은 노폐물 제거에 효과를 보인다.

6. 한약 제제

한약 제제의 사용은 다른 일반의약품과 병용할 수 있어 증상 개선에 도움을 줄 수 있다.

찬 것을 먹고 설사를 하는 경우라면 이중탕을, 갈증이 심하고 왈칵 쏟아지는 구토와 물 설사를 동반한다면 오령산을, 복통과 항문 작열감 등이 수반되면 황금탕을, 속이 메스껍고 답답하며 설사를 한다면 반하사심탕을, 메스꺼운 느낌과 복통, 팽만감이 심하고 변에서 냄새가 심하게 난다면 대시호탕 등을 증상에 맞추어 사용한다.

만약 2일 정도 지나도 설사가 회복되지 않거나 과도한 배변 횟수, 탈수, 고열, 혈변 등이 나타난다면 신속히 병원을 방문한다.

복통이나 설사가 잦은 경우는 장내 미생물 환경이 좋지 않은 경우가 많다. 프로바이오틱스를 꾸준하게 복용하는 것은 설사를 예방하는 좋은 방법이다. 그리고 감염성 설사를 예방하기 위해 개인 위생에 철저히 신경 쓴다.

위장 기능이 떨어지는 사람의 경우 익히지 않은 음식이나 찬 음식의 섭취를 줄이고 기름진 음식을 피하는 것이 좋다. 과민성대장증후군을 앓고 있다면 스트레스와 긴장을 줄이고 음식 조절을 잘해야 한다.

 배 약사의 강력 추천 셀프메디케이션

◎ 복통과 후중감이 있으면서 진흙 같은 설사를 한다면?
에세푸릴캡슐 + 황금탕

◎ 물 설사가 여러 번 나며 갈증이 심하다면?
로페라미드 성분의 정장제

◎ 찬 것을 먹으면 설사하고 배에서 꾸룩거리는 소리가 난다면?
이중탕

스테디셀러 약 이야기 정로환

정로환은 설사약으로 아주 오랫동안 대중에게 사랑받는 일반의약품이다. 정로환(正露丸)이라는 이름은 설사와 전혀 관계가 없어 보이는데, 언제부터 설사약으로 사용됐을까?

정로환의 유래는 1900년대 러일전쟁까지 거슬러 올라갈 정도로 오래되었다. 그 당시 타국에서 전쟁을 치르던 일본군에게 가장 큰 문제는 바로 설사였다. 일본군은 설사에 좋은 약을 일본 제약 회사 내에서 공모했는데 그중에서 다이쿄신약에서 1902년에 개발한 약이 가장 효과가 좋아 정식으로 채택되었다. 그 약의 이름은 '러시아를 정벌하자'라는 의미의 '정로(征露)'와, 환제로 만들어졌다 해서 '환(丸)'이 붙어서 '정로환(征露丸)'이 되었다. 그런데 전쟁이 끝나고 일반인에게 판매할 때는 '정벌할 정(征)'이라는 이름이 너무 강했기 때문에 '바를 정(正)'을 써서 '정로환(正露丸)'이라는 상품명으로 판매하게 되었다.

국내에서는 다이쿄신약에서 조성을 배워 온 동성제약 창업자 이선규 회장이 1972년 개발에 성공하면서 1973년 본격적으로 출시되었다. 앞에서 살펴보았듯이 정로환은 상품명이 아니라 우황청심원같이 일반명이다. 그렇기 때문에 누구나 사용할 수 있어서 동성제약, 보령제약 등 여러 회사에서 같은 이름으로 생산되는 것이다.

본래 정로환의 주약효를 발휘하는 성분은 바로 크레오소트다. 크레오소트는 목타르를 증류하여 물보다 무거운 유분을 정제한 목초액이다. 크레오소트는 살균, 살충, 방부 효과를 보이는데 이것이 세균성 감염을 완화시키므로 세균성 감염 설사에 효과가 있는 것이다. 하지만 크레오소트가 발암물질 및 간, 신장, 피부 등에 대한 유해성 논란이 일어나면서 2020년 1월 리뉴얼되어 정로환에프로 새롭게 출시되었다. 정로환에프는 구아야콜이 주성분으로, 항균 작용이 뛰어나고 위장 안정 효과가 있다. 그 외 세균 감염을 억제해 주며 염증을 완화하는 황련, 황백과 복부팽만을 완화하며 소화를 돕는 진피, 복통을 완화시키는 감초가 복합되어 있다.

초기 정로환은 냄새가 나는 단점이 있었다. 이런 단점을 개선하고자 1988년 성분을 조금 바꾸고 제형을 당의정으로 만든 정로환당의정이 새로 출시되었다. 2020년부터 정로환과 정로환당의정은 모두 생산되지 않고 정로환에프만 출시되고 있다. 정로환에프는 환과 당의정 모두 성분이 동일하다.

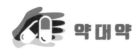 약대약

배 아프고 설사할 때 어떤 것을 복용할까?
정로환에프 vs 스멕타

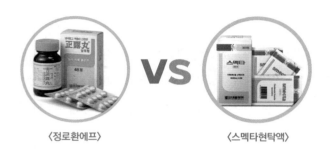

〈정로환에프〉　　　　　〈스멕타현탁액〉

실내 활동이 많아지는 겨울철이 되면 감기에 많이 걸리는데, 겨울철에 감기만큼 많이 걸리는 질환이 바로 장염이다. 장염은 장 점막에 염증이 생기는 증상으로 다양한 원인으로 발생한다.

장염을 일으키는 가장 대표적인 원인은 바이러스나 세균성과 같은 감염성 증상과 음식물의 부적절한 섭취가 가장 많다. 보통 설사와 복통을 수반하는 장염에 정로환에프와 스멕타현탁액은 가정에서 가장 많이 사용되는 상비약이라고 볼 수 있다.

정로환에프(동성제약)의 주성분 구아야콜은 살균, 방부, 살충 효과를 보이는데 이것이 장내에 유해균을 억제하여 감염성 설사를 완화시킨다. 그 외에도 정로환에프에는 위장관 염증을 완화시키고 소화를 도우며 복통을 완화시키는 황련, 황백, 진피, 감초가 들어 있다.

정로환에프는 앞에서 살펴본 바와 같이 감염성 설사에 사용하기 때문에 복통, 설사, 후중감(불완전한 배변감), 이상변(진흙 같은 형태의 변)이 있는 경우에 사용한다. 일반적으로 찬 것을 먹고 설사를 하거나, 위장관 운동 저하로 설사하는 경우, 만성 설사의 경우 등은 정로환에프로 효과를 볼 수 없기 때문에 사용하지 않는다.

스멕타현탁액(대웅제약)의 주성분은 디옥타헤드랄스멕타이트로 점토의 한 종류다. 이 성분은 마그네슘이나 알루미늄, 철분, 나트륨, 칼슘 등 미네랄을 다량으로 함유하고 있고, 구조상 중간에 물을 함유할 수 있는 공간을 가진다. 이런 성분들과 구조로 인해 장내에 있는 유해물을 흡착하고 수분을 끌어들여 설사를 멎게 하는 것이다. 이들 성분은 손상된 점막을 채우는 역할도 할 수 있어 스멕타현탁액은 위, 십이지장, 대장 등의 점막 손상에 의한 통증에도 사용할 수 있다.

스멕타현탁액은 여러 가지 설사에 무난하게 사용할 수 있으나 열이 나거나 복통이 심하고 후중감이 심한 염증성 설사에는 단독으로 사용하기 어렵다. 장내의 수분량을 줄이기 때문에 지속적으로 복용하면 변비를 유발할 수 있다. 이때는 약을 중단하면 회복된다. 흡착성 지사제인 스멕타현탁액은 다른 약물들과 함께 복용하면 다른 약의 흡수를 방해할 수 있기 때문에 시간 간격을 두고 투여한다.

복통과 설사는 다양한 원인을 가지고 있기 때문에 정확한 진단과 치료가 필수다. 급한 경우 상비약을 사용해서 증상을 완화시킬 수 있지만, 가능한 한 빨리 의료기관에 방문해 정확한 진단과 치료를 받는 것이 좋다.

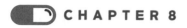

CHAPTER 8

화장실에서 살고 싶지 않아!
변비 셀프메디케이션

일주일 3회 이하, 단단하고 건조한 대변,
시원하지 않은 배변감과 배변 시간이 길다면

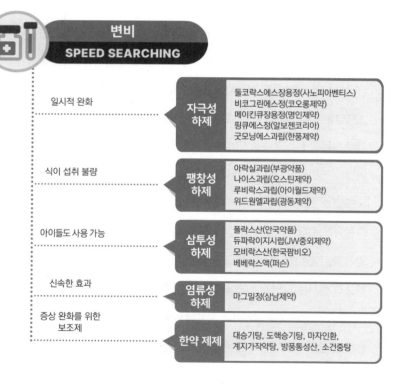

일시적 완화	자극성 하제	둘코락스에스장용정(사노피아벤티스) 비코그린에스정(코오롱제약) 메이킨큐장용정(명인제약) 핑큐에스정(알보젠코리아) 굿모닝에스과립(한풍제약)
식이 섭취 불량	팽창성 하제	아락실과립(부광약품) 나이스과립(오스틴제약) 루비락스과립(아이월드제약) 위드원엘과립(광동제약)
아이들도 사용 가능	삼투성 하제	폴락산(안국약품) 듀파락이지시럽(JW중외제약) 모비락산(한국팜비오) 베베락스액(퍼슨)
신속한 효과	염류성 하제	마그밀정(삼남제약)
증상 완화를 위한 보조제	한약 제제	대승기탕, 도핵승기탕, 마자인환, 계지가작약탕, 방풍통성산, 소건중탕

변비
SPEED SEARCHING

<u>국민건강보험공단 자료에 의하면</u> 변비 환자는 꾸준히 늘고 있어 2008년 48만여 명이던 것이 2012년 62만여 명으로 약 22% 증가했다. 또 2015년 자료에 의하면 10세 미만과 70대 이상이 환자의 절반 이상을 차지하고, 여성이 남성보다 1.4배 정도 많은 것으로 조사되어, 특히 유·소아나 노인, 여성에게 변비 증상이 많이 나타나고 있음을 알 수 있다.

사람들은 대개 변이 딱딱하고 배변 횟수가 줄며, 힘이 많이 들고, 변이 덜 나온 느낌이 있고, 화장실에 오래 있게 되는 경우 변비라고 생각한다. 하지만 의학적으로 변비는 성인의 경우 ❶ 일주일에 3회 이하로 대변을 본다, ❷ 대변 상태는 단단하고 건조하며 배출이 어렵다, ❸ 변을 보고도 덜 본 느낌이 있고, 배변 시간이 길다 등의 증상을 호소하는 것을 말한다. 유·소아의 경우 신생아는 일주일 4회, 돌 전후로는 일주일 2회, 4세 이후부터는 일주일에 3회 이하로 대변을 보는 경우를 말한다.

변비를 이해하기 위해서는 음식물이 소화되는 과정을 이해할 필요가 있다. 우리가 입을 통해 섭취한 음식물은 위에서 소장으로 이동한다. 소장에서 대부분의 수분과 영양소의 흡수가 이루어지고 그 후 배출될 것들은 대장으로 이동한다. 대장을 따라 쭉 이동하다가 왼쪽 하복부에 존재하는 S자 모양의 대장과 그 아래 직장에 배설물이 차게 되면 대규모 연동 운동이 일어난다. 변을 보고 싶다는 신호(변의)가 오는 것이다. 변을 보고 싶다는 신호가 발생하면 내부 항문 괄약근이 이완되고 복벽근에 힘이 들어간다. 자연스럽게 숨을 참고 배에 힘을 주게 되며, 이로 인해 대변이 내려가고 외부 항문 괄약근이 이완되고 골반 횡격막이 상승, 항문 괄약근이 대변을 배출시키게 된다.

이런 배변 활동은 소장과 대장의 운동 상태에 따른 음식물의 위장관 통과 속도에 의해 영향을 받을 수도 있다. 음식물에 따라 대변량이 달라지기도 하고 스트레스 등으로 변비가 생기는 것은 이 때문이다. 또 항문 괄약근의 상황, 복벽근의 상황에 따라 영향을 받기도 한다. 변을 볼 수 없는 상황에서는 변의가 있다면 외부 괄약근을 수축시킴으로써 막아지기도 하고, 변을 빨리 보고 싶을 때는 배에 힘을 주는 행위로 인해 변의가 촉진될 수도 있다.

변비는 일차성 변비와 이차성 변비로 나뉜다.

일차성 변비는 대장의 운동 기능 이상이나 항문 직장 기능 이상으로 인해 발생하는 것으로 기능성 변비라고 말하며 대부분의 변비 원인에 해당한다. 일차성 변비는 다음 세 가지로 분류된다.

- 의학적으로는 정상이지만 환자가 변비 증상을 호소하는 경우 (정상 통과 변비)
- 대장 통과 속도가 느려져 변비가 나타나는 경우(서행 변비)
- 항문 직장 부위에 구조적으로 이상이 없는데 변이 막히거나 배변을 할 힘이 없어 배변이 힘들어지는 경우(기능 배변 장애)

세 가지 중 가장 흔한 변비 형태는 '정상 통과 변비'다.

이차성 변비는 파킨슨병, 당뇨, 갑상선기능저하증 등 기저 질환으로 인해 발생하는 것과 항우울제, 교감신경에 작용하는 감기약, 기침약, 진통제, 이뇨제 등 약물을 복용한 후 발생하는 것을 말한다. 평상시에는 변비가 없었는데 감기약 등을 복용하고 나서 증상이 나타났다면 약물을 변비의 원인으로 의심해 봐야 한다.

변비를 일으킬 수 있는 약물에는 진통제, 제산제, 항콜린제, 항경련제, 항우울제, 항히스타민제, 지사제, 신경과 약물, 혈압약, 이뇨제, 기침약, 수면제, 파킨슨 약물, 마약성 진통제 등이 있다. 이차성 변비는 다른 질환을 치료하는 과정에서 나타나는 경우가 많기 때문에 증상이 유발되면 담당 의사와 상담하여 치료에 임한다.

변비를 일으키는 원인은 기저 질환, 약물, 스트레스, 탈수, 폐경, 다이어트 등 신체적 상태, 변의를 참는 것, 운동 부족 등으로 다양하고 복합적이다. 변비가 나타나면 식욕 부진, 두통, 피로감, 요통, 복부 팽만, 심리적 스트레스 등 다양한 증상을 일으킬 수 있고, 오랫동안 지속된다면 치질이나 치열을 일으키고 혈압을 상승시키는 등 합병증을 유발할 수 있으므로 적극적으로 치료에 임해야 한다.

몇 달 동안 지속된 변비라면 병원에 방문해 진료를 받아야겠지만, 일시적으로 변비가 나타나 생활의 불편함을 초래한다면 약국에 있는 일반의약품으로도 증상을 효과적으로 완화시킬 수 있다. 앞에서 살펴본 것과 같이 변비를 일으키는 원인이 다양하므로 상황에 맞는 일반의약품을 선택하는 것이 효과적일 수 있다.

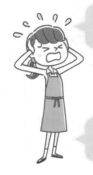

지난 주 승진 시험으로 신경을 많이 썼는데 그때부터 화장실을 잘 못 가고 있어요. 변비약 좀 주세요.

변이 단단하고 가스도 차나요? 혹시 복용 중인 다른 약은 없나요?

혈압약을 먹은 지 1년 정도 되는데 변비 증세는 이번이 처음이에요. 속도 더부룩하고 변 보기가 많이 힘들어요.

일반약으로 도움 받을 수 있겠네요. 변비에 쓰는 약도 몸 상태에 따라 다양하니까 설명해 드리죠.

1. 장 운동을 촉진하는 자극성 하제 + 대변연화제 복합 제제

자극성 하제는 대장 점막을 자극하여 장 운동을 촉진하고 장에서 수분을 많게 해 변을 부드럽게 만든다. 둘코락스에스장용정(사노피아벤티스)과 같은 대표적인 변비약에는 자극성 하제인 비사코딜 성분이 들어 있으며, 복용 후 6~8시간 정도 지나면 효과가 나타난다. 다음 날 아침에 변을 보려면 취침 전에 복용을 권장한다. 비코그린에스정(코오롱제약)에는 센나, 메이킨큐장용정(명인제약)에는 카산트라놀, 핑큐에스정(알보젠코리아)에는 노회 성분이 더 들어가 있는데 이것들도 자극성 하제에 속한다.

대장을 자극만 해서는 대변을 보기 힘들다. 변이 단단하기 때문이다. 그러므로 자극성 하제에는 대변을 부드럽게 해 주는 도큐세이트라는 대변연화제가 같이 들어 있다(핑큐에스정에는 들어 있지 않다).

자극성 하제 복합 제제를 사용할 때는 과도한 복통이 일어날 수 있으므로 주의한다. 변을 시원하게 보는 느낌 때문에 습관적, 장기적으로 남용하게 되면 장관(창자)의 신경과 근육에 손상이 일어날 수 있다. 전해질 불균형과 탈수를 유발할 수도 있으므로 지속적인 사용은 반드시 피한다.

자극성 하제는 대장에서만 작용할 수 있도록 특수하게 코팅되어 있다. 만약 제산제나 우유와 함께 복용하거나 쪼개어 복용하면 위나 십이지장을 자극할 수 있기 때문에 반드시 원형 그대로 복용하여야 하며, 대변연화제의 효과를 강화하기 위해 충분한 물을 추가로 섭취하는 것이 좋다.

2. 부피를 키워 장을 자극하는 팽창성 완하제

팽창성 완하제는 복용시 소장과 대장으로 이동해 수분에 의해 부피가 커져서 장 운동을 자극하고 변의를 촉진한다.

차전자피가 대표적인 성분이며 아락실과립(부광약품), 나이스과립(오스틴제약), 루비락스과립(아이월드제약)에는 차전자피와 자극성 하제인 센나 열매가 복합되어 있다. 팽창성 완하제는 생리적인 현상과 가장 비슷하게 작용하므로 변비약의 1차 선택 약으로 주로 사용된다.

팽창성 완하제를 복용할 때는 물 양이 충분하지 않으면 장에서 덜 팽창해 효과가 떨어지기 때문에 물을 많이 먹는 것이 무엇보다 중요하다. 물 없이 팽창성 완하제를 복용하면 기도나 식도가 막히는 위급한 상태가 발생할 수도 있다. 또 장 폐색이나 궤양이 있는 사람은 절대로 사용하지 않는다.

3. 수분을 모아 장을 자극하는 고삼투압성 완하제

고삼투압성 완하제는 흡수되지 않는 대량의 분자가 물을 끌어당기는 성질을 이용해 천천히 변을 묽게 하는 완하제다. 고분자가 물을 끌어들여 장내 수분이 증가하면 결장과 직장의 배변 운동을 자극해서 변비를 치료한다. 물이 장으로 이동하는 상황은 배추를 소금에 절여 배추 속에 있는 물을 빼내는 것을 생각해 보면 쉽게 이해될 것이다.

고삼투압성 완하제 성분으로는 폴락스산(안국약품)에 함유된 마크로골4000, 듀파락이지시럽(JW중외제약)에 함유된 락툴로오스, 베베락스액(퍼슨)에 함유된 소르비톨 등이 있다. 고삼투압성 완하제는 인체 내로 흡수되지 않기 때문에 전신 부작용이 드물다. 흔히 나타나는 부작용으로는 복부 팽만, 복통, 경련 등이다.

글리세린은 복용하지 않고 주로 관장약으로 사용된다. 고체나 액체 형태의 좌약은 15~30분 이내에 배변을 유도하는 것이 보통이다.

4. 신속하게 변을 묽게 만드는 염류성 완하제

염류성 완하제는 이온 삼투압에 의해 수분을 장으로 끌어들여 신속하게 변을 묽게 만들어 배출함으로 변비를 치료한다. 고삼투압성 완하제와 비슷하지만 30분~6시간 만에 나타나므로 효과가 빠르다는 장점이 있다. 내시경 전 준비나 독성 물질 제거에 염류성 완하제를 가장 많이 사용한다. 하지만 복부 경련, 오심, 구토 등의 부작용과 전신으로 흡수되어 전해질 불균형을 일으킬 수 있기 때문에 일반적인 변비 증상 완화제로 많이 사용되지는 않는다.

수산화마그네슘이 주성분인 마그밀정(삼남제약) 등이 대표적이다.

5. 한약 제제

한약 제제는 다른 일반의약품과 병용해서 사용이 가능하여 증상 개선에 도움을 줄 수 있다.

변을 보는 것이 심하게 힘들고 복통과 복부 팽만이 있다면 대승기탕을, 변 보는 것이 어렵고 하복부 통증이 있다면 도핵승기탕을, 소변량이 많고 변의가 적어지며 토끼 똥 모양의 변을 본다면 마자인환을, 가스가 차고 복통이 간헐적으로 있으며 과민성 변비와 설사가 교대된다면 계지가작약탕을, 스트레스를 많이 받고 열이 많은 사람이 복부 비만이 되면서 변비 경향을 보인다면 방풍통성산을, 쉽게 피로하고 기운이 없으며 배가 수시로 아프고 식은땀을 흘리며 입이 마르는 증상과 함께 변의가 적어지며 변비가 나타난다면 소건중탕 등을 사용할 수 있다.

만약 다른 약을 복용하고 있다면 변비약과는 2시간 이상 간격을 떨어뜨리는 것이 좋다. 만약 약을 사용했는데 효과가 없거나 출혈이 있는 경우, 7일 이상 사용했는데 변비가 개선되지 않는 경우, 복통과 메스꺼움이 있는 경우에는 사용을 바로 중단하고 병원을 방문한다.

약을 복용하는 것만큼 생활 요법을 지키는 것이 중요하다. 충분한 섬유질 섭취와 수분 섭취는 변비를 개선하는 데 가장 필요하다. 통곡물, 귀리, 과일, 채소를 함유하는 음식을 많이 먹어 식이섬유량을 늘리고, 과자나 치즈, 육류 섭취는 변비를 악화시킬 수 있으니 주의한다. 1일 8잔(2L 정도)의 물을 먹는 것을 목표로 한다. 요즘에는 웨어러블 기계나 스마트폰 앱을 이용하면 물을 얼마나 마셨는지 매일 확인할 수 있어 수분 섭취에 도움이 된다.

규칙적인 운동 역시 중요하다. 특히 걷거나 가벼운 조깅이 좋다. 변의가 있을 때 바로 화장실을 가는 것이 좋고, 화장실에서 책이나 스마트폰을 보지 않는다. 변비를 유발하는 스트레스를 줄인다. 스트레칭 등도 변비 개선에 도움이 된다. 소장과 대장 내의 균 균형을 위해 프로바이오틱스를 지속적으로 공급하는 것 역시 좋은 생활 습관이다.

배 약사의 강력 추천 셀프메디케이션

◎ **여행이나 긴장 등 환경 변화로 인해 변비가 생겼다면?**
둘코락스에스장용정, 비코그린에스정, 메이킨큐장용정 등 자극성 하제

◎ **수분 섭취, 음식물 섭취가 적어서 변비가 생겼다면?**
아락실과립 또는 듀파락이지시럽 + 한약 제제 마자인환

◎ **음식물을 먹으면 팽만감이 심하고 변이나 방귀에서 냄새가 많이 난다면?**
한약 제제 대승기탕 또는 방풍통성산

"약사님, 병원에서 관장약을 쓰라고 하네요?"

소아과 진료를 받고 온 엄마가 좀 이상하다는 듯 묻는다.

"아이가 배가 아파서 병원 갔거든요. 가스가 찼대요. 변을 하루에 한 번씩 보는데 왜 관장약을 쓰라고 하죠? 관장약 쓰면 애한테 안 좋은 거 아니에요?"

약에 대한 공포는 적절한 치료를 방해하는 요소 중 하나다. 무엇이든 잘 쓰면 약이요, 못 쓰면 독이다. 적절하게 사용하는 것이 중요하다. 관장약도 편견에 시달리는 약에 속한다. 관장약은 쓰면 무조건 안 좋은 것일까? 결론부터 말하면 정확한 용법과 용량으로 사용한다면 전혀 걱정할 필요가 없다.

관장약은 글리세린 농축액(농글리세린)이 주성분이다. 관장약의 원리는 아주 단순하다. 글리세린의 자극성과 윤활성이다. 농축된 글리세린은 대장을 자극해서 연동 운동을 촉진한다. 왼쪽 하복부에 위치하는 S자 결장의 자극은 변의를 느끼게 하며 내부 항문 괄약근을 이완시킨다. 내부 복벽에 힘이 들어가 숨을 참고 배에 힘을 주게 되며 이로 인해 대변이 아래로 내려가고 외부 항문 괄약근이 이완되며 골반 횡격막이 상승, 항문 괄약근이 대변을 배출시키게 된다. 글리세린은 미끄럽다. 딱딱해진 변이 항문을 손상시키지 않고 미끄러져 배출될 수 있게 돕는다. 결론적으로 관장약은 대장 운동을 자극하면서 변의 배출을 촉진하는 약이다.

관장약은 변이 직장에 막혀서 배출되지 않을 때 사용한다. 또 변비 치료를 위해 정체된 변을 제거할 때 사용하기도 한다. 이때는 반드시 의사 지시에 맞추어 사용한다.

하지만 변비가 아니더라도 관장약을 사용하는 경우가 있는데, 바로 가스가 차서 고생하는 경우다.

소화관에 있는 탄수화물과 단백질이 장내 세균에 의해 분해되면서 가스를 생성한다. 가스는 주로 소장 점막을 통해서 흡수되어 처리되고 방귀를 통해 배출되지만, 만약 발생량이 많고 변에 막혀 밖으로 빠져나가지 못하면 심한 팽만감과 통증을 유발할 수 있다. 이때 관장약을 이용해서 변을 배출시키면 가스도 같이 빠져 나와 통증이 한결 줄어든다.

이와 같이 관장약은 일시적인 증상을 완화시키는 제제로 치료제는 아니다. 하지만 열이 날 때 해열제를 복용하는 것처럼 급한 증상이 있을 땐 큰 도움을 줄 수 있다. 만약 반복적인 변비와 복부 팽만의 경우라면 정확한 상태를 진단받고 원인 치료를 받아야 할 것이다.

항문에 주입하는 관장약의 특성상 정확한 사용법을 모르는 경우가 많다. 자세한 사용법을 알아보자.

일단 관장약은 항문에 적용하는 약이 아니라 대장에 적용하는 약이다. 그러므로 깊숙이 넣어야 약효가 발휘된다. 성인의 경우 항문관의 길이가 3~4cm 정도이므로 관장약은 그 안쪽에 넣어야 한다. 관장약의 끝 부분은 직장 속으로 5~7cm 정도 삽입하는 것이 좋은데 삽입할 때는 자세가 중요하다. 항문이 노출될 수 있도록 무릎을 굽혀 가슴 쪽으로 당기는 자세를 취한다. 그래야 쉽게 삽입될 수 있기 때문이다. 다른 사람이 넣어 줄 때는 옆으로 누워 무릎을 굽히거나 무릎을 꿇고 엎드리는 자세를 취하면 된다. 자기가 넣을 때는 누워서 무릎을 가슴 쪽으로 끌어당기는 자세를 취한다. 관장약 주입구가 쉽게 미끄러져 들어갈 수 있도록 주입구에 바셀린이나 윤활제를 바르는 것도 좋다.

관장약을 너무 세게 짜 넣으면 불쾌감이 심해질 수 있으므로 최대한 천천히 주입한다. 넣고 몇 분이 지나야 자극이 발생하고 배에 힘이 들어가기 시작한다. 적어도 5분 이상 지나 확실하게 변의가 느껴질 때까지 괄약근에 힘을 주고 약물을 유지시켜야 한다. 약물이 들어가자마자 이물감으로 변을 보게 되면 약물만 빠져 나올 수 있으므로 주의하자. 특히 유·소아의 경우 괄약근 조절이 잘 되지 않으므로 보호자가 항문을 눌러 닫아 주는 것도 좋은 방법이다.

최근에는 농글리세린을 줄이고 소르비톨과 시트르산나트륨을 첨가한 저자극 관장약이 출시되기도 했다. 베베락스액(퍼슨)이 대표적이다. 소르비톨과 시트르산나트륨은 수분을 빨아들여 변을 묽게 하고, 농글리세린은 장을 자극해서 배변 활동을 촉진한다. 농글리세린이 과거 관장약보다 적게 들어 있어 자극은 덜하고 딱딱한 변을 묽게 해서 배변을 부드럽게 할 수 있다. 만약 자극이 심하지 않은 관장약을 원한다면 권장할 만하다.

관장약은 습관성이 될 수 있기 때문에 자주 사용하지 않도록 한다. 약국에 근무하다 보면 변이 불편할 때마다 습관적으로 관장약을 사용하는 사람들을 간혹 본다. 관장약을 50개 한 박스씩 구입하기도 하는데, 남용으로 인해 대장 신경이 무뎌져 버린 것이다. 관장약 없이 변을 보는 것이 불가능해진 안타까운 경우다. 관장약을 남용하면 장무력증, 괴사, 폐색이 올 수도 있다. 의사의 특별한 지시가 아니라면 일회성으로 써야 한다는 것을 기억하자.

장무력증이나 장폐색이 있는 경우, 심장병, 당뇨, 치질 환자, 임산부, 기운이 없는 사람, 장출혈 환자 등은 관장약을 사용하지 않는다.

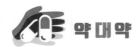 약 대 약

배가 더부룩 빵빵, 시원해질 수 없을까?
둘코락스 vs 아락실

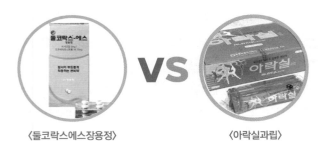

〈둘코락스에스장용정〉　　　〈아락실과립〉

식사가 서구화되고 날씬한 체형이 좋은 것으로 인식되어 음식 섭취를 알맞게 하지 않고 무리한 다이어트 등을 병행하다 보니 날이 갈수록 변비 환자가 늘어나는 추세다.

하루 한 번 화장실을 간다고 해서 배변 활동이 정상적이라고 볼 수는 없는데, 배변시 무리한 힘이 필요하거나 과도하게 딱딱한 경우, 후중감이 강한 경우, 일주일에 배변 횟수가 3회 미만인 경우는 모두 변비에 속한다. 변비 개선에 도움을 주는 제제에는 자극성 하제와 팽창성 하제 두 종류가 있다. 전자의 대표 주자는 둘코락스에스장용정(사노피아벤티스), 후자의 대표 주자는 아락실과립(부광약품)이다.

먼저 둘코락스에스장용정을 알아보자. 둘코락스에스장용정은 하루 한 번만 복용해도 되는 편리성과 대부분 효과를 볼 정도의 약효 때문에 변비로 고통받는 많은 사람에게 지속적인 사랑을 받고 있다.

둘코락스에스장용정의 주성분인 비사코딜은 대장 근육 신경을 자극해서 대장 운동을 촉진시키며, 또 다른 성분인 도큐세이트나트륨은 변을 부드럽게 해서 자극된 장이 쉽게 대변을 배출할 수 있도록 도와준다. 원래 비사코딜은 다른 장 운동도 촉진시킬 수 있다. 하지만 대장에서만 분해될 수 있도록 코팅되어 있기 때문에 특이적으로 대장 운동만 촉진시키는 것이다.

변비 개선 원리가 장 신경을 자극해서 장 운동을 촉진하는 것이므로 자주 사용하게 되면 효과가 떨어진다. 즉, 신경이 무뎌지는 것이다. 이 상황이 지속된다면 장 신경 자체가 웬만한 자극에는 반응을 보이지 않게 될 수 있다. 즉, 장이 무력해져서 운동을 하지 않는 것이다. 그러므로 둘코락스에스장용정은 장기간 사용해서는 안 되며, 효과가 좀 덜한 것 같아도 복용량을 초과해서 복용하지 않는다. 또 대장에서 성분이 작용해야 하므로 우유처럼 위산 농도를 변화시키는 음식과 함께 복용하면 안되며, 충분한 물과 함께 취침 전에 복용하는 것이 가장 좋다.

아락실과립은 팽창성 하제에 속하며, 역시 많이 판매되는 변비약이다. 팽창성 하제라는 것은 장에 도달했을 때 부피가 커져서 음식물을 많이 먹은 것과 같은 효과를 내는 것을 말한다. 식사량이 많으면 대변을 많이 보는 것과 같은 이치다. 아락실과립의 주성분인 차전자는 물에 녹는 식이섬유인 차전자피와 물에 녹지 않는 식이섬유인 차전자씨로 이루어져 있다. 차전자는 장의 정상 세균총을 정상적으로 유지하면서 수분을 흡수하여 팽창하고 변을 부드럽게 만든다. 또 다른 성분인 센나는 장을 적당히 자극하여 배변이 정상적으로 이루어지도록 돕는다. 아락실과립은 만성 변비에 효과적이며 배변 습관을 정상화시키는 데 적합한 처방이라고 볼 수 있다. 단, 자극성 하제에 비하여 효과가 강하지 않다.

아락실과립의 복용은 저녁에는 따뜻한 물로, 아침에는 찬물로 씹지 않고 복용하도록 하고 있다. 이때 복용한 물 양이 충분하지 않으면 장에서 덜 팽창하기 때문에 수분 섭취량은 무엇보다 중요하다. 왜 아침과 저녁에 복용하는 물의 온도가 다를까? 그것은 활동 시간상 아침에는 좀 더 빠른 효과를 나타내야 하므로 냉수로 복용하도록 하는 것이다. 냉수 섭취는 위장을 자극하여 아락실과립 입자들이 보다 빠르게 대장까지 도달할 수 있도록 돕는다.

둘코락스에스장용정이나 아락실과립 모두 장을 자극하기 때문에 장염이나 장출혈, 지속적인 복통 등을 가진 환자는 사용할 수 없다. 특히 아락실과립은 위장관이 좁아진 환자는 사용하지 않는다.

같은 변비라 하더라도 장에 자극을 주는 효과는 둘코락스에스장용정이 강하기 때문에 급성 변비나 신경성 변비에 사용하는 것이 좋겠고, 만성적 변비 환자나 식이 섭취 불량으로 인한 변비 환자의 경우에는 아락실과립 복용이 유용할 것으로 보인다. 만약 만성 변비 환자라 하더라도 그 증상이 심해서 당장 변을 봐야 할 경우는 자극성 하제인 둘코락스에스장용정을, 변을 보고 난 후 만성적 변비 증상을 컨트롤하기 위해서는 아락실과립을 복용하는 것이 좋다. 무엇보다 중요한 것은 변비의 기질적인 원인을 해소하는 것이다. 변비약에 너무 의존해서는 절대 안 된다.

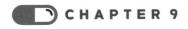 **CHAPTER 9**

배가 아플 때도 진통제를?
복통 셀프메디케이션

스트레스성이나 일시적 원인으로 발생한 장관 근육 경련
또는 가벼운 위장 자극에

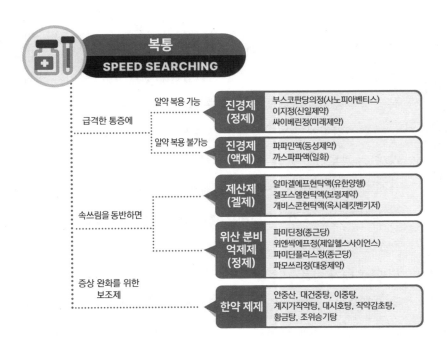

사촌이 땅을 사면 배가 아프다는 말이 있다. 평상시 위장 질환이 있는 것도 아니고 과식한 것도 아닌데, 신경을 쓰는 것만으로도 나타날 수 있는 통증이 복통이며, 누구나 겪을 수 있는 불편한 증상이다.

얼마나 많은 사람이 복통에 시달리고 있을까? 2009년 제약 회사 베링거인겔하임에서 성인 남녀 1,000명을 대상으로 조사한 내용을 살펴보자. 조사 대상자 10명 중 4명은 1년에 1회 이상 복통 및 복부 불쾌감을 경험했다고 한다. 2015년 존슨앤존슨에서 조사한 내용을 보면 성인뿐만이 아니라 13세 이하 소아를 대상으로 조사한 결과, 2명 중 1명은 3개월 내에 복통을 경험했다고 한다. 많은 아이들 또한 복통 증상을 호소하고 있음을 알 수 있다.

통증은 감각신경의 일종인 통증 수용체의 반응이다. 복부에서 정상 또는 과도한 근육의 수축 운동이 통증 수용체에 영향을 주면 복통이 일어난다. 이런 증상은 위장관의 확장으로 더 심해지게 된다. 또 위장관 운동은 자율신경의 지배를 받고 있기 때문에 스트레스 등으로 인해 그 증상이 악화될 수 있다. 사촌이 땅을 산 것에 부러움을 느낄 때 배가 아픈 것은 이렇듯 스트레스 때문인 것이다. 근육의 수축 운동뿐만 아니라 세균이나 바이러스 감염, 위궤양이나 위염과 같은 점막 염증, 장관 혈관의 순환 장애, 폐색, 중금속 등 독성 물질의 섭취 등도 복통을 일으키는 원인이 된다.

복통은 내장통과 체성통, 관련통으로 나뉜다. 내장통은 복부 장기에서 일어나며 보통 우지끈하게 아프거나 졸라 맨 듯한 통증을 느낀다.

대부분 복부 가운데서 느껴진다. 체성통은 복막이나 복부 영역의 체벽에서 일어나며 움직이면 더 아프고 날카로운 통증을 느낀다. 관련통은 심근경색이나 폐렴, 폐경색 등 질환이 있을 때 일어나는 복통으로, 질환 부위와 복부가 같은 신경 영역에 속하기 때문에 발생한다.

복통은 나타나는 부위에 따라서 어떤 질환 때문에 발생했는지 예측해 볼 수 있다. 간문맥과 담낭이 있는 부위인 오른쪽 상복부에 통증이 있다면 담낭염, 간질환 등을 의심해 볼 수 있다. 위, 십이지장, 식도가 있는 부위인 명치 부위에 통증이 있다면 위염이나, 십이지장 궤양, 식도염 등을 의심해 볼 수 있으며 간혹 심근경색의 경우에도 통증이 나타날 수 있다. 위와 췌장이 있는 왼쪽 상복부에 통증이 있다면 위궤양이나 췌장염 등을 의심해 볼 수 있다. 오른쪽 하복부는 대장과 소장이 만나는 충수 돌기가 있는 부위다. 이곳의 통증은 충수염을 의심해 볼 수 있다. 아랫배에서 느껴지는 통증은 방광이 있는 곳이므로 방광염이나 요로결석을 의심해 볼 수 있다. 왼쪽 하복부는 하행 결장이 있는 곳이므로 대장염이나 과민성대장증후군 등이 있을 때 통증이 나타날 수 있다. 또 생리통이나 난소 질환 등 여성 생식기 질환이 있는 경우 하복부에 통증이 나타난다. 배꼽 부위를 포함한 복부 전체의 통증은 변비, 과민성대장증후군, 위장염, 복막염 등 다양한 증상으로 인해 발생할 수 있다.

만약 복통이 있으면서 ❶ 먹을 것을 삼키기 힘들다(물도 삼키기 어렵다), ❷ 구토가 동반된다, ❸ 위장관 출혈이 의심된다, ❹ 실신, ❺ 임신, ❻ 최근 수술한 이력이 있다, ❼ 열이 난다 등의 증상이 있다면 지체하지 말고 신속하게 의료기관을 방문한다.

하지만 일반적으로 복통은 장관 근육의 경련이나 가벼운 위장 자극 등의 증상으로 인한 것이 많기 때문에 일시적으로 발생한 복통의 경우에는 일반의약품을 사용해서 불편한 증상을 조절할 수도 있다.

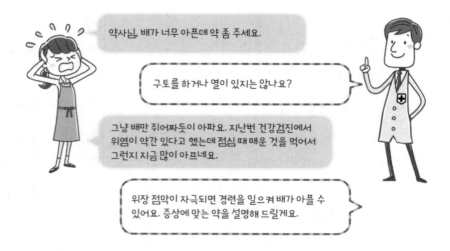

약사님, 배가 너무 아픈데 약 좀 주세요.

구토를 하거나 열이 있지는 않나요?

그냥 배만 쥐어짜듯이 아파요. 지난번 건강검진에서 위염이 약간 있다고 했는데 점심 때 매운 것을 먹어서 그런지 지금 많이 아프네요.

위장 점막이 자극되면 경련을 일으켜 배가 아플 수 있어요. 증상에 맞는 약을 설명해 드릴게요.

1. 경련을 완화시키는 진경제

흔히 배가 아프면 통증을 완화시켜야 한다는 생각에 진통제를 복용하려 한다. 이때 복용하는 약은 진경제다. 진경(鎭痙)은 '경련을 완화시킨다'는 뜻으로 배가 쥐어짜듯 아픈 경련성 복통에 사용한다.

장관 근육은 부교감신경의 자극을 받아 수축하게 된다. 과도한 수축은 경련으로 이어지는데, 다양한 원인으로 발생할 수 있다. 진경제는 장관 신경의 부교감신경 수용체를 차단함으로써 수축을 억제한다. 즉, 경련을 멎게 해서 복통을 완화시킨다. 부스코판당의정(사노피아벤티스) 등의 성분인 부틸스코폴라민브롬화물, 이지정(신일제약) 등의 성분인 디시클로민은 대표적인 부교감신경차단제다.

부교감신경차단제는 대부분 장관 근육에 작용하지만 일부는 전신 작용이 있기 때문에 사용시 주의한다. 전립선비대증, 녹내장, 심장 질환, 고혈압, 갑상선기능항진, 근무력증 환자에게는 투여하지 않으며 장 운동 능력이 떨어진 환자에게도 투여하지 않는다. 약을 복용하면 입이 마르거나 눈이 부시고, 가슴 두근거림, 두통, 어지러움, 소변이 불편해지는 등 자율신경 실조로 인한 증상이 나타날 수 있다. 만약 이런 증상들이 나타난다면 바로 투약을 중단한다.

파파민액(동성제약)과 같이 파파베린 성분이 복합된 진경제도 있다. 파파베린은 부교감신경 차단과 다른 기전으로 장관 근육을 이완한다. 또 혈관 확장 작용도 하기 때문에 복통 완화에 효과적이다.

2. 속이 쓰리면서 아프면 위산 분비 억제제 또는 제산제

과도한 위산 분비나 자극적인 음식물 섭취로 인해 위장 점막이 자극받는 경우, 위장 점막의 손상으로 인한 복통이 유발될 수 있다. 위산 분비가 일어나면 이런 증상이 더욱 심해지게 되는데, 위산 분비 억제제나 산을 제거하는 제산제는 복통을 완화시키는 데 효과적으로 작용할 수 있다.

일반의약품으로 나오는 위산 분비 억제제는 히스타민 수용체에 작용해서 위산 분비를 억제하는 히스타민2 수용체 길항제다. 라니티딘과 시메티딘, 니자티딘, 파모티딘 성분이 허가되어 있지만, 현재는 파모티딘만 생산되고 있다. 파모티딘 성분의 일반의약품은 단일제 파미딘정(종근당)이나 위엔싹에프정(제일헬스사이언스)이 대표적이고, 제산제 포함 복합제는 파미딘플러스정(종근당), 파모쓰리정(대웅제약)이 대표적이다.

라니티딘 성분이 함유된 약을 복용하면 졸릴 수 있으므로 운전 등은 피하는 것이 좋다. 간혹 두통이나 변비 등이 나타날 수 있다. 위산 농도에 따라 흡수가 결정되는 철분제, 항진균제 등을 복용하고 있다면 위산 분비 억제제에 의해 흡수가 떨어질 수 있으므로 주의한다.

제산제는 주로 겔 형태로 나오는데, 겔 형태의 제산제는 위장벽까지 신속하게 이동하여 효과를 발휘하므로 증상을 빠르게 완화시킨다. 겔 형태의 제산제에는 알루미늄이나 마그네슘과 같은 금속성 제산제인 알마겔에프현탁액(유한양행)이나 겔포스엠현탁액(보령제약)이 있다. 알마겔에프현탁액와 겔포스엠현탁액의 경우 다른 약의 흡수를 방해할 수 있어 식전 복용이 원칙이며, 지속 시간이 짧아 1일 4회까지 복용한다. 겔포스엠현탁액의 경우 가스를 제거하는 효능을 갖춘 시메티콘을 함유하고 있어 팽만감을 완화시킬 수도 있다.

제산제 알루미늄염이나 마그네슘염을 함유하는 제제를 복용할 때는 변비나 설사가 나타날 수 있다. 신장 기능이 좋지 않은 사람은 복용하지 않는다. 알루미늄이 함유된 제산제의 경우 오렌지 주스와 함께 복용하면 알루미늄의 흡수가 증가될 수 있으므로 주의한다.

3. 한약 제제

증상에 따른 한약 제제의 사용은 다른 일반의약품과 병용할 수 있기 때문에 증상 개선에 도움을 줄 수 있다.

체력이 약하며 배가 차며 만성 경련성 복통을 호소하는 경우 안중산을, 복부가 무력하며 장 경련성으로 인해 복통이 심한 경우 대건중탕을, 배와 손발이 차고 안색이 좋지 못하며 복통, 구토, 설사가 수반되면 이중탕을, 하복부에 가스가 차며 배가 아프고 과민성 대장 증상을 보이면 계지가작약탕을, 스트레스가 심하고 메스꺼우며 명치 부위가 답답하고 아픈 경우 대시호탕을, 발작적으로 경련성 복통이 수반되는 경우 작약감초탕을, 후중감 있는 설사와 배꼽 근처 부위를 만지면 통증이 심한 경우 황금탕을, 변비가 있으며 복통이 심한 경우 조위승기탕 등을 증상에 맞추어 사용할 수 있다.

복통이 있는 경우 배를 따뜻하게 하는 것이 도움이 된다. 쥐어짜는 듯한 경련성 복통의 경우에는 음식물 섭취를 피하는 것이 좋지만, 속이 쓰리면서 아픈 경우 음식물을 섭취하는 것이 좋다. 기름진 음식, 찬 음식, 탄산음료나 카페인 섭취, 흡연은 복통을 악화시킬 수 있기 때문에 반드시 피한다.

배 약사의 강력 추천 셀프메디케이션

◎ 스트레스, 생리통 등으로 인해 갑자기 복통이 있다면?
진경제인 스코폴라민 제제

◎ 음주나 자극적인 음식을 먹고 난 뒤 속이 쓰리면서 배가
아프다면?
위산 분비 억제제인 라니티딘 복합 제제 + 한약 제제 반하사심탕
(+공복이라면 겔제로 된 제산제)

◎ 아랫배에 가스가 차면서 배가 싸르르 아프다면?
한약 제제 계지가작약탕

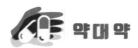 약 대 약

속이 쓰리고 더부룩할 때 뭘 먹지?
개비스콘 vs 겔포스

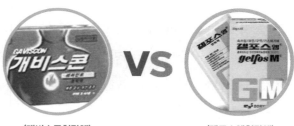

〈개비스콘현탁액〉　　　　　　〈겔포스엠현탁액〉

연말연시가 되면 회식 자리가 많아진다. 당연히 늦은 시간까지 음식을
먹게 되고 과식, 과음을 하게 되는데 이럴 때 찾아오는 불청객은 속 쓰
림과 소화불량이다. 평소 위장 질환이 없던 사람도 이때가 되면 위장 증

상을 많이 호소한다.

음주와 흡연이 잦고 늦은 시간에 음식을 먹거나 과식하면 위산과 소화액이 과잉 분비된다. 이때 과도하게 분비된 위액이나 소화액은 위장 점막이나 식도 점막을 자극하고 손상시킨다. 이것은 속 쓰림이나 복부 팽만감, 소화불량의 원인으로 작용한다.

속 쓰림이나 더부룩한 느낌이 있을 때 복용하는 위장 현탁액은 먹기도 간편하고 효과가 빠르기 때문에 많은 사람이 찾는다. 현탁액의 대표 주자는 개비스콘현탁액(옥시레킷벤키저)과 겔포스엠현탁액(보령제약)이다.

겔포스엠현탁액은 보령제약에서 1975년 첫선을 보인 이래로 지속적인 사랑을 받고 있고, 수출도 하는 대한민국 대표 의약품 중 하나다. 겔포스엠현탁액은 인산알루미늄, 수산화마그네슘. 시메티콘이 혼합된 현탁제제다. 인산알루미늄겔과 수산화마그네슘은 과잉으로 분비된 위산을 중화하고 손상된 위벽을 보호하는 효과를 나타낸다. 시메티콘은 위장에 형성된 기포를 줄여 가스를 제거하는 효능을 보인다. 그러므로 겔포스엠현탁액은 속 쓰림, 위산과다증, 역류성 식도염, 소화불량, 복통 등에 사용될 수 있다.

단, 겔포스엠현탁액의 주성분은 마그네슘과 알루미늄이므로 변비 또는 설사가 유발될 수 있다. 신장질환 환자의 경우 마그네슘이 제대로 배출되지 않는 부작용이 발생할 수 있으므로 피한다. 알루미늄을 다량으로 섭취하는 것은 치매와 연관이 있다는 보고가 있으므로 지속적인 복용은 주의한다.

개비스콘현탁액은 2006년 국내에서 허가받은 이래 빠르게 위장 현탁액 시장에 진입한 제제다. 개비스콘현탁액의 주성분은 해조류에서 추출한 알긴산나트륨이다. 알긴산은 체내에 흡수되지 않고 점액질을 형성한다. 개비스콘현탁액의 독특한 기술은 이 알긴산이 위장 상부에서 막을 형성하게 하여 위산이 역류되는 것을 막고, 알긴산이 점액질을 형성하여 위 점막이 손상되지 않도록 한다. 그러므로 개비스콘현탁액은 역류성식도염에 의한 가슴 통증, 속 쓰림, 복통 등에 포커스를 맞춘 제제다. 또 함유된 탄산칼슘은 과잉 생성된 위산을 중화시키는 기능이 있다. 그래서 위산 과다로 인한 더부룩함, 팽만감 등을 완화시킨다.

개비스콘현탁액에는 나트륨이 많이 함유되어 있어 나트륨 섭취를 제한해야 하는 심장, 신장질환자는 복용에 주의한다. 복용을 편리하게 하기 위해 감미제가 함유되어 있는데 아스파탐에 민감한 환자도 주의한다.

요약하자면 겔포스엠현탁액은 과잉 분비된 위산을 제거하여 위장 점막을 보호하는 효과가 중점이 되고, 개비스콘현탁액은 분비된 위산이 식도로 역류하지 못하도록 막는 것이 주효과가 된다. 두 제품은 서로 다른 기전을 가지고 있기 때문에 함께 복용하여도 전혀 문제가 되지 않는다.

겔포스엠현탁액은 흡착 작용이나 위장 내의 산도에 영향을 미치므로 다른 약물과 함께 복용시 일정한 간격(보통 2시간)을 유지하는 것이 좋다. 개비스콘현탁액 역시 탄산칼슘으로 인해 약물의 흡수에 영향이 있을 수 있으므로 다른 약과 함께 복용시 2시간 정도의 간격을 유지하는 것이 좋다.

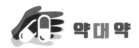 **약대약**

아이들의 대표 소화 정장제
백초시럽 vs 포포시럽

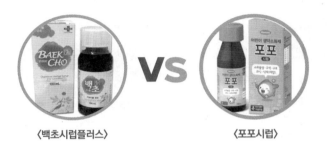

〈백초시럽플러스〉　　　　　　〈포포시럽〉

아이들을 키우는 집이라면 대부분 가정상비약으로 종합감기약이나 진통해열제를 갖고 있다. 그리고 반드시 구비하는 약 중 하나는 바로 소화정장제다. 아이들에게 먹일 소화제나 복통, 설사약으로 구입하지만 정확하게 언제 써야 하는지 모르는 경우가 많아 잘못 투약되는 경우도 많다. 간혹 "애가 배가 아파서 백초시럽 먹였는데 안 낫더라고요"라고 말하는 부모들이 있는데 그 이유는 맞지 않는 증상에 사용했기 때문이다.

소화 정장제 시럽의 대표 주자인 백초시럽플러스(녹십자)와 포포시럽(한미약품)을 비교해 보면서 보다 정확한 약의 사용처를 살펴보자.

백초시럽플러스와 포포시럽은 생약 제제로 이루어졌다. 백초시럽플러스에 가장 많이 들어 있는 감초는 복통을 완화시키면서 위장관 점막을 재생시키는 역할을 한다. 황련, 황백, 황금은 위장관을 강화하고 염증을 효과적으로 완화시키며 혈관에 작용해서 충혈 상태를 완화시킨다. 아선약은 주로 위장관 내의 자극을 줄여 주고 염증을 완화시킨다. 용담은 담즙 배설을 용이하게 하고 간 기능을 개선하는 역할을 담당한다. 인삼은 위장관 기능을 강화시킨다.

포포시럽에는 육계와 현호색, 창출, 복령이 다량으로 들어 있다. 육계는 혈액순환을 촉진시켜 위장관 운동을 강화한다. 현호색은 강력한 진통·진경 작용으로 복통을 완화시킨다. 창출과 복령은 소화관에 쌓인 수분의 정체를 풀고 위장의 연동 운동을 조정한다. 감초와 황련은 위장관 점막을 재생시키고 염증을 완화시킨다. 회향과 사인은 위장관 운동을 자극하여 소화관 운동을 촉진하고 식욕을 좋게 하며 팽만감을 없애고 구토를 없앤다. 마지막으로 인삼은 위장관 기능을 강화시킨다.

종합해 보면 백초시럽플러스는 위장관 염증으로 인한 복통을 완화시키며 위장관 운동을 강화하는 제제이고, 포포시럽은 위장관 기능이 떨어져 소화불량이나 구토, 설사, 팽만감, 식욕 부진 등에 사용할 수 있는 제제라고 볼 수 있다. 백초시럽플러스는 주로 기름진 것 등을 과식한 이후 가스가 차고 배가 아프거나, 뒤 끝 있는 설사(아이들의 경우에는 자꾸 변을 보러 가는 등), 스트레스성 복통, 명치 밑이 그득하게 찬 것 같고 속이 메스껍다든지 하는 경우에 사용하면 아주 효과가 좋다.

이에 반해 포포시럽은 배가 차서 복통을 호소하는 경우, 찬 것을 많이 먹어 소화불량, 식욕 부진이 있는 경우, 배에서 물소리가 나면서 묽은 변을 보는 경우, 위장이 허약해서 복통, 설사, 구토 등의 증세를 보이는 경우 사용하면 효과가 좋은 제품이다.

두 제품 모두 시럽으로 되어 있어 유·소아용이라 생각하기 쉽지만 증세에 맞추어 사용하면 성인에게도 좋은 효과를 보이므로 온 가족이 사용하는 가정상비약으로 손색이 없다.

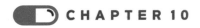

CHAPTER 10

즐거운 여행을 방해하는
멀미 셀프메디케이션

> 차, 배, 비행기를 타면 어지럽거나, 울렁거리거나,
> 머리가 아프거나, 식은땀이 난다면

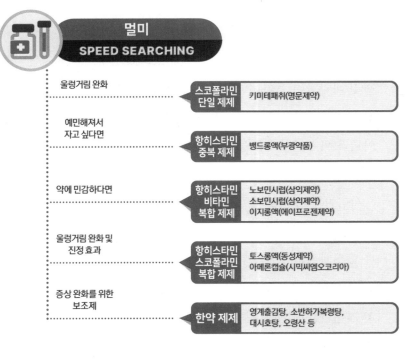

멀미
SPEED SEARCHING

울렁거림 완화	스코폴라민 단일 제제	키미테패취(명문제약)
예민해져서 자고 싶다면	항히스타민 중복 제제	뱅드롱액(부광약품)
약에 민감하다면	항히스타민 비타민 복합 제제	노보민시럽(삼익제약) 소보민시럽(삼익제약) 이지롱액(에이프로젠제약)
울렁거림 완화 및 진정 효과	항히스타민 스코폴라민 복합 제제	토스롱액(동성제약) 아메론캡슐(시믹씨엠오코리아)
증상 완화를 위한 보조제	한약 제제	영계출감탕, 소반하가복령탕, 대시호탕, 오령산 등

여행은 언제나 즐겁다. 들뜬 마음으로 오래 전부터 여행지를 정하고 드디어 즐거운 마음으로 출발하지만 이 순간이 마냥 행복할 수만은 없는 사람들이 있다. 바로 멀미하는 사람들이다.

멀미는 왜 생길까? 사람의 몸이 서 있는 것은 고도의 균형 잡기에 의해 이루어지는 결과다. 한 살이 되지 않은 어린아이의 경우를 생각해 보라. 균형을 잡고 서는 것, 뛰는 것, 걷는 것이 얼마나 힘든 일인지 알 수 있다.

귀 안쪽에 있는 전정기관은 몸의 기울기를 감지하고, 세반고리관은 회전을 느껴 몸의 위치를 파악한다. 단순히 귀 안에 있는 감각기관뿐 아니라 보이는 것과 들리는 것, 그리고 몸으로 느껴지는 진동까지 파악한 정보가 소뇌에 전달되면, 위치 상황에 대한 종합적인 판단이 이루어진다. 이런 판단을 바탕으로 뇌는 팔다리의 골격근뿐 아니라 위, 소장, 대장 등 내장기관까지 신호를 전달해 균형을 잡는 것이다.

사람이 걷거나 뛸 때는 보고 듣는 것과 움직이는 것이 같다. 즉, 내가 움직이는 것과 내가 느끼는 것이 같다는 뜻이다. 차나 비행기, 배를 탔을 땐 어떨까? 내가 움직이는 것과 내가 느끼는 것이 다르다. 차는 분명 앞으로 간다. 그렇기 때문에 우리 몸도 앞으로 간다고 생각하고 대처하게 된다. 하지만 실제 차는 위, 아래로 요동치기도 하고 왼쪽, 오른쪽으로 예고 없이 방향을 선회하게 된다. 이때부터 우리 몸은 정신을 못 차리게 된다. 보는 것과 느끼는 것이 다르다. 균형 잡기를 주관하는 소뇌는 패닉에 빠지게 된다. 이런 상황이 바로 멀미다.

멀미가 나면 메스꺼운 것은 왜 그럴까? 다양한 신경 불균형이 구토 중추에 전달되어 토하고 싶은 느낌이 들기 때문이다. 흔히 멀미는 메스꺼운 것만 생각하기 쉬우나 손발이 차고, 가슴이 두근거리고, 불안해지고, 식은땀을 흘리며, 두통이 유발되고, 심하면 위장에 있는 내용물을 토하기도 한다.

앞에서 살펴보았듯이 멀미는 보는 것, 들리는 것, 느끼는 것, 움직이는 것의 균형이 맞지 않으면 나타난다. 평상시에는 별문제가 없다가 차나 배, 비행기 등을 타면 유발되기 때문에 '동요병(動搖病, motion sickness)'이라고도 불린다.

운전하는 사람이나 앞자리, 진동이 덜한 자리에 앉아 있는 사람이 멀미를 덜하는 이유는 이동 방향 등을 인지하여 움직이는 것과 느끼는 것의 균형을 맞출 수 있기 때문이다. 멀미는 전정기관이 미숙한 2세 이하에서는 거의 발생하지 않으며 3~12세에서 가장 많이 발생한다. 또 여성이 남성보다 2배 정도 멀미를 더 한다는 연구도 있다. 성인이 되면 멀미가 현저하게 주는데 마치 앞자리에 앉거나 직접 운전하는 것과 같이 타는 것에 대한 움직임을 이해하게 되고 익숙해지기 때문이다(멀미를 자주 하던 사람도 차를 많이 타서 익숙해지면 어느 순간 멀미를 덜하게 된다).

멀미는 일시적으로 나타나지만 개인 차이가 심하기 때문에 그대로 방치하기보다는 상황에 맞는 일반의약품을 선택해서 예방하는 것이 좋다.

멀미약은 항히스타민제, 부교감신경차단제, 비타민, 카페인 등의 성분을 어떻게 조합하느냐에 따라 다른 성격을 띤다. 각 성분의 특성을 먼저 알아보자.

알레르기 반응을 줄여 주는 항히스타민제는 진정 작용을 주는 것으로도 유명하다. 콧물약을 복용한 후 나른하고 졸린 느낌 때문에 고생했다면 항히스타민제가 뇌에 작용했기 때문이다. 메클리진, 디멘히드리네이트, 클로르페니라민 등이 항히스타민제에 속하는 성분이다. 일반의약품으로 나온 수면유도제 성분인 독시라민도 바로 항히스타민제다.

히스타민은 뇌 수용체에 작용하여 감각을 예민하게 만들어 주는데, 항히스타민제는 히스타민이 작동하지 않도록 막는다. 멀미가 발생하는 것은 뇌가 생각하는 것과 느끼는 감각의 불균형 때문임을 생각해 볼 때, 항히스타민제가 뇌의 감각을 적절히 차단한다면 멀미 예방에 좋은 효과를 줄 수 있음을 이해할 수 있을 것이다. 즉, 뇌를 잠들게 하여 멀미를 막는 것이다. 또 구토 중추를 억제하여 메스꺼움을 진정시키기도 한다. 물론 이러한 항히스타민제의 복용은 입 마름, 몽롱함, 소변 불쾌감, 가슴 두근거림, 시야가 불편해짐 등을 유발할 수 있으므로 주의한다. 모유로 전달될 수 있으므로 수유 중에는 멀미약 복용을 피한다.

감기약이나 비염약, 위장약 등 다양한 약에 항히스타민제가 포함되어 있는 경우가 많다. 그러므로 혹시 다른 증상으로 약을 복용 중이라면 항히스타민제가 중복되지 않는지 반드시 확인해야 약물 중복에 의한 부작용을 피할 수 있다.

멀미약에 들어가는 두 번째 대표 성분은 부교감신경차단제다. 멀미가 나면 가장 괴로운 것은 역시 메스껍고 울렁거리는 것이다. 부교감신경차단제인 스코폴라민은 구토 중추에 작용해서 메스꺼움을 직접 차단한다.

스코폴라민은 효과가 아주 뛰어나 오랫동안 멀미에 사용된 약물이긴 하지만 그 부작용이 만만치 않다. 특히 과량으로 흡수될 경우 뇌관문을 통과해 환각 작용을 일으켜, 과거에는 환각제로 사용되기도 했다. 약물이 묻은 패치 부분을 만지고 눈을 비빈다면 눈동자가 커져서 심각한 눈부심, 눈이 잘 안 보이는 증상을 유발할 수 있다. 그 외에도 입이 마르고 소변이 불편해지는 것, 기억 상실, 보행 곤란 등의 여러 가지 부작용이 있다. 이런 부작용 논란 때문에 오랫동안 사용되었던 소아용 키미테는 2012년부터 전문의의 처방을 받아야 사용할 수 있는 전문의약품으로 바뀌었다.

멀미약에 들어가는 세 번째 대표 성분은 비타민인 피리독신(비타민B6)이다. 피리독신은 메스꺼움을 완화시키는데, 안전하고 효능이 좋아 임산부 입덧을 완화시키는 제제로 사용되기도 한다. 일부 멀미약에 포함된 니코틴산아미드(비타민B3)는 담배에 있는 니코틴과는 전혀 관계없다. 니코틴산아미드는 체내에서 나이아신(비타민B3)으로 변하여 에너지 대사나 지질 대사 등에 관여한다.

멀미약의 네 번째 대표 성분은 각성 효과를 주는 카페인이다. 항히스타민제를 복용하면 뇌 기능을 억제해 멀미를 덜하게 해 준다. 한숨 자고 나면 멀미는 안 해서 좋은데, 깨고 나서도 멍하거나 어지러운 느낌이 지속적으로 남을 때가 있다. 마치 숙취가 해소되지 않은 느낌을 받게 되는데, 두통이나 현기증 등을 유발해 멀미보다 더 괴로운 경우도 있다. 카페인은 이러한 과도한 진정 작용을 완화시켜 준다. 즉, 카페인의 함유는 과도한 항히스타민제의 작용을 막는 데 있다고 볼 수 있다.

멀미약은 위의 네 가지 성분을 어떻게 조합하느냐에 특성이 달라진다.

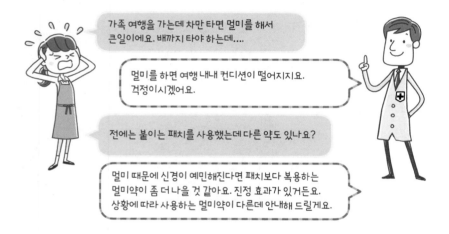

가족 여행을 가는데 차만 타면 멀미를 해서 큰일이에요. 배까지 타야 하는데....

멀미를 하면 여행 내내 컨디션이 떨어지지요. 걱정이시겠어요.

전에는 붙이는 패치를 사용했는데 다른 약도 있나요?

멀미 때문에 신경이 예민해진다면 패치보다 복용하는 멀미약이 좀 더 나을 것 같아요. 진정 효과가 있거든요. 상황에 따라 사용하는 멀미약이 다른데 안내해 드릴게요.

1. 심한 메스꺼움과 구토에는 부교감신경차단제 단일 제제

차를 타고 조금만 지나면 울렁거리기 시작해서 비닐 봉투를 예비용으로 항상 갖고 다녀야 하는 사람들이라면 차를 타고 있는 동안 지속적인 효과를 볼 수 있는 패치형을 쓰는 것이 좋다.

키미테패치(명문제약)는 스코폴라민 단일 제제로 귀 밑 피부에 붙이도록 되어 있다. 지속성과 편리함이 최고의 장점인 반면, 스코폴라민 자체가 갖는 부작용 때문에 사용시 많은 주의가 요구된다. 일단 절대적으로 연령에 맞추어 사용한다. 성인만 사용하며 7~15세 미만 소아의 경우에는 의사와 상의한 후 처방받아 사용한다. 키미테는 흡수되는 시간이 필요하기 때문에 최소 출발 4시간 전에 부착해 두어야 한다. 약물이 묻어 있는 부분을 손으로 만지지 않도록 주의하고 부착한 이후에는 혹시 묻어 있을 수 있는 약물을 제거하기 위해 손을 깨끗이 씻어야 한다. 환각 작용이 나타나면 위험하기 때문에 운전자는 절대 사용하지 않는다. 목적지에 도착하면 바로 제거한 후, 다른 사람에게 약물이 묻지 않도록 반으로 접어 버리고 손을 씻는다.

2. 신경이 예민해진다면 항히스타민제 중복 제제

두 종류의 항히스타민제가 들어 있는 제제는 신경이 예민해지면서 두통, 가슴 두근거림, 불안함 등이 심하게 유발되는 사람이 복용하면 효과적이다. 스코폴라민이 들어 있지 않아 메스꺼움을 완화시키는 효과가 좀 떨어질 수 있다. 하지만 항히스타민제도 구토 중추에 작용하고, 피리독신 성분도 울렁거림을 줄여 준다. 따라서 여행지 도착 전까지 한숨 푹 자고 싶다면 항히스타민제가 중복으로 들어간 뱅드롱액(부광약품)을 복용하는 것이 좋을 것이다.

소아는 복용할 수 없으며 성인의 경우 출발 30분 전에 복용한다. 추가 복용할 때는 4시간 이상의 간격을 유지하며 1일 최대 3병까지 복용할 수 있다.

3. 약물에 민감하다면 항히스타민제 + 비타민 복합 제제

약물에 민감하다면 추천하는 멀미약이다. 멀미 예방 효과가 좋은 항히스타민제에 구토 억제 효과가 있는 비타민인 피리독신, 각성 효과를 주는 카페인을 조합한 것으로, 스코폴라민이 없어 부작용 걱정이 덜하다.

3세 이상의 전 연령이 복용할 수 있다는 장점이 있고, 항히스타민제가 과하지 않아 졸음 부작용이 심하지 않으며, 깨어났을 때 피로감이 덜하다. 멀미도 완화시키면서 차로 이동하는 시간도 즐기고 싶다면 추천한다. 하지만 역시 스코폴라민이 없기 때문에 심한 구토를 수반하는 멀미에는 추천하기 어렵다.

대표적으로는 뉴소보민시럽(삼익제약), 노보민시럽(삼익제약), 이지롱액(에이프로젠제약) 등이 있다. 뉴소보민시럽은 3~7세 1회 2/3포, 7~11세 1회 1포, 11~15세 1회 1 + 2/3포, 15세 이상 1회 2 + 1/2포 복용한다. 노보민시럽은 13~15세 1회 2/3포, 15세 이상 1회 1포 복용한다. 출발 30분 전에 복용하며 추가 복용은 4시간 이후 가능하다. 1일 3회까지 복용할 수 있다. 이지롱액은 출발 30분 전에 1병 복용한다. 추가 복용은 4시간 이후 가능하며 1일 3회 복용할 수 있다. 단, 소아에게 투여하지 않는다.

4. 메스꺼움 완화에 항히스타민제 + 부교감신경차단제 복합 제제

한 종류의 항히스타민제와 부교감신경차단제인 스코폴라민 성분이 복합된 제제는 진정 효과와 메스꺼움을 동시에 잡아 준다. 울렁거림이 괴롭고 예민해지는 멀미 증상을 호소하는 사람에게 추천하는 멀미약이다. 하지만 역시 스코폴라민을 함유하고 있다는 것은 부담일 수 있다.

대표 제제인 토스롱액(동성제약)은 7~14세의 경우 1회 1/2병, 15세 이상은 1회 1병씩, 아메론캡슐(시믹씨엠오코리아)은 8~14세의 경우 1일 1캡슐, 15세 이상 성인의 경우 1회 2캡슐 복용한다. 출발 30분 전에 복용하며 추가 복용 시간은 4시간 이후 가능하다. 1일 2회 이상 복용하지 않는다.

5. 한약 제제

한약 제제는 당장의 멀미 증상을 완화시키는 개념보다는 평상시 멀미를 잘하는 사람에게 투약하여 멀미 증상을 완화하는 데 도움이 될 수 있다.

평상시 위장이 약하고 기립성 저혈압이 있는 경우에는 영계출감탕을, 스트레스를 많이 받으면서 과식이나 음주가 잦은 경우 대시호탕을, 기운이 없고 손발이 차며 쉽게 지치고 어지러움을 자주 느끼는 경우 진무탕을, 배가 차며 설사를 자주 하고 침이 잘 고이는 경우 이중탕을, 갈증이 심하고 소변이 적으며 두통과 어지러움이 잦은 경우 오령산을, 메스껍고 구토가 잦고 위장이 허약한 경우 소반하가복령탕 등을 증상에 맞추어 복용하면 멀미가 쉽게 오는 근본적인 원인을 완화시킬 수 있다.

6. 생약 제제

멀미 증상을 완화시킬 수 있는 대표적 생약 제제는 생강이다. 생강은 입덧에도 많이 사용되는데 위장의 기능을 강화시켜 메스꺼움을 줄여 주는 것으로 보인다. 만약 여행을 가는데 멀미로 걱정된다면 생강으로 만든 차를 준비해서 복용하면 도움이 될 수 있다.

캐모마일이나 박하도 항경련 효과로 메스꺼움을 완화시키는 데 효과가 있는 것으로 알려져 있다. 사탕류가 많이 나와 있으니, 멀미 증상으로 불편한 사람이라면 여행갈 때 준비해 두는 것도 좋을 수 있다.

멀미가 심한 경우 약물을 복용하는 것도 좋지만, 예방할 수 있는 요령을 익혀 두면 도움이 된다.

- 이동 중에 스마트폰이나 책을 보지 않는다.
- 먼 차창을 보거나 앞자리 창문 앞을 보며 이동 방향을 인지한다.
- 과식과 자극적 음식, 위장에 부담이 되는 우유나 튀긴 음식 섭취는 금물. 공복도 좋지 않다. 여행 1시간 전 담백한 음식이나 음료, 레모네이드 같은 단 음료를 먹는다.
- 차의 앞부분, 비행기 날개 근처, 배의 중간 부분에 앉으면 멀미 예방에 도움이 된다.
- 차창을 열어 환기를 자주 시킨다.
- 멀미가 날 것 같으면 누워서 이동하는 것도 도움이 된다.

배 약사의 강력 추천 셀프메디케이션

◎ 울렁거림이 심한 멀미라면?
  키미테패치를 사용한다.

◎ 어지러움과 울렁거림이 모두 있다면?
  약간 졸리더라도 스코폴라민, 항히스타민제가 복합된
  뱅드롱액

◎ 울렁거림이 심하지 않고, 콧물약에 민감하다면?
  스코폴라민이 없는 이지롱액, 뉴소보민시럽, 노보민시럽

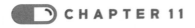

CHAPTER 11

일 년에 두 번 정도는 복용하자
기생충 셀프메디케이션

가격도 싸고 복용도 편해 이득이 많은 구충제 복용,
병원에 가야 하는 특별한 경우도 있다

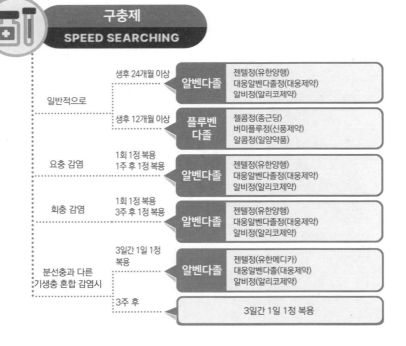

일반적으로	생후 24개월 이상	**알벤다졸**	젠텔정(유한양행) 대웅알벤다졸정(대웅제약) 알비정(알리코제약)
	생후 12개월 이상	**플루벤다졸**	젤콤정(종근당) 버미플루정(신풍제약) 알콤정(일양약품)
요충 감염	1회 1정 복용 1주 후 1정 복용	**알벤다졸**	젠텔정(유한양행) 대웅알벤다졸정(대웅제약) 알비정(알리코제약)
회충 감염	1회 1정 복용 3주 후 1정 복용	**알벤다졸**	젠텔정(유한양행) 대웅알벤다졸정(대웅제약) 알비정(알리코제약)
분선충과 다른 기생충 혼합 감염시	3일간 1일 1정 복용	**알벤다졸**	젠텔정(유한메디카) 대웅알벤다졸(대웅제약) 알비정(알리코제약)
	3주 후		3일간 1일 1정 복용

구충제
SPEED SEARCHING

구충제는 1년에 한 번은 복용하는 것이 좋다고 안내한다. 가격도 저렴하고 복용도 간단한데 이득은 많기 때문이다. 만약 항문 부위가 가려워서 구충제를 복용하려 한다면 말리는 편이다. 요충 때문에 항문이 가렵다고 생각할 수 있지만, 요즘에는 항문 소양증이 더 많아 병원 진료를 권한다. 밥을 많이 먹어도 살이 오르지 않는다는 말 역시 기생충에 대한 오해에서 비롯된 것이다. 약국에서 파는 일반의약품 구충제로 구제되는 기생충과 정확한 복용법을 알아보자.

구충제로 잡을 수 있는 기생충들은 요충(분선충), 회충, 십이지장충(아메리카구충), 편충 등이다. 요충은 성충이 항문 부위에 낳은 알을 손으로 만져 다른 물건 등에 묻히거나 입에 넣어 전파된다. 밤이 되면 자꾸 항문에 손을 대고 긁는 행동을 보인다면 요충 감염을 의심해 본다. 단, 낮에 항문을 긁는 것은 요충이 아닐 가능성이 더 높다. 회충은 과거에 비료를 인분으로 사용할 때 감염자가 많았지만, 현재는 화학 비료, 농약 등의 사용으로 발병자가 현저히 줄었다. 편충은 보통 감염 후 특별한 증상을 보이지 않으나 편충 수가 많아지면 대장염 등이 생긴다. 십이지장충은 유충이 폐에서 기관을 거쳐 인두에 이를 때 메스꺼움, 구토, 복통, 설사 등의 소화기 증상 외에 인후 가려움이나 통증을 느끼고 기침이 지속적으로 발생하기도 한다. 십이지장충의 가장 심각한 증상은 철 결핍성 빈혈이다.

기생충에 감염됐을 때 치료법은 간단하다. 구충제를 복용하면 된다. 구충제의 대표 성분으로는 알벤다졸과 플루벤다졸이 있다. 주로 각 성분의 단일 제제로 나온다. 구충제를 복용하고 나서 대변을 볼 때 기생충을 확인할 수 있을 것이라는 기대는 말자. 과거 기생충약은 기생충 신경근에 작용해서 마비시켜 흡착을 못하게 만들고 대변으로 나오게 했다. 즉, 기절시켜서 배출되기 때문에 확인할 수 있었다. 알벤다졸, 플루벤다졸 구충제는 인체에는 작용하지 않고 기생충의 글루코오스 섭취만을 차단하여 에너지를 고갈시켜 죽게 만든다. 즉, 굶겨 죽이는 것이다. 사멸되므로 변으로 확인은 불가능하다.

알벤다졸과 플루벤다졸은 비슷한 것 같지만 약간의 차이가 있다. 복용 방법과 주의 사항을 각각 살펴보자.

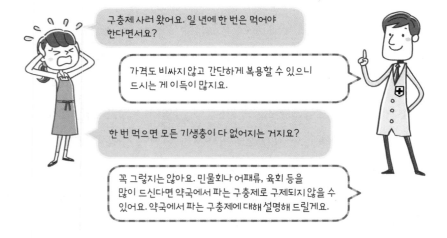

구충제 사러 왔어요. 일 년에 한 번은 먹어야 한다면서요?

가격도 비싸지 않고 간단하게 복용할 수 있으니 드시는 게 이득이 많지요.

한 번 먹으면 모든 기생충이 다 없어지는 거지요?

꼭 그렇지는 않아요. 민물회나 어패류, 육회 등을 많이 드신다면 약국에서 파는 구충제로 구제되지 않을 수 있어요. 약국에서 파는 구충제에 대해 설명해 드릴게요.

1. 가장 대표적인 알벤다졸 성분의 구충제

가장 대표적인 구충제인 젠텔정, 젠텔현탁액(유한양행)의 성분인 알벤다졸은 위장관에서 거의 흡수되지 않고 극히 일부 흡수된다. 알벤다졸이 직접 살충 효과를 보인다는 의견도 있지만 활성대사체인 알벤다졸설폭시드가 살충 효과를 보인다는 의견도 있기 때문에 되도록 식후에 씹거나 소량의 물로 복용한다. 알벤다졸은 2세 이상 1회 400mg 동일한 양으로 복용한다. 회충, 요충, 십이지장충, 편충, 아메리카구충에는 400mg을 1회 복용한다. 요충의 경우 박멸을 위해 일주일 후 1정 추가 복용이 가능하며, 분선충은 1일 1회 400mg 3일간 복용한다. 편충의 중증 혼합 감염시 1일 1회 400mg 3일간 복용한다. 치료 3주 후 검사하여 치료되지 않았다면 다시 복용한다.

간혹 스티븐스존스증후군(피부점막안증후군), 다형 홍반이 나타날 수 있는데, 이때는 투여를 바로 중지한다. 구역, 구토, 속 쓰림 등 위장 증상이나 두통이나 어지럼증이 나타날 수 있으며 간혹 가려움, 발진, 두드러기 등 알레르기 증상이나 탈모증이 일어날 수도 있다.

2. 1세부터 복용이 가능한 플루벤다졸 성분의 구충제

젤콤정, 젤콤현탁액(종근당)의 성분인 플루벤다졸은 장에서 거의 흡수되지 않기 때문에 위장관에 있는 기생충을 박멸하는 데 집중한다. 회충, 요충, 편충, 십이지장충 및 혼합 감염증에 사용한다.

1세 이상부터 1일 1회 500mg 동일한 양으로 복용한다. 거의 흡수되지 않기 때문에 주의 사항도 크게 없다. 기생충이 대량으로 죽어 배출될 때 나타날 수 있는 복통 설사 정도가 드물게 보고되고 있고, 간혹 두드러기나 발진 같은 과민 반응이 보고되고 있다.

알벤다졸이나 플루벤다졸 모두 태아 독성이 있으므로 임산부는 복용하지 않는다. 수유부 역시 투여하지 않는 것이 좋다.

꼭 기억해 두어야 할 것은 일반의약품 구충제는 조충류 감염이나 흡충류 감염에는 효과가 없다는 것이다. 조충류 감염은 주로 민물에 사는 해산물이나 개구리, 뱀, 덜 익힌 돼지고기 등을 먹어 감염된다. 흡충류 감염은 민물고기나 가재, 다슬기 등을 익히지 않고 먹어 발생한다. 즉, 해산물이나 육류를 많이 먹는 사람의 기생충 감염 치료는 일반의약품의 구충제(알벤다졸, 플루벤다졸 성분)로는 되지 않는다.

현재 우리나라의 환경상 기생충 감염은 거의 줄었지만 혹시 모를 감염에 대비해서 1년에 한두 번 정도는 구충제를 복용하는 것이 좋다. 만약 위생 시설이 취약한 곳을 여행했다면 예방 차원으로 구충제를 복용하는 것도 좋다. 알벤다졸은 400mg 1회 복용, 플루벤다졸은 500mg 1회 복용인데, 만약 요충이나 편충의 감염이 의심된다면 알벤다졸은 1일 1회 3일간 400mg 복용한다. 3주 후에도 증상이 개선되지 않았다면 다시 복용한다. 민물회, 육류, 가재, 소라, 개구리, 뱀 등을 먹었거나, 물놀이 등으로 하천이나 고인 물을 마셔 기생충 감염이 의심된다면 병원에 방문하여 해당 기생충 약을 처방받는다.

 배 약사의 강력 추천 셀프메디케이션

◎ **구충제를 꼭 먹어야 할까?**
　가격이 저렴하면서 안전하므로 1년에 1~2회는 복용

◎ **엉덩이가 가려워 요충이 의심된다면?**
　구충제 복용 전에 항문 알레르기를 의심해 본다.

◎ **위생 환경이 좋지 않은 곳으로 여행을 갔다 왔다면?**
　혹시 모를 기생충 감염에 대비해 구충제를 복용

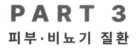

피부 연고 아무거나 발라도 될까?

상비약을 둔 보관함을 열어 보면 후시딘, 마데카솔부터 아시클로버 연고, 처방받았던 스테로이드 연고까지 별의별 외용제가 다 들어 있다. 언제 개봉했는지도 모를 듀오덤, 이지덤 등 상처치료제도 많다. 어디에 써야 하고 얼마만큼 써야 할까? 소변이 불편할 때 쓸 수 있는 약도 있을까? 치질도 상처인데 마데카솔을 바르면 될까? 내 아이, 내 피부에 바르는 약, 부끄러워 말하지 못했던 증상에 제대로 사용하자.

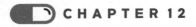
CHAPTER 12

다쳤다, 흉터가 걱정된다
상처 셀프메디케이션

비감염성 상처에는 습윤 치료,
감염성 상처에는 항생제 외용제 치료하기

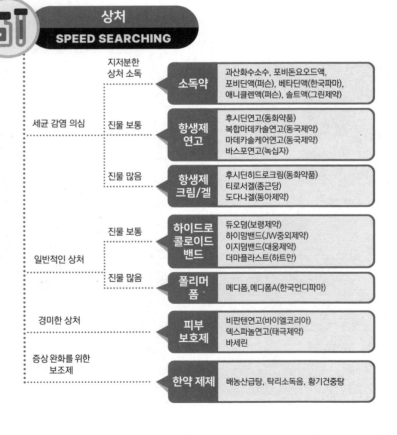

갑자기 들리는 아이의 울음소리에 놀라 쫓아가 보니 아이의 얼굴이 빨갛게 긁혀 있다면 가슴이 철렁 내려앉는다. 더군다나 며칠이 지나도 상처가 낫지 않고 흉이라도 남을 것 같다면 참으로 속상하다. 광고에 나오는 것처럼 상처에 연고 하나만 바르고 '후' 하면 '새살이 솔솔' 나서 흉터 없이 나으면 얼마나 좋을까?

대한골절학회지에 발표된 〈소아의 근골격계 외상〉(김하용 외, 2001)을 살펴보면, 소아의 외상은 스스로 놀기 좋은 여름휴가와 가을철 (7~10월)에 집중되어 있어 주위 환경 관리와 안전 교육이 필요하다. 하지만 아무리 안전을 강조해도 불시에 사고를 당할 수 있다. 그러므로 외출할 때는 반드시 상비약을 챙겨서 상처 발생 상황에 적절하게 대처하는 것이 좋다.

상처는 일반적으로 화상과 찰과상, 자상(찔린 상처), 열상(찢어진 상처) 등을 말한다. 화상은 전기, 열, 화학 제품, 자외선 노출 등으로 인해서 발생한다. 찰과상은 피부에 물리적 마찰이 생겨 발생하며, 자상은 뾰족한 물체에 의해 피부가 손상되어 발생하고, 열상은 날카로운 물체가 피부 조직을 손상시켜 발생한다. 화상은 다른 상처와 달리 초기 대응이나 처치 방법이 다르므로 "화상 셀프메디케이션" 편에서 별도로 다루겠다.

상처는 피부 구조물이 물리적으로 손상을 입은 것이다. 인체의 가장 바깥 부분을 이루는 피부는 표피, 진피, 피하지방층으로 구성된다. 표피층이 손상된 정도라면 자가 치료해도 되지만, 진피층까지 손상되었다면 반드시 전문가의 진료를 받아야 한다. 마치 강풍이 불어 건물의 간판이나 창문 등 외관이 손상된 경우라면 개인적으로 수리할 수 있지만, 지진이나 강한 폭풍우에 콘크리트가 부서져 버렸다면 반드시 전문가의 안전 진단이 필요한 것처럼 말이다. 자상 및 열상은 진피층까지 손상되는 경우가 많으므로 응급 처치를 한 뒤 반드시 병원에 방문한다.

상처를 회복하는 과정은 크게 염증 반응 – 증식을 통한 구조물 확충(증식기) – 새로운 조직 구성(성숙기)으로 나뉜다. 염증 반응은 지혈을 통해 출혈을 막고, 세균이나 이물질을 제거하여 조직 형성의 기초를 마련하는 단계다. 이후 증식 과정을 거치면서 본격적으로 피부가 채워지고, 마지막으로 성숙기에 들어가면 콜라겐의 합성, 분해를 반복하면서 상처가 완전히 회복된다.

상처의 깊이에 따라 치유 기간이 다르지만 표피층의 경우 공기 중에 노출되면 6~7일, 습윤 환경이 유지되면 4일 정도면 회복된다. 그러므로 상처가 났을 때는 증상 완화와 환부의 보호, 습윤 환경을 유지하여 치유를 촉진하고 흉터를 최소화한다.

상처가 났을 때 가장 먼저 환부 상태를 정확히 파악해야 한다. 이를 위해 식염수나 흐르는 수돗물에 상처를 깨끗이 씻는다. 상처를 씻으면 먼지, 찌꺼기 등의 이물질도 제거되어 상처 회복이 빨라지는 효과도 볼 수 있다. 간혹 진물을 없애고 지혈을 하겠다고 가루형 상처 치료제를 사용하는 경우가 있는데, 이는 환부를 건조하게 만들고 찌꺼기를 남겨 상처 치료를 방해할 수 있다. 환부의 오염이 심하다면 세균 감염을 막기 위해 소독약 및 항생제 외용제를 사용할 수 있다.

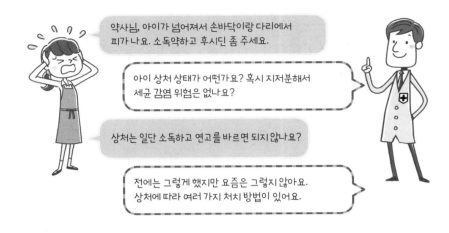

약사님, 아이가 넘어져서 손바닥이랑 다리에서 피가 나요. 소독약하고 후시딘 좀 주세요.

아이 상처 상태가 어떤가요? 혹시 지저분해서 세균 감염 위험은 없나요?

상처는 일단 소독하고 연고를 바르면 되지 않나요?

전에는 그렇게 했지만 요즘은 그렇지 않아요. 상처에 따라 여러 가지 처치 방법이 있어요.

1. 상처가 지저분할 땐 소독약

소독약은 과산화수소수, 포비돈요오드액이 대표적이다. 70% 에틸알코올도 사용할 수 있으나 환부에 너무 자극적이기 때문에 기구 소독 등에만 사용하는 것이 좋다.

과산화수소수는 상처 부위의 효소에 의해 분해되면서 활성산소를 만드는데, 이것으로 세균의 단백질을 손상시켜 살균한다. 하지만 상처 조직까지 손상시킬 수 있고, 자극적이며, 소독 효과가 제한적이라는 단점이 있어 사용을 권장하긴 어렵다. 과산화수소수를 사용하면 기체가 발생하므로 소독약이 마르기 전에 드레싱 제제로 환부를 덮지 않도록 주의한다.

포비돈요오드액은 일명 빨간약으로 유명하다. 포비돈요오드액은 용액이 건조되면서 포비돈에 붙어 있는 요오드가 서서히 방출돼 소독 효과를 발휘한다. 광범위한 살균 효과와 피부와 점막을 자극하지 않는다는 장점으로 가장 광범위하게 사용되는 소독약이다. 단, 상처가 넓은 경우나 점막에 사용하는 경우 요오드가 흡수될 수 있으므로 주의한다. 갑상선에 문제가 있거나 소아, 임산부, 수유부의 경우 특히 주의해서 사용한다.

만약 과산화수소수나 포비돈요오드액을 사용하기 어려운 환자라면 국소마취제인 디부카인이 복합되어 있는 무자극 소독약을 사용할 수도 있다. 이런 제제에는 소독 효과를 보이는 벤제토늄염화물 성분의 솔트액(그린제약)이나 클로헥시딘 성분의 애니클렌액(퍼슨) 등이 있다. 그 외 혈관수축제, 항히스타민제도 함유하고 있어 통증, 알레르기 증상을 동시에 완화시킬 수 있다. 통증이나 알레르기 증상이 심한 환자의 경우 효과적으로 사용할 수 있다.

2. 세균 감염이 의심되면 항생제 연고

상처 치료제로 흔히 알고 있는 후시딘연고(동화약품)나 마데카솔케어연고(동국제약)는 모두 항생제 연고다. 후시딘연고는 퓨시드산나트륨, 마데카솔케어연고는 네오마이신을 함유하는 항생제 연고로 세균성 감염을 완화할 목적으로 사용된다. 마데카솔케어연고에는 센텔라아시아티카가 함유되어 있어 새 살이 돋는 데 도움을 주기도 한다.

그 외에 바시트라신, 폴리믹신B황산염 성분이 함유된 바스포연고(녹십자), 티로트리신 성분의 티로서겔(종근당)과 도다나겔(동아제약), 무피로신 성분의 에스로반연고(JW중외제약) 등의 항생제 연고도 상처 치료제로 사용된다.

일반적으로 상처가 발생하면 체내 면역계가 작동하므로 세균에 감염될 위험이 높지는 않다. 따라서 항생제 외용제는 오염의 정도가 심해 감염증이 의심되는 경우에만 사용하고 예방 목적으로는 사용하지 않는다. 국소 항생제를 사용하는 경우 내성이 생길 우려가 높고 환부가 넓은 경우 전신 독성이 나타날 우려가 있기 때문이다. 사용한 지 7일이 지나도 증상이 개선되지 않으면 의사 진료를 받는다.

항생제 외용제는 연고, 크림, 겔 형태가 있다. 연고는 기름 형태로 되어 있어서 수분을 통과시키지 않아 피부가 건조해지는 것을 막는다. 단, 피부가 손상된 경우 체액이 통과되지 않아 짓무를 수 있기 때문에 경미한 상처에 사용한다. 크림이나 겔 제형은 체액이 통과할 수 있기 때문에 좀 더 손상된 피부에 적당하며 환부를 건조시키기 때문에 진물이 많은 상처에 사용한다.

외용제를 바를 때는 깨끗한 손이나 거즈, 면봉 등에 덜어서 환부에 바른다. 용기 채로 바르면 남은 제품이 오염될 수 있으므로 삼간다. 튜브에 담긴 항생제 외용제의 사용 기한은 개봉 후 연고는 6개월, 크림이나 겔은 3개월까지이며 직사광선을 피해 실온 보관한다.

3. 일반적인 상처에는 습윤 밴드

세균 감염의 우려가 없다면 습윤 밴드를 붙여 습윤 환경을 유지하는 것이 좋다. 상처가 나면 나오는 진물 속에는 상처를 치유하는 인자가 있는데, 습윤 밴드는 상처의 습윤 상태를 유지하여 이러한 치유

인자의 손실을 막아 치유를 촉진하며, 과도한 삼출물은 흡수해서 상처에 부담을 줄여 준다. 또한 세균이나 이물질을 차단해서 상처를 보호한다.

과거에는 거즈를 사용하거나 딱지가 생기게 하는 건조 드레싱 방법을 많이 사용했으나, 치료 기간이 길어지고 흉터를 유발하는 요인이 되므로 요즘에는 거의 사용하지 않는다.

습윤 환경을 유지시키는 드레싱 제제로는 하이드로콜로이드와 폴리머 폼을 많이 사용한다. 물론 경우에 따라서는 겔 형태도 사용하는데 추가적인 드레싱이 필요하기 때문에 일반적으로 사용하지는 않는다.

하이드로콜로이드 밴드로는 듀오덤(보령제약), 이지덤(대웅제약), 하이맘밴드(JW중외제약) 등이 대표적이다. 삼출물 흡수가 용이하고 접착제 없이 부착되어 편리하다. 액체와 세균을 통과시키지 않고 통증을 줄여 주며 일부 자외선을 차단하여 색소 침착을 막아 준다. 하지만 감염된 상처에는 사용하지 않으며, 밴드를 제거할 때 외상이 남을 수 있고, 장기간 부착했을 때 상처를 제외한 부위에 알레르기를 유발할 수 있다는 단점이 있다. 진물이 새어 나오지 않아도 1~2일에 한 번은 교체하는 것이 좋다.

환부의 크기에 맞게 잘라 쓰는 타입의 경우 가위에 묻은 오염 물질로 인해 드레싱 밴드가 오염될 수 있으므로 주의한다. 오래 보관하는 경우 크기에 맞게 잘라져 나온 제품을 사용하는 것이 안전하다.

폴리머 폼으로는 메디폼(한국먼디파마)이 대표적인데, 감염된 상처에도 사용할 수 있고, 진물 흡수가 뛰어나며, 제거할 때 외상이 생기지 않는다는 장점이 있다. 단, 메디폼은 점착이 되지 않기 때문에 반창고 등으로 고정해야 하며 환부가 건조해질 수 있고 환부에서 잘 떨어질 수 있다는 단점이 있다. 이러한 단점을 개선한 메디폼A(한국먼디파마)도 있다.

4. 상처가 심하지 않으면 피부보호제

덱스판테놀(프로비타민B5)과 라놀린이 함유된 비판텐연고(바이엘코리아)나 바세린 등은 피부 보호 효과로 경미한 상처를 치료하는 데 효과적이다. 특히 비판텐연고의 경우 피부 재생과 염증을 완화시키는 효과로 증상 완화에 많은 도움이 된다. 드레싱 밴드를 부착하기 어려운 부위나 진물이 거의 나지 않는 경미한 상처에 효과적으로 사용할 수 있다.

5. 통증과 치료 완화에 소염진통제, 한약 제제, 영양 요법

상처가 난 후 통증이 너무 심하다면 소염진통제를 복용하는 것도 괜찮다. 또한 상처 치료가 더딘 경우 영양 섭취가 도움이 될 수 있다. 비타민A, B, C, 아연, 구리 등을 충분하게 공급하면 상처 치료에 도움이 된다. 빈혈이 있는 경우에도 상처 회복 능력이 떨어지므로 철분을 충분하게 공급한다. 단백질과 아미노산은 피부를 재생하는 데 도움을 주므로 충분하게 섭취하면 좋다.

염증을 완화시키는 배농산급탕이나 탁리소독음, 황기건중탕과 같은 한약 제제 또한 증상에 맞게 사용하면 상처 회복에 도움을 줄 수 있다.

쉽게 사용하는 일회용 밴드는 거즈가 포함된 부착제로 거즈 드레싱 밴드에 속하며, 습윤 환경을 유지하기 어렵다. 그러므로 경미한 상처를 보호하거나 항생제 등을 사용한 후 환부를 가볍게 보호하는 용도로만 사용하는 것이 좋다.

고령 환자나 당뇨병 등 기저 질환이 있거나 영양 결핍이 있는 경우, 상처 치유 능력이 떨어지기 때문에 가벼운 상처가 난 경우라도 주의한다.

배 약사의 강력 추천 셀프메디케이션

◎ **상처는 꼭 소독해야 할까?**
과산화수소수나 알코올의 경우 상처 부위를 더욱 자극할 수 있으므로 지저분한 경우가 아니면 피한다.
포비돈요오드액은 환부에 닿지 않게 주위를 소독하는 용도로 사용한다.
흐르는 물이나 식염수로 환부를 씻어 주는 것은 좋다.

◎ **경미한 상처의 경우**
상처를 세척한 후 습윤 밴드인 듀오덤 또는 메디폼을 이용하여 상처를 관리한다.

◎ **지저분한 상처, 세균 감염이 의심되는 경우**
후시딘연고, 마데카솔케어연고, 도다나겔, 티로서겔 등의 항생제 외용제를 사용하여 상처를 관리한다.

◎ **염증이 생기고 누런 분비물이 나오는 경우**
소염진통제 + 한약 제제 배농산급탕

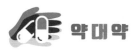 약대약

지저분한 상처, 무엇으로 소독할까?
과산화수소수 vs 포비돈

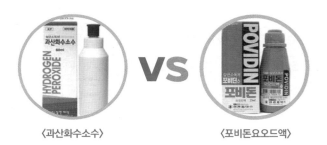

〈과산화수소수〉　　　　　　〈포비돈요오드액〉

최근에는 습윤 치료법 때문에 소독약을 잘 사용하지 않지만, 지저분한 상처나 수술 후, 세균성 감염이 의심되는 경우에는 반드시 소독을 한다. 수술이나 상처 부위는 많은 세균이나 바이러스, 진균 등이 인체로 침투하기 쉽기 때문에, 만약 상처 부위가 더럽거나 수술 등 외과적 치료를 받은 경우에는 소독제를 사용해서 감염원을 제거하는 것이 많은 도움이 된다. 또 종기와 같은 감염성 질환이나 귀걸이를 하기 위해 귀를 뚫는 등 미용 목적으로 상처가 생기는 경우에도 역시 소독은 반드시 필요하다. 소독할 때 대표적으로 사용하는 과산화수소수와 포비돈요오드액에 대해서 알아보도록 하자.

과산화수소수는 물 분자에 불안정하게 붙어 있는 산소 원자가 상처에 있는 효소인 카탈라아제에 의해 물과 활성산소로 분해되는데, 이 활성산소가 근처에 있는 단백질을 손상시키는 원리로 소독하게 된다. 즉, 과산화수소수는 효소와 접촉해야 살균 효과가 생긴다. 이 효소는 주로 상처나 혈액에 존재하기 때문에, 과산화수소수는 '상처가 있어야' 소독 효과가 있다고 하는 것이다. 그래서 과산화수소수의 농도가 낮을 경우에는 피부에 닿아도 크게 문제가 되지 않는다. 하지만 농도가 높은 경우에는 피부에 있는 소량의 카탈라아제에 의해서도 다량의 활성산소가 만들어질 수 있기 때문에 피부 손상을 입을 수 있다. 이를 화학적 화상이라고 부른다. 하지만 우리가 일상적으로 사용하는 소독용 과산화수소수는 2.5~3.5% 정도로 이런 문제가 발생하지는 않는다.

이와 같이 활성산소를 이용해서 소독 효과를 내는 과산화수소수는 특정 세균만 죽이는 것이 아니라 모든 단백질을 손상시킨다. 이것이 상처 회복을 더디게 만들 수 있다. 그러므로 꼭 과산화수소수로 상처를 소독해야 하는 경우에는 작은 상처 위주로 하고 큰 상처에는 사용하지 않는다. 포비돈요오드액은 흔히 포비돈(소독액)이라고 줄여서 부른다. 상품명으로는 포비딘액(퍼슨), 베타딘액(한국파마) 등이 있다. 빨강색을 띠고 있어 '빨간약'이라고 부르던 것과 비슷하다고 생각하지만, 과거에 사용됐던 빨간약은 머큐로크롬이나 옥도정기로 현재는 부작용 때문에 사용하지 않는다. 포비돈요오드액의 주요 살균 효과는 요오드에 있다. 요오드는 아주 불안정한 성분이기 때문에 물에 잘 녹지 않는다. 그래서 망 구조를 가진 고분자 포비돈을 사용해서 물속에 요오드가 잘 녹게 만들어 놓은 것이 포비돈요오드액인 것이다. 포비돈요오드액의 소독 효과가 발휘되기 위해 용액이 건조되는 시간은 약 30~60초 정도 소요된다. 포비돈 분자에서 서서히 방출된 요오드는 미생물의 세포벽을 빠르게 통과하면서 세포막과 단백질, 효소, DNA 등을 파괴한다. 이로써 광범위한 살균 효과를 보인다. 곰팡이, 바이러스, 원충류, 세균류 등 거의 모든 병원균을 살균하며, 피부 자극이 적고 지속력이 길기 때문에 세정제에서부터 소독제, 가글제, 구강 스프레이에까지 광범위하게 사용된다.

포비돈요오드액의 가장 치명적인 단점은 바로 요오드다. 요오드는 소량이라도 인체의 기초대사를 조절하는 갑상선 호르몬에 직접적인 영향을 주기 때문이다. 그래서 상처 부위에 직접 포비돈요오드액을 묻혀 소독하지 않는 것이 좋다. 임산부는 태반을 통해 요오드가 태아에게 전달되면 갑상선 발달에 영향을 줄 수 있고, 수유부의 경우 유즙을 통해 아이에게 요오드가 전달되어 문제를 일으킬 수 있으므로 사용하지 않는다. 또 장기간 포비돈요오드액을 사용하면 색소 침착, 피부 변색을 일으킬 수 있다.

결론적으로 과산화수소수는 작은 상처에 빠른 소독을 원할 때 사용하며, 포비돈은 광범위한 상처에 사용할 수 있으나 임산부나 수유부, 요오드에 민감한 환자의 경우에는 사용하지 않는 것이 좋다. 상처 소독은 특별한 경우가 아니면 하지 않는 것이 좋고, 흐르는 물이나 식염수를 이용하여 깨끗하게 세척한 후 상처 연고나 습윤 밴드를 사용하는 것을 권장한다.

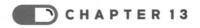

CHAPTER 13

사소한 것 같지만 큰 피부 손상
화상 셀프메디케이션

> 통증, 붉어지고 예민해짐, 크기가 작은 수포 등
> 경미한 화상일 때

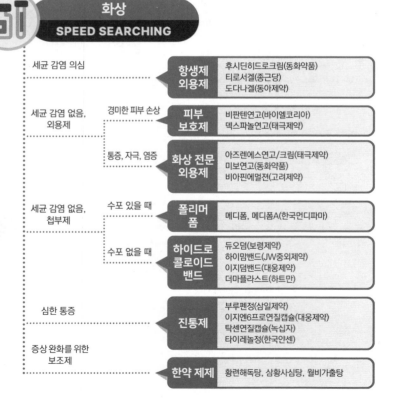

화상 **SPEED SEARCHING**			
세균 감염 의심		**항생제** **외용제**	후시딘히드로크림(동화약품) 티로서겔(종근당) 도나겔(동아제약)
세균 감염 없음, 외용제	경미한 피부 손상	**피부** **보호제**	비판텐연고(바이엘코리아) 덱스파놀연고(태극제약)
	통증, 자극, 염증	**화상 전문** **외용제**	아즈렌에스연고/크림(태극제약) 미보연고(동화약품) 비아핀에멀전(고려제약)
세균 감염 없음, 첩부제	수포 있을 때	**폴리머** **폼**	메디폼, 메디폼A(한국먼디파마)
	수포 없을 때	**하이드로** **콜로이드** **밴드**	듀오덤(보령제약) 하이맘밴드(JW중외제약) 이지덤밴드(대웅제약) 더마플라스트(하트만)
심한 통증		**진통제**	부루펜정(삼일제약) 이지엔6프로연질캡슐(대웅제약) 탁센연질캡슐(녹십자) 타이레놀정(한국얀센)
증상 완화를 위한 보조제		**한약 제제**	황련해독탕, 삼황사심탕, 월비가출탕

"아! 엄마, 쓰라려욧!" 붉어진 피부 위에 감자를 덕지덕지 붙여 보지만, 화끈거림은 사라질 줄 모른다. 휴가를 즐기는 것까진 좋았는데, 자외선 차단제를 바르지 않고 너무 오랫동안 논 것이 화근이었다. 감자가 탄 피부에 좋다는 말을 들었는데 효과가 있을지 모르겠다. 이는 가족 단위 여름휴가를 가면 흔히 볼 수 있는 장면이다.

흔히 햇볕에 탔다고 말하는 것은 어떤 현상일까? 햇볕은 눈에 보이는 가시광선과 눈에 보이지 않는 자외선, 적외선으로 구성되어 있다. 자외선은 A, B가 있으며 A에 오랫동안 노출되면 피부색이 검게 변하고, B에 오랫동안 노출되면 피부가 열에 손상된다. 즉, 햇볕에 타서 붉게 변하고 화끈거리며 통증이 유발되는 것은 화상을 입은 것이다. 화상이라고 하면 다리미, 음식 등 뜨거운 것에 닿아 피부가 손상된 것만 생각하기 쉽지만, 미끄럼틀을 타고 내려오다 맨살이 노출되어 생긴 찰과상이나, 흐르는 전기에 노출되거나, 과산화수소, 알코올, 염산 등 화학 물질에 노출되어 생긴 상처나, 장시간 햇볕에 노출되어 탄 것도 모두 화상에 속한다.

왜 화상은 따로 알아 두어야 할까? 피부는 열에 취약한 단백질과 지방, 수분 등으로 이루어져 있다. 즉, 열에 의해서 쉽게 변성될 수 있다는 뜻이다. 변성된 조직은 그 기능을 수행할 수 없기 때문에, 화상에 의한 상처는 아무리 작더라도 쉽게 봐서는 안 된다.

화상을 입었을 때의 피부 조직 손상은 일반 상처보다 심하기 때문에 자가 치료가 가능한지, 병원에 방문해야 하는지 정확하게 판단해야 한다. 화상의 분류는 손상 면적 비율(BSA)에 따르거나 깊이에 따르는데, 국소적 화상의 경우 주로 깊이에 따른 분류법으로 구분한다.

깊이에 따른 화상은 1도, 2도, 3도 화상으로 나눈다.

1도 화상은 표피층만 손상을 입은 상태로, 가장 가벼운 화상이다. 피부가 붉게 충혈되며 통증이 유발된다. 보통 며칠 이내에 호전된다.

2도 화상은 표피층과 진피층 일부가 손상된 화상이다. 이때부터 물집(수포)과 세균 감염을 우려해야 한다. 2도 화상은 깊이에 따라 경증과 중증으로 나뉜다. 경증의 경우 혈관 부위까지 손상된 것을 말하며, 통증이 심하고 환부의 감각이 예민해지고 색은 창백해진다. 치료 기간은 2주 정도 소요된다. 중증의 경우 진피층까지 손상된 상태로 출혈성 수포가 보이며, 흰색과 붉은색이 뒤섞인 얼룩이 나타난다. 치료 기간도 3주 이상 소요된다. 수포가 발생한 2도 화상의 경우 수포를 임의로 제거하지 않는 것이 좋다. 2도 화상부터는 흉터가 남을 수 있기 때문에 신중하게 치료해야 한다.

3도 화상은 피하조직까지 손상된 경우로 피부층 전체가 괴사되어 통증과 감각을 느끼지 못한다. 환부의 색은 어두운 갈색을 띠며 심각한 장애를 유발할 수 있다.

화상이 발생하면 30분 이내에 화상 부위를 냉각해 주는 것이 좋다. 15~25도 정도의 상온의 물에 담가 10~30분 동안 통증이 감소하거나 없어질 때까지 냉각해 준다. 단, 환부를 완전히 식히겠다고 얼음이나 얼음물을 사용하는 것은 조직을 손상시킬 수 있어 피한다. 또한 상처 부위가 넓거나 영아의 경우에 저체온을 유발할 수 있으므로 주의한다.

다음의 경우는 신속하게 병원으로 이동해서 치료를 받는다.

- 뜨거운 공기를 흡입하여 화상을 입은 경우

- 전기, 화학 물질 등으로 인한 화상

- 눈, 귀, 얼굴, 손, 발, 항문 부위의 화상

- 고령 또는 영아

- 당뇨, 복수 등 다른 질환을 앓고 있는 환자

- 면역력이 저하된 환자

- 2도 중증 이상의 화상이나 화상의 면적이 넓은 환자

주로 발생하는 1도나 2도의 경증 화상이라면 병원에 가지 않고 신속한 응급 처치와 적절한 일반의약품을 이용한 셀프메디케이션만으로도 상처 부위를 최소화하고 불편함을 줄일 수 있다.

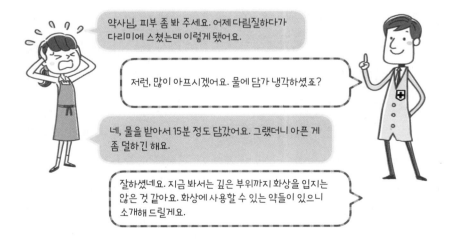

1. 손상된 피부 조직을 위한 상처 외용제

화상도 피부 조직이 손상된 상처에 속한다. 그러므로 상처에 바르는 상처 외용제를 사용할 수 있다. 일반적으로 상처 외용제는 2도 이하의 세균성 감염의 우려가 있는 화상에 사용한다.

후시딘히드로크림(동화약품), 마데카솔케어연고(동국제약), 도다나겔(동아제약), 바스포연고(녹십자), 티로서겔(종근당), 에스로반연고(중외신약) 등이 대표적 항생제 연고다.

2. 소염, 진통, 진정 효과에 화상 전문 외용제

항생제 연고 외에도 화상에 사용하는 외용제가 있다. 주로 진정, 소염 효과가 있는 제제들이다. 캐모마일에서 추출한 구아야줄렌 성분을 함유한 외용제는 소염, 진통, 진정 효과로 화상 부위의 염증을 완화시킨다. 대표적인 제품으로 아즈렌에스연고, 아즈렌에스크림(태극제약)이 있다.

오랜 기간 사랑 받아온 미보연고(동화약품) 역시 화상 전문 치료제다. 미보연고는 참기름에서 추출한 베타시토스테롤이 주성분으로 항염, 항궤양, 항산화, 항세균 작용 등이 뛰어나고 부작용이 크게 없어 유·소아, 임산부에게도 안전하게 사용할 수 있다.

프랑스에서 수입된 비아핀에멀젼(고려제약)도 화상 치료에 효과적이다. 비아핀에멀젼은 환부에 두껍게 도포하여 습윤 환경을 유지하고 면역 세포를 자극해 세균 감염을 억제하여 화상 치료에 뛰어난 효능을 보인다.

3. 가벼운 화상에는 피부보호제

가벼운 화상에는 바세린이나 비판텐연고(바이엘코리아) 등의 피부보호제도 효과가 있다.

바세린을 사용한 다음에는 바세린이 환부에서 닦이지 않도록 거즈나 랩 등으로 해당 부위를 덮는다. 비판텐연고는 피부 조직의 재생을 돕는 성분인 덱스판테놀뿐 아니라 피부 보호 기능을 하는 성분인 라놀린도 함유하고 있다.

4. 화상에 습윤 밴드 사용법

물집이 생기지 않고 붉게 충혈되고 통증이 있는 1도 화상의 경우에는 응급 처치를 한 후 하이드로콜로이드 밴드를 사용하면 통증 완화와 환부 보호 효과를 볼 수 있다. 듀오덤(보령제약), 이지덤밴드(대웅제약), 하이맘밴드(JW중외제약) 등이 있다.

물집이 생긴 2도 이상 화상의 경우에는 진물이 많고, 드레싱 제거 시 환부의 손상 우려가 있기 때문에 폴리머 폼 밴드를 사용하여 진물이 충분히 흡수될 수 있게 한다. 메디폼, 메디폼A(한국먼디파마) 등이 있다.

5. 통증에는 진통제

화상 발생 후 통증이 나타난다면 비스테로이드성 소염진통제인 이부프로펜, 나프록센 등의 성분이 도움이 된다. 비스테로이드성 소염진통제는 통증을 완화시키고 염증 반응을 억제해 환부의 홍조나 붓는 것을 감소시켜 준다. 이부프로펜 성분의 소염진통제로는 부루펜정(삼일제약), 덱시부프로펜 성분으로는 이지엔6프로연질캡슐(대웅제약), 나프록센 성분으로는 탁센연질캡슐(녹십자) 등이 대표적이다.

만약 위장 장애 등으로 비스테로이드성 소염진통제를 복용하기가 어렵다면 진통해열제인 아세트아미노펜 성분의 타이레놀정(한국얀센)을 복용할 수도 있다. 단, 염증 완화 효과는 비스테로이드성 소염진통제보다 떨어질 수 있다.

6. 한약 제제

발적과 통증, 열감, 가려움이 심한 경우 황련해독탕을 사용하면 통증과 열감이 좀 더 신속하게 완화될 수 있다. 환부가 심하게 붓는다면 월비가출탕이 도움이 된다. 진물이 잘 멎지 않고 상처가 쉽게 아물지 않는다면 황기건중탕을 사용할 수 있다.

화상을 입었을 때 갈수록 증상이 악화되거나 7일이 경과했는데도 그 증세가 나아지지 않으면 반드시 의사 진료를 받는다.

흡연과 음주를 피하고 충분한 수분과 단백질, 비타민, 미네랄을 공급하면 화상으로 인한 상처를 회복하는 데 도움이 된다.

배 약사의 강력 추천 셀프메디케이션

◎ 화상 부위가 화끈거리며 붉게 충혈되었을 때
　외용제: 아즈렌에스연고
　내복약: 한약 제제 황련해독탕

◎ 화상 부위에 약간 물집이 잡히고 부었을 때
　외용제: 비아핀에멀전
　내복약: 한약 제제 황련해독탕

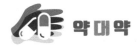

흉터가 걱정될 때 뭘 바를까?
더마틱스울트라 vs 콘투락투벡스겔

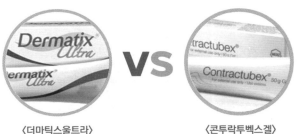

〈더마틱스울트라〉　　　　　　〈콘투락투벡스겔〉

상처나 화상을 치료하고 난 뒤나 수술 등의 외과적 시술을 받고 난 뒤 가장 속상한 것은 역시 흉터다. 특히 동양인은 피부 구조상 흉터가 잘 생긴다. 요즘처럼 외관을 중시하는 시대에 밖으로 보이는 흉터는 마음의 흉터까지 남길 수 있다. 흉터 제거용 의약품의 매출이 늘고 있는 것은 우연이 아닐 것이다.

근래 시판되는 흉터 연고 중 가장 유명한 제품으로는 더마틱스울트라(한국메나리니)와 콘투락투벡스겔(씨앤씨헬스케어)을 꼽을 수 있다. 이 제품들은 광고처럼 모든 흉터에 사용할 수 있는 걸까?

더마틱스울트라는 의약품이 아닌 의료기기다. 더마틱스울트라의 주성분인 사이클로펜타실록산은 피부 위에 방어막을 만들어 공기는 통과시키지만 세균이나 물은 통과시키지 않는다. 이로써 상처 흉터가 생긴 부위에 콜라겐 합성을 정상화시켜 흉터 부위가 정상적인 피부로 만들어지게 해 흉터 부위를 평평하게 펴 준다. 함께 들어 있는 비타민C는 미백 작용으로 착색된 피부를 흐리게 하는 작용을 한다.

더마틱스울트라를 사용할 때는 제품을 완전히 건조시키는 것이 중요하다. 빨리 건조되지 않을 때는 양을 너무 많이 사용한 것이다.

더마틱스울트라는 흉터가 완전히 형성되기 전에 사용하는 것이 좋고, 적어도 2년이 안 된 흉터에 사용하며, 튀어 나온 흉터에 사용한다. 움푹 패인 여드름 흉터 등에는 효과가 입증되지 않았다. 보통 4~6개월 동안 1일 2회 꾸준히 사용한다. 실리콘은 피부에 무자극이기 때문에 유아나 임산부, 수유부도 모두 사용할 수 있다는 장점이 있지만, 점막에는 적용하지 않기 때문에 덜 나은 상처나 화상, 눈이나 피부 점막에 닿지 않도록 조심한다.

콘투락투벡스겔은 일반의약품으로 양파 추출물과 헤파린, 알란토인이 주성분이다. 헤파린은 항염증, 항알러지 작용이 있고 흉터 조직에 직접 작용해 피부 조직을 부드럽게 하며, 흉터에 수분을 공급하고 정상적 조직 재생을 돕는다. 양파 추출물은 항염, 항균 작용을 하고, 알란토인은 각질을 용해하고 약물의 흡수를 도우며 가려움 완화, 수분 유지 작용 등을 한다. 그러므로 콘투락투벡스겔은 환부에 침투하여 흉터 조직에 과도하게 생성된 콜라겐을 억제해 흉터가 사라지도록 도와주는 작용을 한다. 콘투락투벡스겔은 오래된 상처에도 사용할 수 있지만 흉터가 완전히 생기기 전에 사용해야 효과가 좋으므로 상처가 다 나은 직후 쓰는 것이 좋다. 콘투락투벡스겔은 튀어 나온 흉터 외에 여드름처럼 함몰된 흉터에도 효과를 보인다. 보통 6개월 이상 사용하며 경우에 따라서는 실리콘 패드 제품과 같이 사용하기도 한다.

본 제품은 자극성이기 때문에 눈, 코, 입 등의 점막에 닿지 않도록 주의한다. 1일 2~3회, 피부에 흡수될 수 있게 도포 후 마사지를 하는 것이 좋다. 유·소아에게는 사용할 수 있지만 임부에게는 사용할 수 없고, 수유부의 경우에도 약물이 흡수될 수 있어 주의한다.

결론적으로 튀어나온 흉터에는 더마틱스울트라를 쓰는 것이 좋고, 함몰성 흉터나 붉어진 흉터에는 콘투락투벡스겔을 추천한다. 두 가지 형태의 흉터가 동시에 있는 경우 두 제품을 동시에 사용할 수도 있다. 이런 경우 콘투락투벡스겔을 먼저 바른 후 더마틱스울트라를 도포하면 된다.

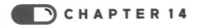 **CHAPTER 14**

반복적으로 생기는 물집
단순포진 셀프메디케이션

> 물집이 생기기 전이나 직후,
> 또는 물집이 터진 후에 사용하는 상황별 제제

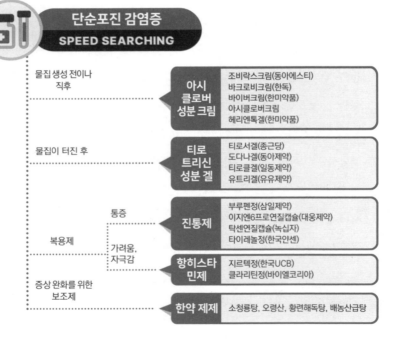

단순포진 감염증 SPEED SEARCHING

상황	분류	제품
물집 생성 전이나 직후	아시클로버 성분 크림	조비락스크림(동아에스티) 바크로비크림(한독) 바이버크림(한미약품) 아시클로버크림 헤리엔톡겔(한미약품)
물집이 터진 후	티로트리신 성분 겔	티로서겔(종근당) 도다나겔(동아제약) 티로클겔(일동제약) 유트리겔(유유제약)
복용제	통증	진통제	부루펜정(삼일제약) 이지엔6프로연질캡슐(대웅제약) 탁센연질캡슐(녹십자) 타이레놀정(한국얀센)
	가려움, 자극감	항히스타민제	지르텍정(한국UCB) 클라리틴정(바이엘코리아)
증상 완화를 위한 보조제	한약 제제	소청룡탕, 오령산, 황련해독탕, 배농산급탕

입술이 따끔거리며 간지럽기 시작한다. 피곤하거나 스트레스를 받으면 반복되는 증상이라 대수롭지는 않지만, 한동안 보기 싫을 입술을 생각하면 벌써부터 스트레스가 쌓인다. 전에 사 놓았던 아시클로버크림을 찾아 서랍을 뒤적거린다. 구석에 있는 오래된 크림을 꺼내 들었다가 문득 '포진이 나타났던 게 언제였지?' 싶다. 3개월은 족히 넘은 듯하다. 새로운 바이러스 연고를 사야 할 때다.

많은 사람이 입술 주위의 포진성 질환(구순포진, 단순 헤르페스 감염증)으로 고생한다. 국가통계포털에서 단순포진에 대한 주요 질병 통계를 보면 2010년보다 2015년에 환자가 25% 상승했고 한해도 거르지 않고 꾸준히 환자가 늘고 있다(2010년 727,108명, 2015년 789,804명). 병원에 방문한 환자를 대상으로 한 통계이므로 만약 약국만 방문하는 환자까지 생각한다면 그 숫자는 더욱 많을 것이다.

구순포진은 바이러스 감염증이다. 많은 사람이 단순포진과 대상포진을 헷갈려 한다. 단순포진은 단순 헤르페스 바이러스(HSV)가 주 감염원이다. 입술, 코, 구강 점막 등에 증상을 유발하는 1형(HSV-1)과, 성기에 증상을 유발하는 2형(HSV-2)으로 나뉜다. 참고로 대상포진은 수두 대상포진 바이러스(VZV)가 주 감염원으로, 어렸을 때 앓았던 수두 바이러스가 없어지지 않고 몸에 남아 있다가 면역력이 떨어질 때 신경을 타고 발병하는 질환이다.

구순포진은 놀랍게도 본인도 모르는 사이에 감염시키고, 감염된다. 입술 등에 포진이 생겨 발생하는 분비물로 인해 전염시킬뿐아니라, 자각 증상이 거의 없는 구순포진이 생긴 어른이 아이에게

뽀뽀를 하거나 컵이나 수건 등을 같이 사용하여 전염시키는 것이다.

이렇게 감염된 단순 헤르페스 바이러스는 체내에 잠복하고 있다가 면역력이 떨어졌을 때 발병하며 입술, 입술 주위, 구강 내 점막, 코 밑 등에 물집이 생기면서 염증 증상을 유발한다.

일반적으로 단순포진 셀프메디케이션은 입술, 입술 주위, 코 밑 등에 발생하는 경우에 해당된다. 그 외 구내염과 2형 단순포진 등은 병원 진료로 치료받는다.

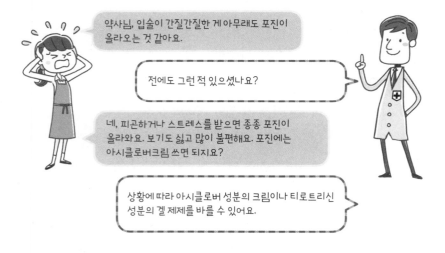

1. 초기에 바르는 외용제

구순포진에 대표적으로 사용되는 성분인 아시클로버는 바이러스에 감염된 세포로 신속하게 이동하여 바이러스에 직접 작용, 바이러스가 증식하는 것을 차단한다. 다량으로 증식하기 전 사용하는 것이 효과적이므로 물집이 완전히 잡히지 않았더라도 자극감 등이 유발되는 초기부터 사용하는 것이 좋다. 아시클로버 단일 제제의 크림으로는 조비락스크림(동아에스티), 바크로비크림(한독), 바이버크림(한미약품) 등이 있고 보다 빠른 개선 효과를 원한다면 스테로이드가 복합된 제제를 사용하도록 하자. 헤리엔톡크림(한미약품), 바이락스클리어크림(고려제약) 등이 있다.

1일 5회 4시간 간격으로 5일간 환부에 바르고, 증상이 완전히 호전되지 않으면 5일간 더 사용할 수 있다. 도포 후 화끈거림이나 통증이 나타날 수 있다. 환부에 바를 때, 다른 사람이나 다른 부위에 감염되는 것을 막기 위해 비닐, 고무장갑, 면봉 등을 사용한다. 부득이하게 손으로 바른다면 손을 깨끗하게 씻은 후 잘 흡수되도록 바르며, 도포가 끝난 후 감염 우려가 있으므로 손을 깨끗하게 씻는다. 소아나 임산부, 수유부는 사용하지 않는다.

2. 물집이 터져서 진물이 날 때 바르는 외용제

상처 치료제로 많이 사용되는 외용제인 티로트리신겔은 바이러스에도 작용하기 때문에 구순포진에 사용할 수 있다. 티로트리신 성분은 헤르페스 바이러스에 직접 작용하여 증식을 억제할 뿐 아니라 항균 작용까지 하여 물집이 터져 손상된 세포에 세균이 감염되는 것을 막아 준다. 다른 부위로 바이러스가 번식되거나 세균 감염이 우려되는 상황에 사용하면 효과적이다. 티로트리신겔 단일 제제로는 티로서겔(종근당), 도다나겔(동아제약), 티로클겔(일동제약) 등이 있다.

1일 2~3회 사용하며 1주일 정도 사용해도 증상이 호전되지 않으면 사용을 중단한다. 임산부나 수유부는 사용하지 않으며, 환부에 발랐을 때 가려움이나 발적 등 과민 반응이 나타나면 사용을 중단한다.

3. 통증이나 가려움이 있다면 소염진통제 또는 항히스타민제

구순포진으로 인해 통증이 유발된다면 소염진통제를 복용할 수 있다. 소염진통제로 구순포진을 치료할 수는 없지만 통증으로 인한 불쾌감을 줄일 수 있다. 비스테로이드성 소염진통제에는 이부프로펜, 덱시부프로펜, 나프록센 등의 성분이 있으며, 이부프로펜 성분의 소염진통제로는 부루펜정(삼일제약), 덱시부프로펜 성분으로는 이지엔6프로연질캡슐(대웅제약), 나프록센 성분으로는 탁센연질캡슐(녹십자) 등이 대표적이다.

가려움이나 따끔거림 등의 증상이 심하다면 지르텍정(한국UCB)이나 클라리틴정(바이엘코리아)과 같은 항히스타민제를 복용하는 것도 좋은 방법이다.

4. 한약 제제

구순포진 증상을 빨리 완화시키고 싶다면 증상에 맞추어 한약 제제를 병용하는 것도 좋다.

수포성 증상이 있는 경우 소청룡탕이나 오령산을 사용할 수 있다. 환부가 붉게 충혈되고 따끔거리는 자극감이 심하다면 황련해독탕을, 염증과 누런 분비물이 같이 수반된다면 배농산급탕을 병용할 수 있다. 증상에 맞추어 전문가 의견에 따라 사용하면 좋은 효과를 볼 수 있다.

구순포진은 재발할 가능성이 높다. 그러므로 평소 몸을 관리하는 것이 가장 중요하다. 구순포진을 예방하는 방법은 다음과 같다.

- 햇볕과 바람에 과다한 노출을 피한다. 자외선 차단제를 바른다.
- 감기 등 감염증에 걸리지 않게 조심한다.
- 음주와 흡연을 피한다.
- 스트레스를 피한다.
- 균형 잡힌 식단을 갖는다.

증상이 나타났을 때 아연 50mg, 비타민C 1000mg을 섭취하면 치유 기간을 단축시킬 수 있으며, 아르기닌 함량이 높은 초콜릿이나 땅콩, 아몬드 등 견과류의 섭취를 줄이고, 라이신 함량이 높은 채소, 콩류, 생선류를 섭취하면 증상 완화에 효과적이라는 연구 결과도 있으니 잦은 구순 포진에 시달린다면 참고하자.

배 약사의 강력 추천 셀프메디케이션

◎ **입술이나 코 밑 근처가 간질, 따끔거리는 구순포진 초기 증상**
아시클로버 성분 크림

◎ **물집이 잡힌 구순포진 증상**
티로트리신 성분 겔

◎ **물집이 터진 구순포진 증상**
아시클로버 성분 크림 + 티로트리신 성분 겔 병용

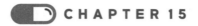

CHAPTER 15

가렵고 화끈거리고 괴롭다
벌레 물림 셀프메디케이션

가려움과 자극감, 염증과 알레르기 증상 완화

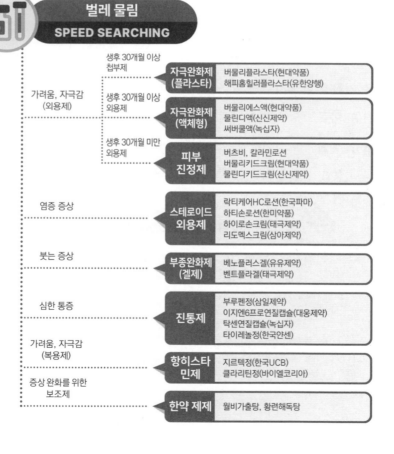

한밤중 깊은 잠을 깨우는 불청객, 바로 모기다. 모기는 보통 7~9월까지 극성을 부리는데, '가을 모기가 독하다'라는 말이 있듯이 10월까지 나타나기도 한다. 서울시에서는 홈페이지를 통해 모기 예보(https://health.seoul.go.kr/mosquito)를 실시할 정도다. 여름철에는 모기뿐 아니라 진드기, 뱀, 개 등에 물리거나, 벌, 말벌, 쐐기 벌레, 불개미 등에 쏘이는 일이 자주 발생한다.

가장 흔하게 물리는 것은 역시 모기다. 모기가 동물의 피를 빠는 것은 먹기 위해서가 아니라 알을 낳기 위해서다. 피를 잘 빨려고 빨대와 같은 침을 꽂고, 동시에 항응고성 물질을 주입한다. 피부는 인체 내부로 이물질이 들어오는 것을 차단하는데, 모기나 해충류에 쏘이거나 물리면 제일 바깥쪽 보호막인 피부가 뚫리게 된다. 이를 통해 해충이 가지고 있는 효소 물질이나 이종 단백질이 체내로 들어오게 되고, 우리 몸은 염증, 면역 반응을 일으킨다. 이때 모세혈관이 확장되며, 히스타민이 분비되고, 면역체가 다량으로 이동하게 되는데, 이로 인해 가려움, 발적, 열감 등이 유발되고 심하면 통증과 부종이 생기는 것이다.

염증이나 알레르기 증상은 괴롭긴 하지만 치명적이지는 않다. 그보다 중요한 것은 모기가 갖고 있는 병원체가 동시에 침투되는 것이다. 가장 심각한 질병은 말라리아 감염증, 웨스트나일 바이러스 감염증 등이다. 모기에 물린 후 열이 나고 두통, 몸살, 피로 등의 증상이 나타난다면 신속하게 병원을 방문한다.

진드기 역시 여름철에 사람들을 괴롭히는 해충 중 하나다. 살인

진드기로 알려진 소참진드기에 물려 중증열성혈소판감소증후군 바이러스에 감염되어 사망한 사례가 2017년에만 54명에 이를 정도로 많은 사람을 공포에 떨게 하고 있다.

진드기는 동물의 피를 빨아먹고 산다. 즉, 피부 안으로 뚫고 들어가 단단하게 붙어서 몸을 불릴 때까지 기생한다. 만약 진드기에 물렸다면 족집게를 이용해 진드기의 입 부분까지 통째로 제거해야 한다. 몸통만 떼어 내면 입 부분이 남아 심한 염증 반응을 유발할 수 있어 주의한다.

진드기에 물리는 것보다 심각한 것은 병원균 감염이다. 중증열성혈소판감소증후군, 로키산 홍반열, 라임병 등의 질환은 모두 진드기에게 옮겨 생긴 전신 감염증이다. 그러므로 진드기에 물리면 의료기관에 방문해 해당 질환 유무를 꼭 검사하여야 한다.

사람을 쏘는 곤충의 대표적인 예로는 꿀벌, 말벌, 호박벌 등의 벌과 불개미, 쐐기 벌레 등이 있다. 곤충이 갖고 있는 침은 주로 상대방을 공격하기 위한 것이기 때문에 강한 독성이 있다. 그러므로 이들에게 쏘이면 강한 통증, 자극감, 홍반과 부종을 호소하게 된다.

가장 중요한 문제는 이들 독침 성분에 과민 반응이 있는 경우다. 아나필락시스라고 부르는 과민 반응이 있다면 호흡 곤란, 저혈압, 흉통, 의식 상실 등의 증상이 유발되어 생명에 위협이 될 수 있다. 만약 이전에 해충류에 쏘이고 과민 반응을 보인 적이 있다면 각별히 주의한다. 일반적으로는 여름철 해충에게 물리거나 쏘이지 않도록 예방하는 것이 가장 좋지만 불가피하게 물렸다면 응급 조치 후 일반의약품을 사용해 도움을 받자.

해충에 쏘이거나 물리면 차가운 물로 환부를 씻어 내고 상태를 파악한다. 독침이나 진드기는 족집게 등을 이용해 제거해야 한다. 이후 얼음팩 등으로 수분간 환부를 찜질하면 염증 반응을 늦추고 통증, 자극감을 줄일 수 있다.

모기나 해충에 물렸을 때 사용하는 일반의약품에는 크게 세 종류가 있다. 자극감을 완화시키는 제제, 알레르기나 염증 반응을 완화시키는 제제, 경구로 복용하는 제제 등이다. 물론 함께 써도 된다.

보통 환부의 반응을 보고 제품을 선택하는데, 자극감이나 가려움 등이 심하면 자극감 완화제를, 붉게 충혈되면서 부어오르는 상태면 알레르기나 염증 완화제를, 증상이 심하다면 경구 투약제를 병용한다. 벌에 쏘였을 때 된장을 바르거나 침을 바르는 것을 민간요법으로 알고 시행하는 경우가 있는데, 세균 등의 2차 감염을 유발할 위험이 있기 때문에 권장하지 않는다.

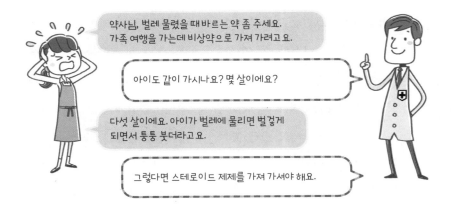

1. 자극감을 완화시키는 외용제

자극감을 완화시키는 제제에는 크게 두 종류가 있다. 버츠비 등의 식물 추출물이나 칼라민로션처럼 천연 물질로 만들어진 제제와, 버물리에스액(현대약품), 물린디액(신신제약), 써버쿨액(녹십자)처럼 항히스타민제와 국소마취제가 들어 있는 제제다.

버츠비는 엄마들 사이에서 유명한 제품이다. 천연 허브 성분이 가려움증을 완화시키고 항염증 작용을 하기 때문에 6개월 이상 된 유아에게도 사용할 수 있다.

칼라민로션은 칼라민과 산화아연을 함유하고 있어 수렴, 진정, 항염 효과가 있다. 주로 따갑고 가려운 증상을 진정시키기 위해 사용하며 전 연령대에 사용할 수 있다.

버물리에스액, 물린디액으로 유명한 항히스타민제의 조합 제제는 국소 마취 효과까지 있어서 가려움증을 효과적으로 완화시키고 알레르기와 염증 반응을 완화시킨다. 단, 디부카인, 캄파 성분 때문에 연령 제한이 있어, 30개월 이상 된 소아부터 사용할 수 있다.

버물리키드크림은 버물리에스액에서 디부카인이 빠지고 피부 보호 효과를 주는 덱스판테놀이 함유되는 등 성분의 변화를 주어 생후 1개월 이상부터 사용할 수 있는 제제다. 하지만 성분상 가려움증을 진정시키는 효과는 버물리에스액보다 떨어질 수밖에 없다.

최근에는 버물리플라스타(현대약품), 해피홈힐러플라스타(유한양행)처럼 붙이는 제형도 출시되었다. 항히스타민제와 멘톨을 함유하여 가려움과 자극감을 완화시키고, 이소프로필메칠페놀 성분에는 항균 효과가 있어 긁어서 상처가 잘 나는 환자라면 증상 완화와 상처 보호라는 두 가지 효과를 모두 기대할 수 있다. 단, 30개월 미만의 유·소아는 사용할 수 없으므로 반드시 사용 연령을 확인한다.

2. 알레르기, 염증 반응을 완화시키는 외용제

염증이 심하면 천연 제제나 자극감 완화제로는 잘 가라앉지 않는다. 이런 경우에는 스테로이드 제제를 권장한다. 보통 상비약으로 갖고 있는 경우도 많은데, 사용해도 괜찮을지 의심된다면 병원 또는 약국에 방문해서 상담한 후 사용하자. 주로 락티케어HC로션(한국파마), 하티손로션(한미약품) 등 히드로코르티손 성분의 약한 스테로이드 제제를 권장하지만, 상태에 따라서 좀 더 강한 스테로이드 제제를 사용하기도 한다.

염증과 함께 통증도 있다면 비스테로이드성 소염진통제가 들어간 외용제도 사용 가능하다. 멍을 제거하는 효과로 유명한 베노플러스겔(유유제약), 벤트플라겔(태극제약) 등은 살리실산글리콜이 들어 있어 통증과 염증 완화에 도움이 된다. 붓기를 완화시키는 헤파린나트륨과 무정형에스신도 들어 있어 많이 부어오르는 증상에 효과가 좋다.

의약외품으로 나오는 바르는 제제도 있다. 성분은 대부분 벤잘코늄염화물이며, 벌레에 물려 상처가 난 경우 소독용으로 사용한다. 해당 약품 설명서 상의 효능, 효과에도 "벌레에 물리거나 쏘인 경우, 피부 찰과상 자상, 작은 화상 등 경미한 상처 부위에 대한 외용 소독"이라고 되어 있다. 외용제를 사용할 때는 성분을 꼭 확인하자.

스테로이드 강도	상품명
Level 1~4(전문의약품), 강한~중간 강도	더모베이트연고/액, 네리소나연고, 데타손연고, 데옥손겔, 리베타, 아드반탄연고/크림, 제미코트연고, 에스파손로션/연고, 오라메디연고
Level 5(전문의약품, 일반의약품), 낮은 중간 강도	쎄레스톤지크림, 데마코트에스크림, 큐티베이트크림, 코티손로션/크림, 유모베이트연고/크림, 더마톱액/연고/크림, 더미소론로션, 락티케어제마지스로션, 트리코트크림, 리도멕스크림
Level 6(전문의약품, 일반의약품), 순한 강도	알크로반연고/크림, 알타손크림, 데소나로션/크림, 데스오웬로션/크림
Level 7(일반의약품), 가장 약한 강도	히드로코티손크림, 락티케어HC로션, 하티손로션, 더마큐로션/연고 등

《근거 중심의 외래진료 메뉴얼》에서 발췌

3. 가려움과 자극감이 심하면 항히스타민제 또는 소염진통제

벌레에 물리거나 쏘여 증상이 심하다면 경구로 복용하는 일반의약품을 사용할 수도 있다. 가려움이나 자극감이 심하다면 지르텍(한국UCB)이나 클라리틴(바이엘코리아) 등의 항히스타민제를 복용할 수 있다. 통증이 심하면 이부프로펜 성분의 부루펜정(삼일제약), 덱시부프로펜 성분의 이지엔6프로연질캡슐(대웅제약), 나프록센 성분의 탁센연질캡슐(녹십자) 등의 소염진통제를 복용할 수 있다.

한약 제제도 증상 완화에 도움이 된다. 붓기가 심하다면 월비가출탕, 자극감과 충혈, 염증이 심하다면 황련해독탕을 사용해도 좋다.

배 약사의 강력 추천 셀프메디케이션

◎ **벌레 물려 가려울 때**
　버물리액 또는 물린디액

◎ **벌레 물려 붉게 충혈되고 가려움이 잘 안 멎을 때**
　스테로이드 외용제

◎ **부어오르면서 통증이 유발될 때**
　베노플러스겔

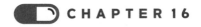

CHAPTER 16

각질이 하얗게 일어나며 간지러운
피부건조증 셀프메디케이션

생활 습관 점검, 피부 보습과 보호에
중점을 둔 관리법

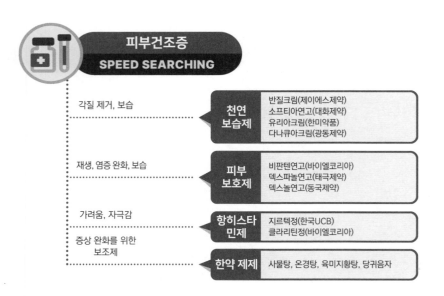

굵적굵적. 여기저기를 손으로 긁는다. 강아지처럼 벅벅 긁고
시원하게 몸을 부르르 털고 싶은 심정이다. 가려워서 긁고 나면 하
얀 각질들이 겨울 나무의 껍질 벗겨지듯 피부에서 보기 싫게 떨어져
나간다. 긁고 나면 더 가렵다. 지저분하다는 오해를 받을까 봐 자주,

오래 씻는다. 그러나 증상이 더 심해지는 것 같아 괴롭다.

인체도 계절의 영향을 많이 받는다. 특히 피부는 습도에 영향을 많이 받기 때문에 가을, 겨울처럼 건조한 계절에는 피부도 건조해진다. 일반적으로 건조한 피부는 질환이라고 이야기하기 어렵지만, 건조로 인해 피부 염증, 알레르기 증상 등이 유발된다면 질환으로 보고 접근해야 한다.

피부건조증의 사전적 의미는 어떻게 될까? 아산병원 홈페이지에 나와 있는 내용을 인용해 보면 "피부 표면 지질 감소와 더불어 천연 보습 성분 감소로 피부가 하얗게 일어나거나 울긋불긋해지며 가려움증이 생기고 심한 경우 갈라지기까지 하는 피부 상태"라고 되어 있다. 즉, 피부 보습 인자가 부족해지면서 피부 표면의 세포가 건조해져서 손상되고 저항력이 떨어지는 상태를 피부건조증이라고 할 수 있다.

인체의 약 70%가 수분이라고 볼 수 있는데 연령대가 높아질수록 수분 함유량이 약 60%까지 떨어진다. 피부에 수분이 부족해지는 피부건조증은 노화의 과정이라고 보기도 하지만 약물의 복용, 생활 습관 등으로 인해 발생하는 경우도 많다. 세포의 건조는 각 조직의 기능을 현저하게 떨어뜨리는 결과로 이어진다.

피부건조증은 피지 분비와도 관련이 많다. 피부는 표피, 진피, 피하지방으로 구성된다. 모세혈관 등이 모여 있는 진피에는 땀을 분비하는 땀샘과 피지를 분비하는 피지샘이 있다. 땀샘은 수분과 소량의 미네랄을 분비하며 체온 조절 등의 역할을 수행하고, 피지샘은 지방

성분인 피지를 분비한다. 피지는 수분이 피부에서 빠져나가는 것을 막고, 체온을 유지하며, 이물질이나 자극으로부터 보호하는 기능을 수행한다. 피부막은 단단하거나 견고하지 않다. 심지어 완전 방수도 아니다. 그래서 피지와 같은 방어막이 필요하다. 즉, 피부 표면에 기름 성분인 피지가 부족해지면 세포에서 수분이 빠져나가기 쉬워 피부건조증의 원인 중 하나가 된다. 적정 이상의 수분이 손실되면 세포는 손상되기 쉽고, 염증 반응과 외부 물질의 침입으로 인한 알레르기 반응이 일어나기 쉽다. 이러한 자극은 가려움, 화끈거림 등의 다양한 감각을 유발하는 원인이 된다.

그렇다면 피부건조증을 악화시키는 원인은 무엇일까?

- 너무 잦은 목욕, 긴 시간 사우나를 즐기는 것, 때를 미는 습관
- 뜨거운 물, 비누나 세제의 과도한 사용
- 낮은 습도, 추운 날씨, 과도한 난방, 건조한 공기, 에어컨 바람
- 아연, 비타민A 결핍, 오메가3 부족 등과 같은 영양 불균형, 불충분한 수분 섭취
- 당뇨병과 같은 말초 순환 장애 질환
- 항히스타민제나 이뇨제와 같은 약물 복용

피부건조증으로 고생하고 있다면 위의 악화 요인들을 보며 생활습관을 점검해 보자. 피부건조증은 좋은 보습제를 사용하고 생활 습관을 바꾸는 것이 가장 중요하다.

하지만 이런 노력에도 건조증이 심하다면 일반의약품을 사용해서 증상을 완화시킬 수 있다.

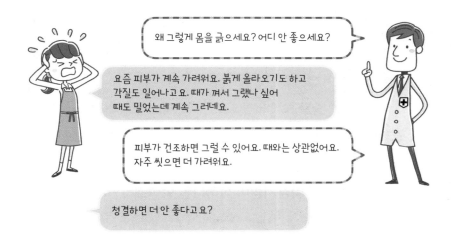

왜 그렇게 몸을 긁으세요? 어디 안 좋으세요?

요즘 피부가 계속 가려워요. 붉게 올라오기도 하고 각질도 일어나고요. 때가 껴서 그랬나 싶어 때도 밀었는데 계속 그러네요.

피부가 건조하면 그럴 수 있어요. 때와는 상관없어요. 자주 씻으면 더 가려워요.

청결하면 더 안 좋다고요?

1. 피부건조증에 사용하는 천연 보습제

반질크림(제이에스제약), 유리아크림(한미약품), 다나큐아크림(광동제약) 등의 주성분인 우레아는 피부에 존재하는 천연 보습 인자다. 피부에서 수분이 손실되지 않도록 도우며, 우레아 자체가 수분을 함유하고 있어 보습제로 작용한다. 피부 각질을 부드럽게 하며 자연 제거 효과로 피부 상태를 개선시키는 데 좋은 효과를 준다.

1일 1회에서 여러 번 환부에 충분히 흡수될 수 있도록 문질러서 바른다. 바른 후 알레르기 반응을 보이면 즉시 사용을 중단하며 점막 부위에는 사용하지 않는다.

2. 피부 재생과 염증 완화에는 피부보호제

비판텐연고(바이엘코리아)에 함유된 덱스판테놀 성분은 피부 재생, 피부 염증 완화, 피부 보호 효과가 뛰어나 아이들에게도 많이 사용한다. 함께 함유된 라놀린 성분은 피부에서 수분 손실을 막기 때문에 보습 효과도 기대할 수 있다. 만약 피부건조증으로 인해 갈라짐, 피부 염증 등이 있다면 사용한다.

덱스판테놀 단일 제제의 연고로는 덱스파놀연고(태극제약), 덱스놀연고(동국제약) 등이 있다. 1일 1~2회 환부를 청결히 한 후 도포한다.

3. 가려움이나 따끔거림이 심하다면 항히스타민제

항히스타민제의 장기 복용은 피부건조증을 악화시킬 수 있지만, 일시적으로 가려움이나 자극감을 완화시키기 위해 복용하는 것은 도움이 된다. 가려움으로 인해 긁어서 상처가 생기면 2차 감염의 우려가 있고 수면의 질이 떨어질 수 있으므로 증상 완화를 위해 항히스타민제를 복용할 수 있다는 것을 기억하자. 지르텍정(한국UCB), 클라리틴정(바이엘코리아) 등이 대표적이다.

4. 한약 제제

한방에서는 피부건조증을 혈이 부족하거나 음이 부족한 상태로 본다. 평상시 빈혈성 증상을 수반하는 건조증이라면 사물탕을, 구순 건조, 생리 불순, 하복냉 등 어혈 증상이 있다면 온경탕을, 허리와 무릎이 아프며 소변이 불편하고 피곤한 신음허 증상이 있다면 육미지황탕을, 가려움증이 심하면 당귀음자 등을 증상에 맞게 사용하면 건조증 치료에 도움이 될 수 있다.

피부건조증이 유발됐다면 다음을 지키는 것이 좋다.

- 목욕 시간을 짧게 하고 오일을 사용한다. 때를 밀거나 사우나는 절대 하지 않는다.
- 비누는 알칼리성 비누를 피하며 보습 기능이 강화된 제품을 사용한다.
- 고보습 로션이나 크림을 사용하며 면옷을 입는 것이 좋다.
- 오메가3와 미네랄, 비타민A, E가 풍부한 식사를 하며 필요한 경우 보충제를 섭취한다.
- 물을 자주 마신다.

 배 약사의 강력 추천 셀프메디케이션

◎ **각질이 유발되는 피부건조증**
반질크림이나 유리아크림 등 우레아 제제

◎ **가렵고 건조한 피부건조증**
비판텐연고나 덱스파놀연고 등 덱스판테놀 제제

CHAPTER 17

신학기가 되면 번지기 쉬운
이 감염증 셀프메디케이션

> 머리카락 사이에 붙어 있는 서캐와
> 살아 움직이는 이 감염이 확인되었을 때

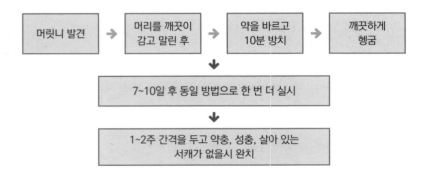

머리를 긁적긁적하는 아이. 머리를 깨끗하게 감지 않아 그렇다고 타박을 주지만, 머리를 감고 나서도 다시 긁는다. 그제야 엄마는 아이 머리카락을 살펴보고 소스라치게 놀란다. 머리카락 사이를 슬금슬금 기어 다니는 머릿니들이 보였기 때문이다. 머리카락 사이에 허옇게 붙어 있는 것들은 머릿니 알(이미 부화를 마친)들이다.

필자가 어렸을 때만 해도 머릿니가 있는 아이들이 많았다. 특별한 약이 별로 없던 시절, 머리를 한 터럭도 남기지 않고 밀어서 머릿니가 살 수 있는 공간을 아예 없애 버리거나, 부작용이 심해 현재는 없어진 살충제 DDT를 머리, 몸 등 전신에 뿌리기도 했다. 지금 생각해 보면 어처구니없지만 당시에는 확실한 치료법이라 생각한 것들이었다. 머리카락을 남기지 않고 자르는 건 지금도 쓰이는 방법이다.

피부기생충은 종류에 따라 머리에 기생하는 머릿니, 몸에 기생하는 몸니, 성기 부근에 기생하는 사면발이로 나뉜다. 이의 종류는 다르지만 약은 구분 없이 사용한다.

머릿니는 머리를 감염시키고 두피에서 산다. 머릿니 감염은 새 학기가 시작되는 3월에 가장 많이 유행한다. 이의 알(서캐) 크기는 약 1mm 정도이며 7~12일 후 부화된다. 알에서 깨어난 이(약충)는 24시간 안에 피를 빨아 먹어야 한다. 약충은 성충이 되기까지 3번의 탈피를 거치며 8.5~11일 정도가 걸린다. 알을 낳을 수 있는 암컷은 약 30일간 생존하며 하루에 5~10개씩, 평생 130개의 알을 낳아 모발에 부착한다. 서캐는 다른 머리카락으로 옮겨 갈 수 없지만 약충과 성충은 이동성이 있어 다른 사람에게 옮겨 간다.

이에 물리면 물린 자리 주변에 발진이 생기고 24시간 내에 구진이 생긴다. 가려워서 긁으면 손톱 상처로 2차 감염이 발생한다. 부화 전의 서캐는 회색이어서 머리칼과 구분이 어렵지만 부화된 서캐는 흰색이어서 눈에 잘 띈다.

몸니는 머릿니처럼 몸에 기생하며 산다. 일반적으로 샤워를 자주 하지 않거나 옷을 잘 갈아입지 않는 사람들이 걸리기 쉽다.

사면발이는 주로 성 접촉에 의해 전파되지만 속옷, 변기 시트, 침구류를 통해서 옮기도 한다.

약충과 성충, 머릿니 감염이 있다고 판단하는 경우에만 치료하는 것이 원칙이다. 서캐만 있는 경우에는 치료제를 사용하지 않고 참빗을 이용해 서캐만 제거하면 된다. 만약 살아 움직이는 이 감염이 확인되면 치료제를 사용해서 구제하도록 하자.

1. 성충과 약충을 죽이는 이 감염 치료제

이 감염 치료제에 들어 있는 성분인 피레트린엑스는 이의 신경세포막에 작용하여 마비시키고 살충한다. 피레트린엑스 성분의 이 감염 치료제로는 라이센드플러스액(신신제약), 감마린디액(태극제약), 이자브리액(퍼슨) 등이 대표적이다.

피레트린엑스 성분의 액은 건조된 모발에 사용하며, 두피부터 머리카락까지 충분히 액으로 적신 후 마사지한다. 약을 바르자마자 헹구면 약물이 이에 적용될 시간이 없다. 지루하더라도 10분 정도는 기다리자. 단, 10분 이상 경과하거나 헤어캡 등을 써서 밀봉하진 않는다. 약물이 두피로 흡수되어 전신 작용이 일어날 수 있기 때문이다. 따뜻한 물을 이용하여 머리에 묻어 있는 약물을 충분히 거품 내어 헹군다. 모발에 남아 있는 죽은 머릿니와 서캐는 참빗을 이용해서 따로 제거한다.

치료는 7~10일 간격으로 2회 실시한다. 1차 치료에 살아남은 서캐가 부화해서 7~10일이면 알을 낳을 수 있으므로 반드시 2차 치료를 하도록 하자.

치료한 후 1주, 2주 간격을 두고 확인하여 약충과 성충이 발견되지 않고 살아 있는 서캐가 없으면 완치되었다고 판단한다.

머리에 사용할 때는 머리카락 길이에 따라 사용하는 추천 용량이 다르다.

● 어깨선보다 짧은 모발: 어린이 28g/성인 60g
● 어깨선 정도 모발: 어린이 60g/성인 85g
● 어깨선 이상 긴 모발: 어린이 85g/성인 110g

국화에서 추출한 살충 성분이므로 국화 알레르기가 있는 사람이나 돼지풀에 예민한 사람은 주의해서 사용한다.

이 감염이 확인되면 다음과 같은 생활 수칙도 지키자.

● 장난감, 머리빗, 옷, 침구류 등을 55도 이상의 물에 5분 이상 담가 세척하고 뜨거운 온도로 건조시킨다.
● 세척이 안 되는 개인 물품은 2주 동안 비닐봉지에 넣고 격리해놓는다. 이는 2~3일 정도 피를 빨지 못하면 죽기 때문에, 이가 발견된 물품이라고 다 버릴 필요는 없다.
● 이 감염이 확인된 물품은 공유하지 않고 최대한 격리한다.

옴은 진드기의 일종인 피부감염증이다. 옴은 사람뿐 아니라 애완동물에도 기생한다. 즉, 애완동물 키우는 사람들이 조금만 관리를 소홀하게 하면 옴에 걸릴 수 있으므로 주의한다.

옴의 암컷이 피부로 옮겨 가면 피부를 뚫고 알을 낳는다. 산란한 지 3~4일이 지나면 유충으로 부화한다. 성충이 된 옴은 피부 표면에서 교미 후 각질층 안에 굴을 파고 다시 알을 낳는다.

옴 감염은 일반적으로 손가락 사이, 손목 안 쪽, 남성의 생식기, 엉덩이, 겨드랑이, 벨트 라인 등에 발생한다. 감염 증상은 환부의 모양이 독특하고, 염증이 발생하며, 밤이 되면 극심한 가려움을 호소한다. 옴 감염이 의심된다면 격리 치료와 함께 주거지 처치 등이 필요하기 때문에 반드시 병원 진료를 받는다.

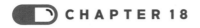

CHAPTER 18

주부들이 흔히 걸리는 피부 질환
습진 셀프메디케이션

> 자극원이 있고, 국소 부위에 발생한 심하지 않은
> 접촉성 피부염에 대한 대처법

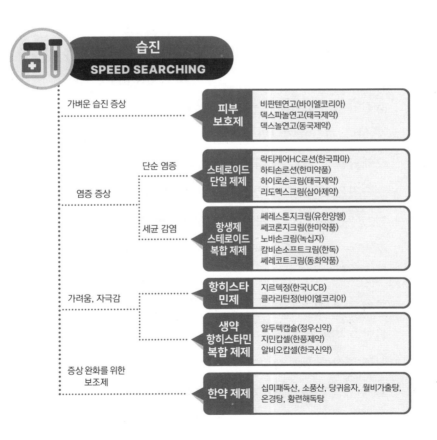

습진 SPEED SEARCHING			
가벼운 습진 증상		**피부 보호제**	비판텐연고(바이엘코리아) 덱스파놀연고(태극제약) 덱스놀연고(동국제약)
염증 증상	단순 염증	**스테로이드 단일 제제**	락티케어HC로션(한국파마) 하티손로션(한미약품) 하이로손크림(태극제약) 리도멕스크림(삼아제약)
	세균 감염	**항생제 스테로이드 복합 제제**	쎄레스톤지크림(유한양행) 쎄코론지크림(한미약품) 노바손크림(녹십자) 캄비손소프트크림(한독) 쎄레코트크림(동화약품)
가려움, 자극감		**항히스타민제**	지르텍정(한국UCB) 클라리틴정(바이엘코리아)
		생약 항히스타민 복합 제제	알두텍캡슐(정우신약) 지민캅셀(한풍제약) 알비오캅셀(한국신약)
증상 완화를 위한 보조제		**한약 제제**	십미패독산, 소풍산, 당귀음자, 월비가출탕, 온경탕, 황련해독탕

어제부터 따끔거리고 가렵더니 손등이 기어이 붉어지고 진물이 흐른다. 이유를 알 수 없는 피부 증상에 걱정되기도 하고 귀찮기도 하다. 방송에 아토피, 건선 이야기도 많이 나오던데, 내 피부 증상은 무엇 때문일까? 습진은 낫지 않는다고 하던데 진짜일까? 병원이나 약국에 가면 스테로이드가 든 연고를 줄 텐데 스테로이드는 내성의 위험이 있을 것 같아 불안하다.

습진이란 무엇일까? 습진은 아토피 피부염, 감염성 질환, 접촉성 알레르기 질환 등 다양한 이유로 발생한다. 여기서 다룰 부분은 자극으로 인하여 일어나는 피부 염증이다. 습진은 피부염과 같은 의미로 사용하기도 하는데, 보통 습진이 피부 염증을 동반하기 때문이다. 습진이 생기면 처음에는 가려움증이 생기며 물집이나 구진이 생기기도 한다. 시간이 지나면 붉어지고 붓기도 한다. 피부 습진이 생긴 지 오래되면 피부가 두꺼워지고 색소 침착으로 검게 변하기도 한다.

습진은 왜 생길까? 습진은 자극 원인이 있다. 주부 습진이 대표적인 것은 많은 것을 만지는 손에서 쉽게 발생하기 때문이다. 손을 자주 씻는 직업, 금속을 만지는 직업, 의사나 약사의 경우도 습진이 잘 생긴다. 필자가 아는 약사도 손가락에 습진이 생겨 고생했는데 약을 만지고 손 씻기를 반복하기 때문이다. 이렇듯 자극과 세척이 반복되면 피부를 보호하는 각질층이 손상된다. 피부 장벽의 손실로 인해 염증 증상이 쉽게 유발된다. 손뿐만 아니라 눈 화장을 하는 눈꺼풀과, 면봉을 자주 사용하거나 이어폰을 착용하는 귀, 모유수유를 하는 유두 등에도 습진은 쉽게 생기며 건조하면 더욱 자주 유발된다.

습진은 다른 피부염과 구분해서 치료한다. 습진은 반드시 발생 자극원이 있고, 국소 부위에 발생하며, 번지지 않는다. 감염성 피부 질환이나 알레르기 질환과의 가장 큰 차이점이다. 습진 치료는 자극원 제거에서부터 출발한다. 원인으로 판단되는 자극원을 제거하고 증상을 치료한다. 가장 기본적인 치료는 피부 보습과 피부 보호막을 형성하도록 돕는 것이다. 경우에 따라 스테로이드제(항염증제), 항생제 등을 사용하고, 상태가 심각할 경우 약을 복용하기도 한다. 명심할 것은 치료제는 피부 자극을 막거나 피부 보호막을 유지시키지 않는다는 것이다. 발생 원인을 찾아서 제거하는 것이 제일 중요하다.

만약 심하지 않은 습진이라면 일반의약품으로 셀프메디케이션을 해 보자. 2~3일 정도 사용했는데 전혀 반응이 없다면 반드시 의료기관에 방문한다.

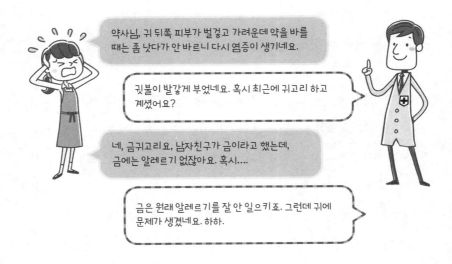

약사님, 귀 뒤쪽 피부가 벌겋고 가려운데 약을 바를 때는 좀 낫다가 안 바르니 다시 염증이 생기네요.

귓불이 발갛게 부었네요. 혹시 최근에 귀고리 하고 계셨어요?

네, 금귀고리요. 남자친구가 금이라고 했는데, 금에는 알레르기 없잖아요. 혹시….

금은 원래 알레르기를 잘 안 일으키죠. 그런데 귀에 문제가 생겼네요. 하하.

1. 피부 재생과 염증 완화에는 피부보호제

상처 치료제로 이름을 올렸던 비판텐연고(바이엘코리아)는 습진에도 좋다. 스테로이드, 방부제, 색소, 향료가 없어서 좋은 것이 아니라 피부 염증 완화와 함께 피부 보호가 동시에 되기 때문이다.

주성분인 덱스판테놀은 프로비타민B5로 손상된 피부에서 판토텐산의 농도를 유지시켜 조직 재생 능력을 촉진시킨다. 그뿐만 아니라 라놀린 성분은 피부 보호 기능과 방어벽을 강화시킨다. 습진이 피부 보호막 손상에 의해서 발생한다는 것을 기억한다면 비판텐연고가 습진에 왜 효과적인지 쉽게 알 수 있다.

덱스파놀연고(태극약품), 덱스놀연고(동국제약) 등의 제품도 있다. 1일 2회 바르지만 상황에 따라 여러 번 발라도 된다. 필자가 가장 즐겨 사용할 때는 아이들 코 아랫부분이나 입술 부근이 건조해서 갈라지거나 염증이 생겼을 때다. 자기 전 비판텐연고를 충분히 발라 주고 그 위에 바세린을 덧발라 보자. 아침에 일어났을 때 피부가 훨씬 부드러워질 것이다.

2. 항염증, 항알레르기 효과에는 스테로이드 단일 제제

아직도 한국은 스테로이드 포비아에 빠져 있는지 모르겠다. 일본에서 시작된 것으로 알려지는 스테로이드 공포증은 스테로이드 장기 사용시 발생하는 부작용에 대한 공포심을 갖는 것이다. 스테로이드의 효과가 좋다 보니 이를 무분별하게 남용하여 생긴 사회 현상이다. 이로 인해 스테로이드는 무서운 약이라는 인식이 생겼고, 스테로이드 대체 물질에 대한 논의도 우후죽순 많아졌다.

　세상에 무조건 안전한 약은 없다. 제대로 사용하지 않으면 어떤 약이든 문제가 생긴다. 영원히 안전할 것 같던 아스피린 저용량 제제의 위출혈, 타이레놀의 성분인 아세트아미노펜의 간독성 문제로 타이레놀이알서방정이 유럽에서 퇴출된 일만 봐도 알 수 있지 않은가?

　피부 염증이 발생했을 때 적절한 스테로이드 사용은 2차 감염 등을 막기 때문에 아주 중요하다. 따라서 정확한 사용법을 익히자. 스테로이드 크림은 손가락 끝 한 마디(1 Finger Tip Unit, 1FTU)를 기본으로 한다. 즉, 1FTU는 보통 5mm 굵기로 나오는 크림 튜브를 기준으로 했을 때 손가락 한 마디만큼 짠 양이다. 이 정도를 짜서 손바닥 두 장 크기 환부에 바르면 휴지를 올렸을 때 흔들어도 떨어지지 않는다. 스테로이드 크림을 바른 뒤에는 천이나 반창고 등으로 환부를 덮지 않는다. 크림이 환부 깊숙이 침투하여 전신 작용이 나타날 수 있기 때문이다.

　스테로이드 외용제는 국소 부위에 작용하여 강한 항염증, 항알레르기 효과를 나타낸다. 대부분 습진에 염증이 유발된다는 것을 고려하면 스테로이드가 왜 사용되는지 쉽게 이해할 수 있다. 스테로이드 외용제를 사용하면 증상이 신속하게 사라진다. 그렇다고 원인이 치료된 것은 아니다. 외용제를 사용할 때에는 증상이 덜하다가, 중단하면 다시 증상이 나타난다면 더 이상 외용제를 사용하지 않는다.

　습진에 사용하는 스테로이드 단일 제제로는 하티손로션(한미약품), 하이로손크림(태극제약), 락티케어HC로션(한국파마), 리도멕스크림(삼아제약) 등의 제품이 대표적이다.

곰팡이성 질환에는 스테로이드를 사용할 수 없다. 스테로이드 사용시 가장 많이 나타나는 부작용은 곰팡이 감염증의 악화다. 곰팡이 감염증은 환부의 상태가 습진과 비슷하므로 주의하자. 스테로이드를 사용하는 셀프메디케이션은 단기간 사용하는 것이다. 장기간 사용시 반드시 병원 진료에 따른다.

스테로이드의 강도는 성분과 제형에 따라 다르다. 연고가 크림이나 로션보다 강도가 강하며, 일반의약품의 경우 베타메타손발레레이트 성분의 쎄레스톤지크림(유한양행)이 가장 강하고 히드로코르티손 성분의 락티케어HC로션(한국파마)이 제일 약하다. 스테로이드 외용제의 강도별 구분은 "벌레 물림 셀프메디케이션"편에 담긴 표를 참고하자. 정확한 효능과 사용 방법, 용량을 앎으로 이제 한국도 스테로이드 포비아에서 벗어나야 하지 않을까?

3. 감염으로 손상이 심하면 스테로이드 + 항생제 복합 제제

습진은 물집이 생기거나 피부 조직이 손상되는 증상을 동반한다. 피부에는 항상 존재하는 균들이 있고 외부에서 들어오는 균도 있다. 이들이 피부가 약해진 틈을 타서 체내로 침입하면 감염증이 발생한다. 균 감염증이 일어나면 습진 증상이 더욱 심해질 수 있기 때문에 항생제가 복합된 외용제를 사용할 수도 있다.

대표 제제로는 쎄레스톤지크림(유한양행), 노바손크림(녹십자), 캄비손소프트크림(한독) 등이 있으며, 주의 사항은 스테로이드 외용제와 같다.

4. 가려움과 자극감이 심하면 항히스타민제

습진이 생기면 알레르기 반응으로 인해 가려움과 자극감이 심해진다. 저녁에 잠을 이루지 못하고, 환부를 긁어 상처가 생기면 2차 감염으로 이어질 수 있으므로 증상이 심하면 항히스타민제를 복용한다.

세티리진 성분의 지르텍정(한국UCB)과 로라타딘 성분의 클라리틴정(바이엘코리아)은 1일 1회 복용으로 24시간 효과를 나타내기 때문에 도움이 된다. 지르텍정은 12세 이상 성인 1일 1회 1정 복용, 2~12세 이거나 30kg 미만이면 1일 1회 0.5정 복용, 30kg 이상이면 1일 1회 1정 복용한다. 클라리틴정은 12세 이상 성인 1일 1회 1정 복용한다.

알두텍캡슐(정우제약)과 같은 생약 성분과 비타민, 항히스타민제가 복합된 제제도 습진에 효과적일 수 있다. 특히 복령, 저령, 창출, 택사와 같이 수분 대사를 조절하고 시호, 계지와 같이 염증을 조절하는 생약이 복합되어 있어 분비물 제거와 염증 완화에 도움을 준다.

5. 한약 제제

증상이 심하면 외용제를 사용하면서 한약 제제를 병용하는 것도 도움이 된다. 급성 습진에는 십미패독산이 가장 많이 사용된다. 가려움, 진물이 모두 있는 경우 사용한다. 만성적으로 진물이 많은 습진에는 소풍산을, 염증과 부기가 심하거나 환부가 지저분하다면 월비가출탕을, 피부가 건조하고 환부가 잘 낫지 않는 습진에는 당귀음자를 사용할 수 있다. 만성 습진으로 환부 색소 침착이 유발된다면

온경탕을 사용할 수 있다. 환부가 충혈된 경우 황련해독탕을 사용할
수 있다.

습진은 치료도 중요하지만 예방도 중요하다. 일단 습진을 일으키
는 원인을 차단한다.

- 생활 습관 속 원인을 찾아 주의한다. 세제, 화장품, 액세서리, 옷
  등 모든 것이 습진을 일으킬 수 있다.
- 음식에서 오는 모든 알레르기원을 차단한다. 음식에 의한 습진
  도 의외로 많다.
- 스트레스는 피하고 적당량의 운동을 꾸준히 한다.

 배 약사의 강력 추천 셀프메디케이션

◎ **단순 접촉성으로 인한 습진**
  스테로이드 단일 제제 또는 피부보호제

◎ **가려움증과 염증이 나타나는 습진**
  스테로이드 항생제 복합 제제

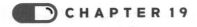

CHAPTER 19

나도 모르는 사이 전염시킬 수 있는
무좀 셀프메디케이션

적용 부위에 따라 정해진 기간만 사용해야 하는 항진균제

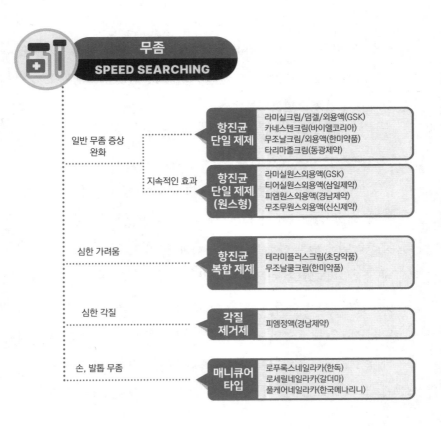

얼마 전 TV 속 무좀 광고에서 충격적 장면을 봤다. 남자 주인공이 발가락을 만지작만지작하던 손으로 상대 여성의 입술에 묻은 커피 크림을 닦아 준다. 정말 더럽다! 남자가 발가락을 만지는 이유는 아마도 지간 무좀 때문일 것이다. 발가락 사이에 생기는 지간 무좀은 무척 가렵고 참기 힘들다. 가려움이 시작되면 체면이고 뭐고 없을 정도다.

무좀은 진균 감염이다. 진균은 곰팡이인데, 집에 곰팡이가 피는 것처럼 피부에 곰팡이가 피는 것이다. 습한 곳에 곰팡이가 붙으면 증식하기 쉽다. 그래서 무좀이 있는 환자의 피부는 항상 건조하게 유지해야 한다. 곰팡이가 증식하면서 피부에 퍼져 나갈 때 염증과 알레르기 반응을 일으키는데, 이때 가려움을 유발한다. 가려움의 고통은 통증보다 심하기도 하다. 통증이 생긴다 해도 가려움을 줄이기 위해 계속 긁는다. 이런 행위로 2차 감염증이 생기기도 한다.

곰팡이균은 각질이 있는 피부에 감염된다. 잠복기와 착상기, 불응기, 퇴화기를 거쳐 감염이 진행된다. 각질층에 침입한 곰팡이는 증식을 위해 단백 분해 효소를 분비한다. 이 효소들이 건강한 표피에 닿으면 알레르기 반응을 일으키며 가려움과 염증을 심하게 유발한다. 이후 피부 감염에 대항하는 면역 반응이 본궤도에 이르면 감염증으로 인한 증상이 완화되고 퇴화기가 되면 자발적으로 증상이 사라진다. 그뿐만 아니라 만성화된 환자의 경우 오히려 반응이 약하게 나타나기도 한다. 이런 이유로 많은 무좀 환자가 증상을 대수롭지 않게 여긴다.

무좀균들은 각질이 떨어져 나올 때 붙어 나오며, 떨어져 나온 각질이 다른 사람 피부에 붙어 전염된다. 수영장, 공중목욕탕 등 맨발로 걸어 다니는 장소에서 전염이 잘 된다. 무좀균은 습한 환경을 좋아하기 때문에 오래 걷거나 뛰는 경우, 양말과 신발을 오래 신고 있는 경우 심해진다.

피부진균증은 그 형태가 독특해서 구분하기 쉽다. 발생하는 부위가 습기가 축적되는 부위이며 불쾌한 냄새가 나고 촉촉하고 두꺼운 피부에 물집 등이 생기며 인설(피부에서 하얗게 떨어지는 살가죽 부스러기)과 피부 균열이 발생하여 가렵고 아프다. 환부 중앙은 정상 피부처럼 보이고 반지 모양으로 주변 경계를 이룬다.

무좀은 감염되는 부위에 따라 두부백선(머리), 체부백선(몸), 수부백선(손), 족부백선(발), 완선(사타구니 부근), 조갑백선(손, 발톱)으로 나뉜다. 이 중 가장 흔한 것은 족부백선이다. 무좀 종류에 따라 나타나는 증상을 보다 자세히 알아보자.

족부백선은 첫째, 지간 사이의 짓무름, 악취, 가려움, 인설 등의 증상을 보이거나, 둘째, 염증은 없지만 발바닥에서 인설이 발생하거나, 셋째, 수포나 인설 등이 나타나 가렵고 진물이 나는 형태거나, 넷째, 궤양 형태가 유발되는 것 등으로 나뉜다.

완선은 허벅지와 음부 사이의 접히는 부분에서 주로 발생한다. 환부의 경계가 분명하고 경계 안쪽은 정상 피부처럼 보인다. 인설과 가려움, 악취 등이 발생한다.

체부백선은 초기에 홍반과 인설 증세를 보이다 시간이 지나면 수

포와 농포, 가려움증을 동반한다.

두부백선은 셀프메디케이션을 하기 어렵다. 단, 비듬은 두부에 발생하는 곰팡이 질환이지만 셀프메디케이션이 가능하므로 다음 장에서 자세히 다루겠다.

조갑백선은 진균이 손, 발톱 끝 바깥쪽에서 침투한 것이 많지만, 조갑판에 직접 침투해서 손, 발톱 색이 하얗게 변하거나 면역 저하자의 경우 안쪽부터 진균이 침투하는 경우도 있다. 손, 발톱 색이 변하거나 두꺼워지고 부서지는 경향을 보이지만 염증 증상 등이 나타나지 않아 대수롭지 않게 생각하는 경우가 많다. 하지만 전파 위험성이 있고 갈수록 악화되는 경향이 있어 초기에 치료하는 것이 중요하다.

피부 진균 감염증의 경우 외용제 사용으로도 좋은 효과가 나타나기 때문에 셀프메디케이션이 유용하다.

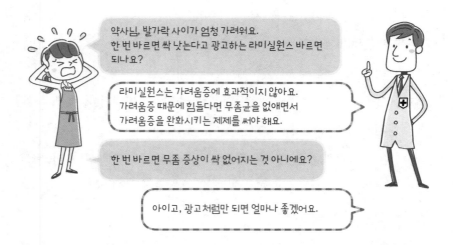

약사님, 발가락 사이가 엄청 가려워요.
한 번 바르면 싹 낫는다고 광고하는 라미실원스 바르면 되나요?

라미실원스는 가려움증에 효과적이지 않아요.
가려움증 때문에 힘들다면 무좀균을 없애면서 가려움증을 완화시키는 제제를 써야 해요.

한 번 바르면 무좀 증상이 싹 없어지는 것 아니에요?

아이고, 광고처럼만 되면 얼마나 좋겠어요.

1. 곰팡이 세포에만 작용하는 항진균 단일 제제

약국에서 가장 많이 판매되는 무좀약은 항진균제다. 대표적인 제품은 라미실크림, 라미실덤겔, 라미실외용액(GSK)과 카네스텐크림(바이엘코리아)이지만 많은 제약 회사에서 같은 성분을 다른 이름의 제품으로 출시한다.

무좀약의 주성분인 테르비나핀과 클로트리마졸 등은 곰팡이 세포막에 작용하여 스테롤 합성을 저해함으로써 항진균 효과를 보인다. 인체 세포에는 영향을 미치지 않고 곰팡이 세포에만 선택적으로 작용하기 때문에 큰 부작용 없이 사용할 수 있다.

항진균제 외용제는 환부를 깨끗하게 세척하고 건조시킨 후 충분한 양을 문질러서 흡수시킨다. 환부에 바르고 나면 반드시 손을 깨끗하게 씻는다. 만약 환부가 짓무르고 진물이 많이 나는 경우라면 크림보다는 액제나 겔제를 사용한다.

라미실 제품에 들어간 테르비나핀 성분은 1일 1~2회 바르며 족부백선은 1~4주(지간형은 1주), 체부백선, 완선은 1~2주 적용한다. 카네스텐크림에 들어간 클로트리마졸 성분은 1일 1~3회 바르며, 피부진균증에 3~4주 적용한다. 임신부나 수유부는 사용하지 않는다. 테르비나핀은 유·소아에게 사용하지 않으며, 클로트리마졸의 경우 2세 이하 영아에게는 투여하지 않는다.

1주일 동안 항진균제를 사용했는데 반응이 없거나 증상이 더 심해지는 경우, 또는 치료 기간 동안 항진균제를 썼는데 증상이 개선되지 않는 경우 반드시 전문의 진료를 받는다.

2. 약을 오래 머물게 하는 항진균 단일 제제 원스형

최근에는 라미실원스(GSK), 티어실원스(삼일제약) 등과 같이 항진균제 대표 성분인 테르비나핀 1회 요법으로 나온 제품도 있다. 이들은 환부에 약 성분을 오랫동안 머물게(13일간) 해서 피부에 있는 곰팡이 균에 지속적으로 작용하여 효과를 지속시킨다. 제약 회사에서는 3개월간 무좀 재발을 방지하는 효과가 있다고 말하는데, 문제는 일반 항진균제보다 적용 부위가 까다롭고 재발을 막지는 못한다는 것에 있다. 무좀에는 완치라는 개념이 없다. 언제든지 다시 걸릴 수 있다. 일정 기간 살균을 지속하는 것은 분명 이점이지만 생활 습관 등을 고치지 않으면 언제든지 다시 걸릴 수 있다.

원스 제품은 족부백선에만 사용하고, 각질이 심한 무좀에는 사용할 수 없다. 알코올 등의 성분이 자극이 될 수 있으므로 손상된 환부에도 적용할 수 없다. 대부분의 무좀이 수포와 각질을 동반한다는 것을 생각해 보면 그 적용 부위가 한정적임을 알 수 있다.

원스 제품의 사용법은 다음과 같다. 환부를 깨끗하게 세척하고 물기가 없도록 건조시킨다. 발바닥에서 1.5cm가 되는 부분까지 무좀 증상이 없는 곳이라도 충분히 바른다. 보통 복숭아뼈 아래 부분까지 발라 주면 된다. 바른 후 1~2분 정도 건조시킨다. 빠른 건조를 위해 알코올 성분이 함유되어 있는데, 이 때문에 상처 부위에 바르면 자극감이 심하게 나타날 수 있으니 주의한다. 잘 말린 이후 24시간 동안 물로 씻지 않는다.

3. 가려움, 습진이 동반되면 항진균제 복합 제제

무좀으로 가려움이 심하다면 항진균제와 국소마취제인 리도카인이 복합된 제품을, 습진 증상이 동반되는 경우에는 항진균제와 스테로이드 성분이 복합된 제품을 사용할 수 있다.

리도카인 복합 제제로는 테라미플러스크림(초당약품), 무조날쿨크림(한미약품) 등이 있다.

4. 곰팡이 균을 떨어뜨리는 각질제거제

곰팡이 균은 번식을 위해 각질에 존재한다. 각질이 떨어지는 속도보다 번식 속도가 느리면 피부 진균 감염이 일어나지 않는다. 살리실산은 기능을 상실한 각질을 제거하는 대표적 성분이다.

대표 제제인 피엠정액(경남제약)은 살리실산 성분으로 각질과 함께 곰팡이 균을 제거한다. 함께 함유된 페놀과 캄파는 살균 작용을 한다. 1일 여러 번 사용할 수 있으나 자극이 있으므로 환부가 짓무른 경우 사용하기 어렵다. 30개월 미만의 유아에게는 사용하지 않는다.

5. 손발톱 무좀에 바르는 매니큐어 타입 외용제

조갑백선의 경우 크림이나 겔, 액으로 된 외용제는 효과가 없다. 약물이 두꺼운 손, 발톱을 뚫고 들어가지 못하기 때문이다. 다른 항진균제와 성분은 비슷하지만 다른 제형으로 접근해야 한다.

로푸록스네일라카(한독), 로세릴네일라카(갈더마) 등의 매니큐어 제형의 약을 감염된 손, 발톱에 1주일에 1~2회 바른다. 바르기 전에 약물의 침투를 좋게 하기 위해 두꺼워진 손, 발톱을 제품에 동봉된 줄로 갈아 낸다. 그리고 동봉된 패드로 기름기를 제거한다. 약을 다시 바를 때도 반드시 줄로 갈아 낸 뒤 패드로 약물을 완전히 제거하고 네일라카를 바른다. 네일라카를 발라서 형성된 필름막을 제거하기 위해서다. 사용한 줄은 감염되지 않은 손, 발톱에 사용해서는 안 되며, 약물을 환부에 바르고 나서는 동봉된 패드로 닦아 낸다.

풀케어네일라카(한국메나리니)와 같이 세척으로도 쉽게 제거되는, 갈지 않고 매일 바르는 제제도 많다. 약물의 침투와 피막 형성을 위해 손발을 씻고 완전히 건조된 상태에서 1일 1회 바른다. 손, 발톱 전체와 주위 피부 5mm의 피부까지 전체에 피막이 형성될 수 있도록 바르며, 30초 정도 건조시키고 적어도 6시간 정도는 씻지 않는다.

네일라카로 조갑백선을 치료하는 기간은 손톱은 6개월, 발톱은 9~12개월 정도다. 조갑백선은 원래 처방용 경구 항진균제를 투약하는 것이 원칙이다. 초기 조갑백선 치료에만 외용제를 단독으로 사용하기 때문에 사용 전에 반드시 전문의와 상의한다.

6. 피부 진균 질환으로 습진이 유발되었다면 약 복용

무좀균으로 인해 습진이 유발되면 습진에 해당하는 일반의약품을 복용할 수 있다. 일반의약품을 복용한다고 해서 무좀균을 살균할 수는 없지만, 습진을 완화시킴으로써 불편한 증상을 최소화할 수 있다.

습진에 복용할 수 있는 약에 대해서는 "습진 셀프메디케이션" 편을 참고하기 바란다.

두부백선의 경우는 자가 진단이 어렵기 때문에 셀프메디케이션에 해당하지 않는다. 또한 환부 상태의 원인이 불분명하거나, 외용제 권장 치료 기간이 지났는데도 증상이 계속되는 경우, 얼굴이나 점막이나 성기에 증상이 나타나거나 발열, 권태감이 있는 경우도 역시 셀프메디케이션 대상이 아니므로 의사의 진료를 받는다.

무좀에 걸렸을 때는 다른 사람에게 옮기지 않도록 주의한다. 해당 부위를 닦는 수건은 꼭 따로 사용한다. 환부를 매일 비누와 물로 세척하고 완전히 건조시킨다. 가능하면 환부에 습도가 높아지지 않도록 하며 땀이 묻은 옷이나 양말, 신발 등은 바로 바꾼다. 대중목욕탕이나 운동 시설을 이용할 때도 반드시 슬리퍼를 착용한다.

 배 약사의 강력 추천 셀프메디케이션

◎ **일반적인 무좀 증상**
　라미실크림/덤겔/외용액이나 카네스텐크림 적용

◎ **가려움증이 심한 무좀 증상**
　항진균제, 국소마취제 복합 제제 적용

◎ **각질이 심한 무좀 증상**
　피엠정액과 같은 살리실산 성분의 제제 사용

◎ **손, 발톱 무좀**
　매니큐어 타입의 무좀약을 정해진 기간 동안 사용

무좀이 있을 때 식초와 정로환 또는 리스테린?

이 내용은 인터넷에 떠도는 의약 정보 가운데 위험한 것 중 하나다. 물론 효과가 전혀 없었다면 정보가 유통되진 않았을 것이다. 곰팡이균과 관계없을 것 같은 정로환, 식초, 리스테린이 어떻게 무좀을 치료하는 것일까? 먼저 식초와 정로환 조합을 살펴보자.

식초는 약산성 물질이다. 산성 물질은 단백질을 변형시킨다. 즉, 피부 표면에 있는 세포들을 손상시킨다. 피부 표면에는 각질이 많은데, 무좀이 있는 사람은 없는 사람보다 각질이 많다. 즉, 식초는 살리실산처럼 각질을 녹여 무좀균을 떨어뜨린다. 정로환은 정장, 지사제다. 정로환에 들어 있는 목초액 크레오소트 성분은 살균 작용을 한다. 즉, 식초로 각질을 제거하고 목초액으로 소독하기 때문에 무좀에 효과가 있다는 것이다. 하지만 아주 큰 단점이 있다. 식초는 살리실산처럼 죽은 각질만 선택적으로 제거하지 못한다. 피부 표면에 있는 모든 세포를 자극하거나 손상시킴으로써 오히려 증상을 악화시킬 수 있다. 빈대 잡으려다 초가삼간 태우는 격이다.

리스테린은 가글용 제제다. 리스테린에는 살리실산메틸과 멘톨, 알코올 등의 성분이 들어 있다. 살균 효과와 각질 제거 효과 등이 있을 수 있지만 피부용이 아니기 때문에 효과적으로 사용되기 어렵고, 발 전체에 사용함으로써 피부의 표피층에서 다른 세균이 우리 몸에 들어오지 못하게 막는 방어막 역할을 하는 피부상재균까지 손상시키는 부작용이 생길 수 있다. 물론 알코올 성분이 환부를 자극하기도 한다.

모든 약은 증상과 증상이 있는 부위에 맞게 개발된다. 가글은 가글용으로, 내복약은 먹는 약으로, 식초는 음식에 사용하자.

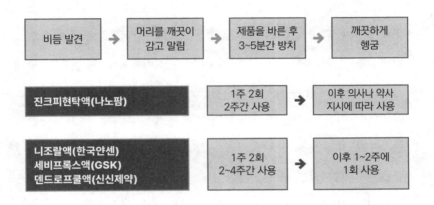

CHAPTER 20

어깨 위 보기 싫은 하얀 눈꽃
비듬 셀프메디케이션

> 건성과 지성으로 나뉘는 비듬,
> 원인에 따라 자가 치료 방법도 다르게

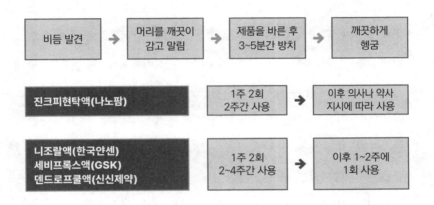

머리를 긁적이지만 신경은 어깨 쪽으로 쓰인다. 겨울도 아닌데 어깨에 피어나는 눈꽃들. 짙은 겉옷을 입어 본 적이 언제인지, 증상은 날이 갈수록 심해진다. 좋다는 비듬 샴푸를 써 봐도 없어지지 않고, 대수롭지 않게 놔두었지만 이제는 뭔가 수를 써야 할 듯하다.

비듬은 통증이나 심한 가려움증 등 특별히 불편한 증상이 나타나지 않아 방치하는 경우가 많다. 특히 청소년기에 많이 생기기 때문에 '한때 그러다 말겠지'라는 생각으로 놔두어 증상이 더 심해지는 경우도 있다.

비듬은 왜 생기는 걸까? 모든 피부 세포는 교체 주기에 따라 떨어져 나간다. 보통 팔, 다리, 몸통에서 떨어져 나가는 각질은 눈에 보이지 않지만 두피의 경우 모발과 두피에서 분비된 피지 등과 함께 엉기면 덩어리로 뭉쳐져 눈에 잘 띄게 된다. 이것이 심해진 것이 비듬이다.

비듬은 건성과 지성으로 나뉜다. 건성 비듬은 피지선 기능 저하로 피지 분비가 억제되고 피부 건조로 인한 각질이상증으로 인해 발생한다. 대부분의 비듬은 지성 비듬이다. 지성 비듬은 피지 분비의 증가로 인해 떨어진 각질이 뭉쳐 나타난다. 피지 분비는 주로 청소년기에 왕성해진다. 청소년기에 생기는 과하지 않은 비듬은 자연스런 현상으로 비듬 샴푸 등을 사용해서 자주 머리를 감고 청결을 유지하면 증상이 개선되는 경우가 많다.

문제는 말라세지아균 감염으로 일어나는 지성 비듬이다. 말라세지아는 피부상재균으로 조건에 맞으면 증식하여 질병을 일으키는 곰팡이 균이다. 말라세지아 증식 조건에 속하는 과도한 피지 분비는 호르몬의 영향, 고지방, 고탄수화물의 섭취, 스트레스, 약물 복용 등으로 인해 발생할 수 있다. 말라세지아균은 피지의 트리글리세라이드를 대사하여 오레익산을 생성하고 피부 각질층에 침투한다. 말라세지아균이 분비하는 다양한 효소들은 각질층 세포를 자극하고 염증 반응을 일으킨다. 이런 반응은 세포를 과다 증식, 상피세포의 교체를 가속화시켜 각질이 불규칙적으로 분화, 떨어져 나감으로써 비듬이 형성된다.

건성 비듬의 경우 두피에 보습을 유지하는 방법으로 증상을 완화시킬 수 있다. 지성 비듬의 경우 말라세지아균을 억제하는 샴푸형 제제를 사용하여 증상을 완화한다. 일반의약품 비듬치료제는 주로 말라세지아균을 억제하는 샴푸형 제제다.

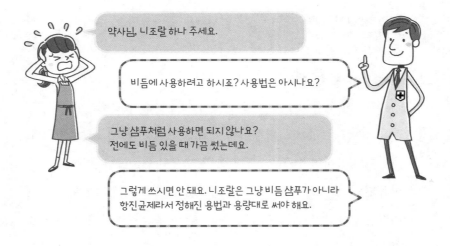

1. 샴푸 제형의 항진균제

진크피현탁액(나노팜)의 주성분인 피리티온아연은 말라세지아균을 억제하고 두피 세포에 직접 작용하여 각질 생성을 억제하여 비듬을 완화한다. 처음 2주간은 일주일에 2회 사용하고 그 이후에는 의사나 약사의 지시에 따라 사용한다. 머리를 감아 먼지 등을 제거한 후 적당량의 약물을 취해 거품이 나도록 바르고 마사지한 후 물로 헹군다. 특별한 부작용은 없으나 눈에 들어가면 자극이 심하므로 주의한다.

니조랄액(한국얀센)의 주성분인 케토코나졸은 항진균제로 말라세지아균을 억제하여 비듬을 완화한다. 샴푸처럼 사용하지만 약 효과가 발휘되도록 기다리는 시간이 필요하다. 머리에 충분히 거품을 내고 3~5분 정도 기다린 후 헹군다. 1주일에 2회, 2~4주간 사용하고 재발 방지를 위해 이후 1~2주마다 1회 적용한다. 부작용은 미비하지만 탈모, 피부 자극, 모발 질감의 변화, 두피 건조증이 유발될 수 있다. 눈에 들어가지 않도록 조심한다.

세비프록스액(GSK)의 주성분인 시클로피록스올아민 역시 항진균제로 말라세지아균을 억제하여 비듬을 완화한다. 니조랄액처럼 샴푸같이 사용하며 3~5분간 방치한 후 깨끗이 헹군다. 1주일에 2~3회 사용한다. 세비프록스액은 컨디셔너의 효과가 있어 모발이 뻣뻣해지는 것을 예방하는 장점도 있다. 특별한 부작용은 없으나 피부 자극, 발적 등의 증상이 나타날 수 있다.

비듬은 언제든지 다시 생길 수 있다. 비듬이 잘 생기는 사람이라면 다음의 예방 수칙을 기억하자.

● 지성 비듬의 경우 머리를 자주 감는다.
● 머리 감는 물의 온도는 미지근하게 하고 깨끗하게 헹군다.

- 비듬 예방용 샴푸도 효과적이다.

- 머리가 오랫동안 축축하지 않도록 신속하게 말린다.

- 건성 비듬의 경우 두피 전용 보습제 등을 사용한다.

- 스트레스, 음주, 흡연, 고지방, 고탄수화물 음식 등은 피한다.

일반의약품인 비듬 샴푸를 사용하면 7~14일 이내에 효과가 있어야 한다. 만약 사용 후에도 증상이 완화되지 않는다면 병원 진료를 받는다.

CHAPTER 21

작지만 큰 불편함
티눈, 사마귀 셀프메디케이션

사마귀는 각질을 걷어 내면 붉거나 검은 점이 보이고,
티눈은 작고 경계가 뚜렷한 중심핵을 가진다

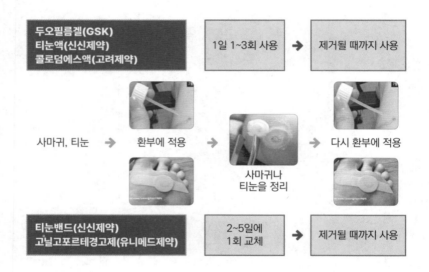

| 두오필름겔(GSK)
티눈액(신신제약)
콜로덤에스액(고려제약) | 1일 1~3회 사용 → | 제거될 때까지 사용 |

사마귀, 티눈 → 환부에 적용 → 사마귀나 티눈을 정리 → 다시 환부에 적용

| 티눈밴드(신신제약)
고닐고포르테경고제(유니메드제약) | 2~5일에
1회 교체 → | 제거될 때까지 사용 |

작지만 굉장히 불편한 것들이 있다. 특히 피부의 경우 약간만 다른 조직이 생겨도 그 불편함은 크게 느껴진다. 더군다나 발가락처럼 체중이 실리는 곳은 통증까지 느껴질 수 있다.

티눈과 사마귀는 형태는 비슷하지만 전혀 다른 기전으로 발생한다. 사마귀는 인유두종바이러스(HPvs) 감염증이다. 인유두종바이러스는 자궁경부암 때문에 유명세를 타기도 했는데, 사마귀를 만드는 것과는 전혀 종류가 다르다.

상피세포에 바이러스가 침투하면 잠복기를 거친 후 증상이 나타난다. 면역력이 강한 경우 저절로 낫는 경우가 많다. 보통 12~16세에 흔히 나타난다. 피부 세포가 사마귀에 감염되면 주위에 모세혈관을 만들어 영양분을 받고 이상 증식하게 된다. 과증식된 각질을 걷어 내면 작은 점 모양의 붉거나 검은 점들이 보인다.

셀프메디케이션을 할 수 있는 사마귀 증상은 보통사마귀와 발바닥사마귀다. 보통사마귀는 대개 손과 손가락에서 발견된다. 거칠고 불규칙한 형태이며 인설이 약간 벗겨진 거친 구진이 단독 또는 여러 개 나타난다. 발바닥사마귀는 티눈과 비슷해 보인다. 체중이 실리는 부분뿐 아니라 체중이 실리지 않는 부분에서도 나타난다는 차이가 있다. 여러 개의 사마귀가 합쳐져 크게 나타나기도 한다. 평편사마귀, 손발톱사마귀, 성기사마귀는 셀프메디케이션 대상이 아니다.

티눈과 굳은살은 자극이 지속적으로 발생하여 두꺼운 각질층이 만들어진 것이다. 원래는 정상적인 피부 보호 반응이지만 그 정도가 심해지면 피부 신경을 압박해 극심한 통증을 유발한다. 티눈의 특징은 작고 경계가 뚜렷한 중심핵을 갖고 있다는 것이다. 사마귀와 구분할 수 있는 가장 큰 특징이다. 일반적으로 티눈은 황회색이며 보통 크기가 1cm 정도다. 티눈은 딱딱한 것과 부드러운 것이 있지만 딱딱한 티눈이 더 많다.

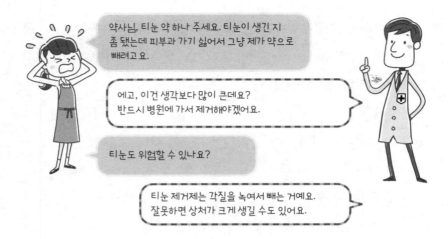

1. 바르는 티눈 제거제

티눈과 사마귀 치료에는 살리실산과 젖산 복합제가 사용된다. 단, 바이러스 억제 효과는 없다. 각질을 녹여 환부를 개선시킨다. 티눈액(신신제약), 두오필름겔(GSK), 콜로덤에스액(고려제약), 티눈스립에이액(경남제약), 두오슬립티눈액(태극제약) 등이 있다.

1일 1회에서 여러 번 환부에 바르고 환부를 정리한다.

2. 붙이는 티눈 제거제

밴드의 중심부에 살리실산 단일 성분 또는 살리실산과 젖산이 복합된 성분을 함유하고 있으며 보호 밴드가 있는 반창고다. 티눈밴드(신신제약), 고닐고포르테경고제(유니메드제약) 등이 있다.

본체의 중앙부가 환부를 덮도록 하고 2~5일 충분히 적용시킨 후 교체한다. 환부가 아닌 다른 부위에도 자극이 갈 수 있기 때문에 주의한다. 사마귀나 티눈이 아닌 부위는 바세린을 발라 두면 보호 효과가 있다.

3. 가정용 냉동치료기

사마귀를 효과적으로 제거하기 위해 병원에서 냉동 치료를 받는 경우가 있다. 이제 이런 냉동 치료를 가정에서도 할 수 있는 의료기기가 새롭게 출시되었다. 바로 '스킨클리닉 어드밴스드 사마귀 제거제'로 흔히 '와트프리져'라고 부르기도 한다.

4세 이상 유아에서부터 사용할 수 있게 허가 되어 있고, 가정에서 쉽게 사용할 수 있다는 장점이 있다.

사마귀는 바이러스 감염 질환이므로 번지거나 전염될 수 있다. 사마귀를 만지거나 치료한 후에는 반드시 손을 깨끗이 씻는다. 또 물기를 제거하는 수건을 전용으로 쓰거나 1회용 제품을 사용하는 것이 좋다.

티눈은 신발 선택이 중요하다. 특히 신체적으로 튀어 나오는 부위에 압력이 가해지면 티눈이 쉽게 발생되므로 어느 정도 여유가 있는 신발을 신어야 하고 마찰력이 적도록 양말과 스타킹을 착용하도록 한다.

CHAPTER 22

잘못 건드리면 흉터가 남는
여드름 셀프메디케이션

각질과 면포 제거, 화농성과 염증성 증상 완화로 접근하는
여드름 케어

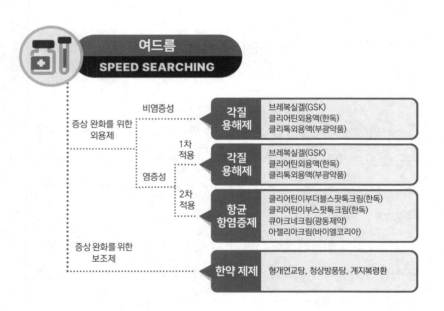

이마에 난 빨간 뾰루지가 신경 쓰인다. 요 며칠 이마에 기름 기가 촬촬 흐르더니 더 심해진 것 같다. 앞머리를 내려도 보이는 것 같다. 짜내면 누런 피지가 나오고 좀 덜해지다가도 피곤하거나 스트 레스를 받거나 음식을 잘못 먹으면 다시 올라온다.

청춘의 상징으로 여겨지는 여드름은 사실 청소년들의 큰 고민 중 하나다. 2015년 통계청에서 발표한 청소년(19~24세) 고민 순위를 살펴보면, 1위는 학업, 2위는 직업, 3위가 외모다. 외모에 대한 고민은 남자보다 여자에게 더 많은 것으로 조사되었다.

여드름은 외모에 관심이 많은 이에게 큰 스트레스가 된다. 군데군데 올라온 빨간 화산봉우리는 자신감을 떨어뜨려 대인 관계에 영향을 끼치며 삶의 질까지 떨어뜨린다.

여드름은 왜 생길까? 여드름이 생기는 병리는 명확하다. 여드름은 피지가 분비되어 나오는 모낭에 문제가 생겨 발생하는 질환이다. 여드름이 곪기 전, 흔히 좁쌀 여드름이라고 불리는 병변 속에는 작은 쌀알 같은 것이 들어 있는데, 이것을 '면포'라고 한다. 모공 벽의 각질이 두꺼워지면 피지가 모공 내에 고이게 되는데, 이것이 미세면포가 된다. 피지가 갈수록 축적되고 모공이 완전히 막히면 피지가 더 쌓여 폐쇄면포가 된다. 심한 경우 내용물이 모공을 확장시켜 뚫고 나오는데, 이때 피지가 산화되면서 검은색으로 보이는 것을 개방면포라고 한다. 폐쇄면포를 '화이트헤드'라고 부르고, 개방면포를 '블랙헤드'라고 부른다.

여기까지는 비염증성이다. 막힌 면포 밑에 축적된 피지는 여드름균이 증식할 수 있는 이상적인 환경이 된다. 여드름 균이 증식하면 염증과 화농이 진행되면서 염증성 여드름이 된다. 남성호르몬 수치가 높아지는 사춘기 남성에게서 여드름이 많이 나타나는 것은 호르몬이 피지 분비를 촉진하기 때문이다. 그뿐만 아니라 헤어밴드와 같이 국소적으로 땀구멍을 막는 습관, 유분이 너무 많은 화장품, 스트레스나 약물 복용 등은 모두 여드름을 악화시킨다. 정제당 과다 섭취, 트랜스 지방이 많은 식품의 과다 섭취 또한 여드름을 발생시키는 원인이다.

여드름 치료는 각질과 면포, 여드름 균 제거에 맞추어서 이루어진다. 피지가 너무 많이 분비되어 치료를 받아야 하는 성인 여드름, 약물 복용이나 주사 치료가 필요한 경우는 셀프메디케이션의 대상이 아니다. 일반의약품으로 여드름을 완화시킬 수 있는 제제는 다음과 같다.

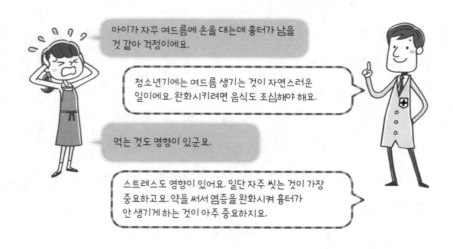

1. 비염증성 여드름에 사용하는 각질용해제

각질 제거를 통한 여드름 치료제에 들어가는 대표 성분은 과산화벤조일과 살리실산이다. 브레복실겔(GSK)의 주성분인 과산화벤조일은 산화 작용으로 피지 안에 있는 세균을 억제하고, 각질과 면포를 녹여 피지 및 노폐물 배설을 촉진해 여드름 증상을 완화한다.

처음에는 1일 1회 취침 전에 환부에 가볍게 두드리며 바른다. 적용시 경미한 피부 박리와 홍반 등이 있을 수 있는데 적용되면 1일 2회 바른다. 자극이 있는 제제므로 피부 염증을 유발할 수 있으며, 머리카락이나 섬유에 닿으면 탈색될 우려가 있으니 주의한다. 피부박리 현상은 자연스러운 것이며 1~2주 중에 나타나고 바르지 않으면 1~2일 내에 없어진다. 염증성, 비염증성 여드름에 모두 사용할 수 있다. 과산화벤조일 사용시 과도한 자외선 노출은 피하는 것이 좋다.

클리어틴외용액(한독), 클리톡외용액(부광약품)의 주성분인 살리실산은 살아 있는 표피층에는 영향을 끼치지 않고 세포 간 접합제 물질을 용해시켜 피부 각질층을 떨어뜨리고 소염 작용으로 염증 반응을 완화시킨다. 하지만 이 성분으로 살균 효과를 기대할 수는 없다. 1일 2회 점막 부위에는 닿지 않게 조심해서 환부에 바른다. 햇빛 과민성 증상을 유발할 수 있으므로 약을 바른 뒤 외출할 때는 자외선 차단제를 바르는 것이 좋다. 이러한 각질용해제는 비염증성 여드름에 사용한다.

2. 염증성 여드름에 사용하는 항균·항염증제

클리어틴이부더블스팟톡크림(한독)의 주성분인 이소프로필메틸페놀은 항진균, 항세균 효과가 있어 모공 안에 존재하는 여드름 균을 직접 억제한다. 이부프로펜피코놀은 소염진통제 성분으로 항염증 작용을 하고 여드름 균의 지방 분해 효소를 억제한다. 이 두 가지 성분의 복합으로 화농성 피부 질환을 완화시킬 수 있다.

1일 여러 번 사용할 수 있으며 비누 세안을 깨끗하게 한 뒤 적당량을 바른다. 단, 면포 제거 효과는 없기 때문에 각질이 많다면 다른 제제와 병용해서 사용한다. 염증성 여드름에 사용한다.

3. 염증성 여드름에 사용하는 항균제

아젤리아크림(바이엘코리아)의 주성분인 아젤라인산은 여드름 균의 성장과 지방산 생성을 억제해서 화농성 여드름을 치료한다. 1일 2회 환부에 문질러 바른다.

4. 한약 제제

비염이 있으면서 여드름도 있다면 형개연교탕 복용이 도움이 된다. 얼굴에 홍조가 있으며 화농증 여드름이 있다면 청상방풍탕을, 각화증이 심한 경우 구어혈제인 계지복령환을 사용하면 증상 완화에 도움이 되므로 전문가와 상담한 후 복용해 보는 것도 좋다.

여드름은 완치보다는 증상 완화와 함께 흉터 등 후유증을 최소화하는 데 치료 목표를 두어야 한다. 여드름이 있는 경우 1일 2회 이상 깨끗하게 세안하고, 여드름 전용 비누를 사용하는 것도 좋다. 피부에 밀착되는 액세서리 등은 피하고 스트레스, 음주, 흡연, 알레르기 유발 음식 등을 조심한다.

여드름이 보기 싫고 불편하다고 손톱으로 짜거나 긁으면 2차 감염으로 이어져 흉터가 크게 남을 수 있으므로 금한다. 필요하다면 면포를 짜내는 스트립을 사용하거나 잘 소독된 면포 전용 제거기를 사용한다. 아연, 비타민A 등 영양소 섭취는 여드름 증상 완화에 도움을 줄 수 있으니 참고한다.

 배 약사의 강력 추천 셀프메디케이션

◎ **비염증성 여드름**
브레복실겔이나 클리어틴외용액 등 각질용해제로
꾸준히 각질과 면포를 제거

◎ **염증성 여드름**
각질용해제로 각질과 면포를 제거하고,
클리어틴이부더블스팟톡크림이나 아젤리아크림
등으로 염증 완화

◎ **만성화된 여드름**
청소년의 염증성 여드름은 한약 제제인 형개연교탕,
성인 염증성 여드름은 한약 제제인 방풍통성산 등을
꾸준히 복용

CHAPTER 23

말하기 창피한 비밀스런 괴로움
치질 셀프메디케이션

항문 주위 가려움, 가벼운 통증과 부종, 출혈 등
경미한 증상을 보일 때

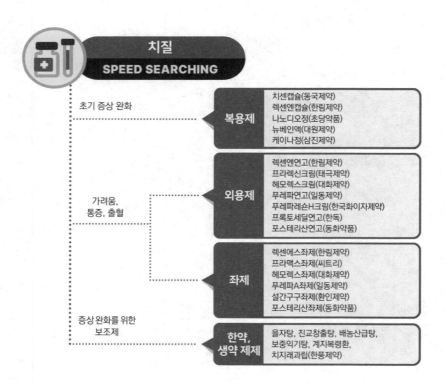

치질
SPEED SEARCHING

초기 증상 완화 — **복용제**
- 치센캡슐(동국제약)
- 렉센엔캡슐(한림제약)
- 나노디오정(초당약품)
- 뉴베인액(대원제약)
- 케이나정(삼진제약)

가려움, 통증, 출혈 — **외용제**
- 렉센엔연고(한림제약)
- 프라렉신크림(태극제약)
- 헤모렉스크림(대화제약)
- 푸레파연고(일동제약)
- 푸레파라숀H크림(한국화이자제약)
- 프록토세딜연고(한독)
- 포스테리산연고(동화약품)

좌제
- 렉센에스좌제(한림제약)
- 프라맥스좌제(씨트리)
- 헤모렉스좌제(대화제약)
- 푸레파A좌제(일동제약)
- 설간구구좌제(환인제약)
- 포스테리산좌제(동화약품)

증상 완화를 위한 보조제 — **한약, 생약 제제**
- 을자탕, 진교창출탕, 배농산급탕, 보중익기탕, 계지복령환, 치지래과립(한풍제약)

국민건강보험공단의 발표에 의하면 치질 관련 질환으로 진료를 받은 사람은 2015년 기준 65만 명 정도로 수치는 계속 증가하고 있다. 연령대별로 보면 3~40대가 환자의 약 50%를 차지하고, 남녀의 발생 빈도는 비슷했다. 치질에 대한 부끄러움 때문에 병을 키우다 보면 돌이킬 수 없는 상황까지 진행되어, 약물 등 보존 치료가 아닌 수술을 받아야 하는 상황이 될 수도 있다.

치질은 항문 주위에 발생하는 질환이다. 형태에 따라 돌출 형태가 있는 치핵, 항문의 피부와 점막이 찢어지는 치열, 항문 주위에 농양이 생기는 치루, 항문 가려움증 등이 있다. 일반적으로 치질이라 함은 치핵을 말한다. 치핵은 항문 주변의 혈관과 조직이 돌출되거나 조직 손상으로 인해 출혈이 발생하는 것을 말한다.

치핵은 발생 위치에 따라 내치핵과 외치핵으로 나눈다. 직장과 항문 사이에는 항문 괄약근으로 둘러싸여 있는 항문관이 있다. 항문관 중간 지점에 빗살무늬의 경계가 있는데 이를 '치상선'이라고 부른다. 이 치상선 상부에 발생하는 것을 '내치핵', 하부에 발생하면 '외치핵', 둘 다 존재하면 '혼합치핵'이라고 부른다. 흔히 치핵이라 하면 내치핵을 말한다. 내치핵은 크게 4단계로 구분한다. 1기는 변을 볼 때 피만 나는 상태, 2기는 변을 볼 때 피가 나고 항문이 빠져 나오는데 저절로 들어가는 상태, 3기는 변을 볼 때 피가 나고 항문이 빠져 나오는데 손으로 밀어 넣어야 들어가는 상태, 4기는 변을 볼 때 피가 나고 항문이 빠져 나오는데, 손으로 밀어도 잘 안 들어가고 다시 나오는 상태다.

치핵은 그 상태에 따라 수술, 비수술 요법을 결정하게 된다. 만약 다음과 같은 상태라면 신속하게 병원을 방문한다.

- 12세 미만의 환자에게 나타난 항문, 직장 질환
- 궤양성 대장염, 크론병 등의 질환이 있는 환자
- 대장암의 가족력이 있는 경우
- 농양, 치루, 열창, 암 등의 심각한 항문, 직장 질환이 의심되거나 과거에 이런 질환을 진단받은 경력이 있는 환자
- 심각한 급성 통증, 출혈, 삼투, 돌출, 혈전증, 흑변, 중등도에서 고도의 가려움증 등의 증상이 있는 경우
- 경미한 항문, 직장 증상이지만 7일간 자가 치료한 후에도 효과가 나타나지 않은 경우

  (로즈마리 베라르디 저,《비처방약 핸드북》, 조윤커뮤니케이션에서 발췌)

치핵은 혈관성 질환이다. 특히 정맥 혈관에 과도하게 압력이 가해지거나 혈액이 정체되어 혈관이 늘어져서 생기게 되는데, 이는 마치 다리에 정맥류가 생기는 것과 같다. 치질이 직립보행하는 사람에게만 생기는 것도 이런 이유다. 오래 서 있거나 앉아 있어 하체로 혈액 흐름이 정체되기 쉬운 직장인이나 학생들, 대변을 볼 때 과도하게 항문에 힘을 주는 변비 환자, 만성 음주자, 임산부, 급격한 다이어트를 하는 사람, 육식 위주의 식단을 가진 사람들은 치질에 걸리기 쉽다.

만약 가벼운 항문 주위 불편함, 가려움, 부종, 통증, 출혈 등으로 치질이 의심된다면 일반의약품을 통해서 그 증상을 완화시킬 수 있다.

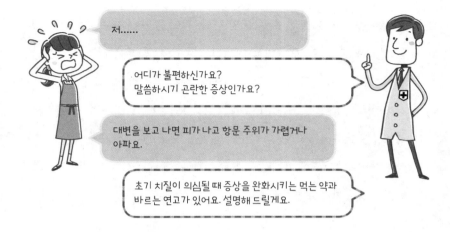

저……

어디가 불편하신가요?
말씀하시기 곤란한 증상인가요?

대변을 보고 나면 피가 나고 항문 주위가 가렵거나
아파요.

초기 치질이 의심될 때 증상을 완화시키는 먹는 약과
바르는 연고가 있어요. 설명해 드릴게요.

1. 초기 치질 증상이 의심될 때 먹는 약

치질은 항문 부위에 혈액이 몰려 혈관이 늘어지는 것이 원인이므로 혈관 상태와 순환을 개선하면 치질 증세를 예방하거나 완화시킬 수 있다. 치센캡슐(동국제약), 렉센엔캡슐(한림제약)은 디오스민 성분이 300mg, 나노디오정(초당약품)은 600mg 함유된 먹는 치질약이다. 디오스민은 혈관 탄력성을 개선하고 모세혈관 투과성을 정상화시키며 활성산소를 억제해 항염, 항산화 작용을 하는 성분이다. 즉, 항문 혈관 상태를 개선시켜 치질 증상을 완화시킨다. 1회 1캡슐을 1일 2회 복용하며, 증상이 심하면 1일 최대 6캡슐까지 복용할 수 있다. 임신 3개월 이후의 임산부나 수유부도 사용할 수 있다.

케이나정(삼진제약), 후바후바정(대화제약)은 헵타미놀, 은행엽추출물, 트록세루틴 성분이 복합된 먹는 치질약이다. 헵타미놀은 혈관수축제로 혈관이 늘어지는 상태를 개선시킨다. 은행엽추출물은 혈액 순환을 촉진하고 혈관을 강화시킨다. 트록세루틴은 디오스민과 비슷한 효과를 보이는 성분으로 혈관 수축 및 강화, 혈액 순환 촉진으로 치질 증상을 치료해 준다. 단, 헵타미놀이 혈관 수축 등의 작용을 하므로 갑상선 기능항진증, 고혈압, 빈맥 환자는 사용하지 않는다. 도핑테스트에서 검출되기 때문에 운동선수라면 복용시 주의한다. 위장 장애가 있으므로 1일 3~4회 식후 복용한다. 그 외 트록세루틴 3,500mg 단일 고함량 제제인 엘라스에이액(조아제약), 뉴베인액(대원제약)과 디오스민과 헤스페리딘이 복합된 제제인 베니톨정(광동제약)도 있다.

2. 항문의 불편함이 심할 때 좌제와 연고

항문의 불편함 때문에 괴롭다면 국소에 사용하는 좌제와 연고로 신속한 효과를 보는 것이 좋다. 좌제와 연고는 다양한 성분으로 나오지만 세 가지 형태로 나누어 살펴볼 수 있다.

첫째는 자극 완화제다. 렉센엔연고, 렉센에스좌제(한림제약), 프라렉신크림(태극제약), 프라맥스크림, 프라맥스좌제(씨트리), 헤모렉스크림, 헤모렉스좌제(대화제약) 등은 프라목신 성분을 함유하여 치질로 인한 자극감과 통증을 감소시킨다.

둘째는 혈관수축제, 국소마취제, 피부보호제(혈관강화), 항염증제의 복합 제제다. 푸레파연고, 푸레파A좌제(일동제약), 푸레파레이숀H맥시멈스트렌스크림(한국화이자제약), 설간구구좌제(환인제약), 프레스탑연고(태극제약), 엑스칠플러스연고(코오롱제약) 등 잘 알려진 치질 연고와 좌제들이 대부분 여기에 속한다. 치질에 의한 자극감을 감소시키고 출혈을 억제하며 혈관을 강화시키기 때문에 가장 다목적으로 사용될 수 있다.

셋째는 세균 감염을 감소시키는 제제다. 프록토세딜연고(한독), 포스테리산연고, 포스테리산좌제(동화약품) 등은 항문 주위에 세균 감염을 감소시켜 치료에 도움을 준다. 프록토세딜 연고는 국소마취제가 함유된 복합 제제고, 포스테리산은 박테리아 배양액 단일 제제다.

연고나 좌제를 사용할 때 주의 사항은 다음과 같다.

- 제품을 사용하기 전에 건조한 항문, 직장 부위를 무색, 무취의 화장지나 부드러운 천으로 두드리거나 부드럽게 닦아 낸다.
- 직장 외부용 제품은 항문 주위와 항문관에 얇게 바른다.
- 직장 내부용 제품을 바를 때는 투약기나 손가락을 이용하여 제품을 직장 내에 삽입한다. 직장 내 투약기를 사용하면 손가락이 닿을 수 없는 부분까지 제품을 바를 수 있다.
- 직장 내 투약기 끝 부분에 연고를 바르면 부드럽게 삽입할 수 있다. 만약 사용시 통증이 있으면 기구를 사용하지 않는다.
- 의사의 지시 없이 일일 권장량을 초과하지 않는다.

《비처방약 핸드북》에서 발췌

3. 한약, 생약 제제

가장 대표적으로 사용하는 한약 치질 치료제는 을자탕인데, 스트레스성으로 인해 반복적으로 발생하는 치질 치료에 효과가 있다.

진교창출탕 역시 치질에 사용되는 한약 제제다. 주로 열이 많은 사람의 치질에 사용하는데, 음주나 흡연, 자극적인 음식 등을 많이 섭취해 변비와 함께 치질 증상이 유발된 환자에게 사용할 수 있다. 그 외에 피곤하면 항문이 밀려 나오는 환자에게는 보중익기탕을, 염증이 형성된 환자는 배농산급탕을, 고정 부위에 찌르는 듯한 통증이 나타나는 어혈성 환자에게는 계지복령환을 사용할 수 있다.

치지래과립(한풍제약)은 치질에 사용할 수 있는 생약 성분 복합 제제다. 자근, 목단피, 칠엽수종자, 토코페롤이 함유되어 있어 혈액순환을 촉진하고 어혈을 제거하며 모세혈관을 강화하여 치질 증상을 완화시키는 데 도움을 준다.

치질 예방을 위해서는 10분 이상 변기에 앉지 않기, 배변시 힘을 적게 주기, 섬유질과 물의 충분한 섭취, 일정 시간에 화장실 가기 등의 배변 습관이 필요하다. 이 외에도 항상 항문 청결을 유지하고, 쪼그리고 앉아 일하는 것 피하기, 따뜻한 물로 좌욕하기, 전신 유산소 운동하기 등으로 항문 혈관 순환을 촉진시키고, 흡연, 과음, 자극적 음식 등을 피한다.

배 약사의 강력 추천 셀프메디케이션

◎ **반복해서 발생하는 치질 증상**
치센캡슐 + 한약 제제 을자탕

◎ **가려움과 통증, 부종으로 힘들 때**
푸레파연고나 푸레파A좌제 등 국소마취제 복합 제제

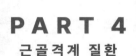

PART 4
근골격계 질환

두통약, 몸살약
근육통 약
같을까 다를까

그제는 허리가 아파서 허리 통증 약을 샀고, 어제는 머리가 아파서 두통약을 샀다.
오늘은 으슬으슬 몸살 기운이 있어 몸살약을 샀다. 집에 와서 상비약통을 열어 보니
허리 통증 약은 소염진통제라고 쓰여 있고, 두통약은 관절통 및 근육통, 몸살약은
두통, 치통, 생리통이라고 쓰여 있다. 설명서는 깨알 같아 알아보기 힘들다. 이제 보니
전에 산 해열제와 두통약은 같다. 약국에서 약을 잘못 준 걸까?

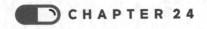

CHAPTER 24

머리가 아플 때 어떤 약을 쓸까?
두통 셀프메디케이션

> 두통의 90%는 특별한 원인 질환이 없는 일차 두통,
> 일차 두통 중 편두통, 긴장형 두통은 셀프메디케이션이 가능

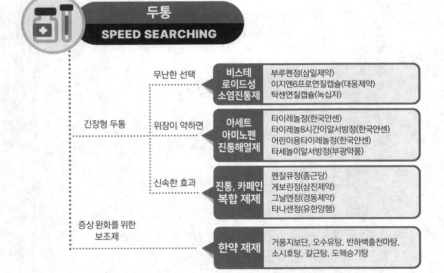

두통
SPEED SEARCHING

긴장형 두통	무난한 선택	비스테로이드성 소염진통제	부루펜정(삼일제약) 이지엔6프로연질캡슐(대웅제약) 탁센연질캡슐(녹십자)
	위장이 약하면	아세트아미노펜 진통해열제	타이레놀정(한국얀센) 타이레놀8시간이알서방정(한국얀센) 어린이용타이레놀정(한국얀센) 타세놀이알서방정(부광약품)
증상 완화를 위한 보조제	신속한 효과	진통, 카페인 복합 제제	펜잘큐정(종근당) 게보린정(삼진제약) 그날엔정(경동제약) 타나센정(유한양행)
		한약 제제	거풍지보단, 오수유탕, 반하백출천마탕, 소시호탕, 갈근탕, 도핵승기탕

갑자기 찌르는 듯한 두통으로 정신을 못 차려 본 적이 있다면 두통의 무서움을 알 것이다. 두통은 겪어 보지 않은 사람은 그 고통을 완전히 이해하기 어렵다. 그래도 다행스러운(?) 것은 많은 사람이 두통의 고통을 겪고 있다는 것이다.

두통을 호소하는 사람은 얼마나 많을까? 대한두통학회와 잡코리아가 직장인 905명을 대상으로 설문 조사한 결과, 응답자의 29.3%에 해당하는 사람이 주 1~3회 두통에 시달린다고 답했고, 건강보험심사평가원 통계 자료에 따르면 두통 때문에 병원에 방문한 환자가 2010년 67만여 명에서 2015년 79만여 명으로 5년 사이에 20% 정도 증가했다. 이에 맞추어 진통제 시장도 연일 성장세다. 특히 강세를 보이는 게보린정(삼진제약)과 이지엔6프로연질캡슐(대웅제약)의 경우 각각 2016년 14억여 원, 4억여 원으로 2015년에 비해 17%, 34% 정도의 높은 성장률을 보였다.

두통은 크게 일차 두통과 이차 두통으로 나뉜다. 일차 두통은 두통 자체가 원인이며, 이차 두통은 다른 원인 질환에서 유발된 두통이다. 일반적으로 일차 두통이 전체 두통 원인의 90%를 차지하는데 특별한 원인 질환이 없다는 것이 특징이며, 편두통과 긴장형 두통, 군발성 두통이 대표적이다. 이 중에서 일반의약품으로 증상 완화가 가능한 경우는 편두통과 긴장형 두통이다.

편두통은 한쪽 머리에서 박동성 통증이 4~72시간 지속되며, 통증 강도도 강한 편이다. 주로 시각장애(섬광, 물결 모양 등이 보임)나, 얼굴 또는 머리 양쪽의 감각이 무뎌지거나, 언어 장애, 현기증 등의 전조 증상을 보인 후 본격적인 두통이 생긴다. 무조건 한쪽만 아픈 것은 아니고 양쪽 다 아프거나 통증 위치가 옮겨 다니기도 하며, 소리와 빛에 민감해지기도 하고, 속이 메스껍거나 구토 등의 위장관 증상을 같이 유발하기도 한다.

긴장형 두통은 스트레스성 두통으로 불리며 누르거나 조이는 듯한, 또는 머리가 맑지 않고 무거운 두통을 호소하며, 일시적인 경우와 만성인 경우가 있다. 일시적인 경우는 한 달에 15회 미만 발생하며, 만성적인 경우 3개월에 걸쳐 한 달에 15회 이상 두통이 발생하는 경우를 말한다. 대부분 목이나 뒤통수, 어깨 등의 통증을 호소하지만 시간 경과에 따라 이마나 머리 전체의 두통을 호소하기도 한다. 두통의 강도는 그리 강하지 않지만 만성적인 경우 삶의 질을 떨어뜨리는 요소로 작용할 수 있다.

군발성 두통은 반드시 편측에만 발생하는 참을 수 없는 통증이 나타나며 안절부절못하고 초조해하거나, 눈을 쑤시는 듯한 통증이 나타나며 수십 분에서 수시간 지속되는 두통이 하루에도 여러 차례 반복된다. 수면 중 나타나 수면을 방해하는 경우도 많다. 이는 일반의약품으로 완화하기 어렵기 때문에 바로 병원 진료를 요한다.

반복적으로 발생하는 두통의 경우 정확한 원인을 찾아야 하기 때문에 반드시 의사의 진료가 필요하지만 일시적으로 발생하는 두통의 경우 일반의약품으로 어느 정도 관리가 가능하다. 따라서 특별한 이유 없이 발생하는 두통의 경우라면 약사와의 상담을 통해 적절한 일반의약품을 사용하여 불편함을 감소시킬 수 있다.

단, 만약 두통이 아래와 같은 형태라면 셀프메디케이션을 할 수 없는 상태므로 신속하게 병원에 방문한다.

- 참을 수 없는 급격하고 심한 두통
- 10일 이상 지속되는 두통
- 임신 3기 임산부(28주 이상)의 두통
- 8세 이하의 어린이
- 고열이나 심각한 감염의 증후가 있을 때
- 간 질환의 병력이 있거나 1일 3잔 이상의 술을 마시는 환자

(로즈마리 베라르디 저,《비처방약 핸드북》, 조윤커뮤니케이션에서 발췌)

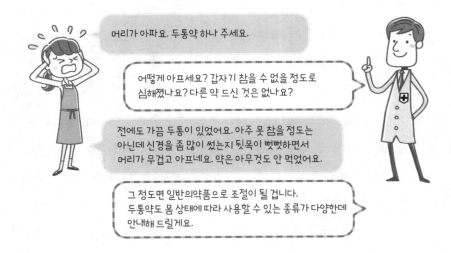

1. 효과 빠른 비스테로이드성 소염진통제 단일 제제

부루펜정(삼일제약), 이지엔6프로연질캡슐(대웅제약), 탁센연질캡슐(녹십자)로 대표되는 비스테로이드성 소염진통제(NSAIDs)에는 각각 이부프로펜, 덱시부프로펜, 나프록센 등의 성분이 함유되어 있어 통증을 완화시키는 데 효과적으로 사용될 수 있다. 비스테로이드성 소염진통제는 위장관에서 신속하게 흡수되며 30분 정도 지나면 그 효과가 나타나기 시작한다.

부루펜정의 주성분인 이부프로펜의 지속 시간은 6~8시간으로 1일 3~4회 복용 가능하며 성인의 경우 최대 3,200mg까지 복용이 가능하므로, 부루펜정 400mg의 경우 1일 8정까지 복용이 가능하다.

이지엔6프로연질캡슐의 주성분인 덱시부프로펜도 1일 3~4회 복용 가능하며 성인의 경우 최대 1,200mg까지 복용이 가능하므로 1일 4캡슐까지 복용이 가능하다.

탁센연질캡슐의 주성분인 나프록센의 지속 시간은 12시간이므로 1일 2회, 1일 1,250mg까지 복용이 가능하다. 편두통에 사용할 경우 처음 복용을 750mg으로 시작해서 12시간 후 250~500mg을 더 복용할 수 있다. 따라서 탁센연질캡슐은 1캡슐당 250mg의 나프록센 성분이 함유되어 있으므로, 처음 3캡슐 복용 후 12시간이 경과하면 1~2캡슐을 더 복용할 수 있다.

비스테로이드성 소염진통제는 효과가 빠르고 지속 시간이 길다는 장점이 있지만 위장관 장애와 어지럼증, 피로 등의 중추신경 증상이 나타날 수 있고, 수분 배출이 저해되어 부종이 나타날 수 있음에 주의한다. 특히 위장관 장애는 일반적인 부작용으로 소화불량, 속 쓰림, 메스꺼움 등이 나타날 수 있고 심하면 위장관 궤양이나 천공이 나타날 수도 있다. 그러므로 음주를 자주 하거나 위장관이 약한 사람, 신장 기능이 떨어진 경우에는 사용하지 않는다. 나프록센은 12세 미만의 경우 복용을 피한다.

2. 위장이 약하다면 아세트아미노펜 진통해열제 단일 제제

타이레놀정(한국얀센)의 단일 제제 성분으로 유명한 진통해열제 아세트아미노펜은 위장관에서 빠르게 흡수되며 30분 내에 효과를 나타낸다. 지속 시간은 4시간 정도인데, 지속 시간이 짧은 단점을 개선한 서방형 제제인 타이레놀8시간이알서방정은 지속 시간이 8시간 정도다. 아세트아미노펜은 4~6시간(타이레놀8시간이알서방정은 6~8시간) 간격으로 복용할 수 있으며 최대 4,000mg까지 복용이 가능하다.

아세트아미노펜은 비스테로이드성 소염진통제가 가진 위장 부작용이 없어 공복에도 복용할 수 있고 영아에게도 사용할 수 있기 때문에 통증 완화 목적으로 많이 사용된다. 단, 간에서 광범위하게 대사가 이루어지고 간독성을 나타낸다는 중대한 단점이 있다. 그러므로 1일 3잔 이상 음주하거나 간독성 유발 약물을 복용하는 경우, 영양 결핍이 있는 경우 등 아세트아미노펜을 복용했을 때 간독성이 유발될 위험이 있는 환자는 되도록 복용하지 않는다. 아세트아미노펜의 경우 병원에서 처방받는 전문의약품이나 일반의약품에 포함되는 경우가 많으므로 약물 복용시 총 용량에 주의한다.

3. 보다 강한 효과에는 진통해열제 + 카페인 복합 제제

카페인과 아세트아미노펜 성분이 복합된 제제는 두통을 완화시키는 데 단일 제제보다 효과가 좋을 때가 많다. 단, 카페인에 민감한 경우에는 복용시 주의가 필요하다.

잘 알려진 펜잘큐정(종근당)과 게보린정(삼진제약)은 진통해열제인 아세트아미노펜과 카페인에 각각 에텐자미드와 이소프로필안티피린 성분이 복합된 제제다. 세 가지 복합 처방은 아주 오랫동안 두통 완화제로 사랑받아 왔다. 그만큼 효과가 있다는 뜻이다. 단, 이소프로필안티피린은 피린계 알레르기가 있는 경우 생명에 위해를 가할 수 있기 때문에 복용시 주의한다. 나머지 주의사항은 아세트아미노펜 단일 제제와 같다.

4. 한약 제제

한약 제제는 다른 일반의약품과 병용할 수 있어 증상 개선에 도움을 줄 수 있다.

스트레스 등으로 인해 가슴이 답답하고 구토감이 강하고 두통이 있다면 거풍지보단을, 손발의 냉감과 찌르는 듯한 두통과 구토감이 수반된다면 오수유탕을, 평상시 위장이 약한 사람이 어지럼증과 두통을 수반한다면 반하백출천마탕을, 스트레스 등으로 인해 입맛이 없고 메스꺼우며 편두통이 있다면 소시호탕을, 갈증이 많고 삼차 신경통과 같은 두통이 있다면 오령산을, 감기 기운이 있으면서 어깨가 결리고 두통이 수반된다면 갈근탕을, 변비 경향이 있으며 찌르는 듯한 두통이 있다면 도핵승기탕 등을 증상에 맞추어 사용할 수 있다.

스트레스, 피로, 카페인, 음주, 흡연, 과도한 수면 등도 두통의 원인이 될 수 있으므로 생활요법을 잘 지켜야 한다. 특히 편두통의 경우 초콜릿이나 감미제(아스파탐), 치즈, 포도주, 콜라 등과 같은 음식물에 의해서도 발생하는 경우가 있기 때문에 식생활 관찰도 중요하다.

만약 약을 복용했을 때만 증상이 덜해지고 1주일에 3일 이상 두통약을 복용하게 된다면 일반의약품 복용을 바로 중단하고 의료기관에 방문한다.

배 약사의 강력 추천 셀프메디케이션

◎ **스트레스 등으로 인해 발생하는 두통**
부루펜정 또는 탁센연질캡슐 등의 소염진통제,
상황에 따라 한약 제제 거풍지보단

◎ **편두통**
마이드린캡슐 또는 미가펜캡슐

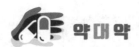 **약 대 약**

한국인의 두통약은 뭘까? 펜잘 vs 게보린

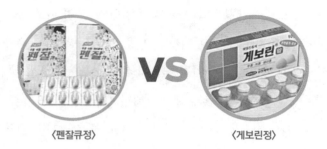

〈펜잘큐정〉　　　　　　　〈게보린정〉

"두통, 치통, 생리통엔 맞다 게보린!" "효과 빠른 두통약 펜잘!" 이런 광고 카피는 무척 오래되기도 했지만 기억에 잘 남기도 한다.

게보린정은 삼진제약에서 1979년에 출시했다. 1985년 이전에는 종근당-로슈의 사리돈정이 두통약 부문에서 부동의 1위였는데, 1982년부터 서서히 성장하던 게보린정이 1985년을 기점으로 국내 시장의 일인자로 부상하게 된다(사리돈은 미국에서 1933년 개발된 복합 진통제다).

게보린정은 기존의 진통제들과 달리 약의 모양과 색을 독특하게 만들면서 차별화를 두었고, 고가의 가격 정책으로 약국에 마진을 확보해 준 것이 판매 상승에 동력이 되었다. 그러나 게보린정의 진정한 한방은 광고 카피였는데, 그것이 바로 1982년부터 선보인 "맞다, 게보린!"이다. 이 카피 하나로 게보린정은 향후 30년 이상 부동의 1위 자리를 지키게 된다.

펜잘정은 로슈와의 제휴 계약이 끝난 종근당에서 사리돈정과 동일 성분으로 1984년 출시한다. 이후 펜잘정은 복합 제제 두통약 시장의 2위를 차지하지만 아쉽게도 1위는 차지하지 못한다. 어찌 보면 두통약 시장 점유율은 효능이 가장 중요할 것 같지만 마케팅, 광고 또한 아주 중요한 요소임을 알 수 있는 대목이다. 이후 종근당은 2008년 이소프로필안티피린(IPA) 안전성 논란이 제기되자 펜잘정에서 이소프로필안티피린을 빼고 에텐자미드 성분을 추가해 펜잘큐정으로 리뉴얼하여 판매하고 있다.

성분을 비교해 보자. 게보린정의 성분은 아세트아미노펜 300mg, 이소프로필안티피린 150mg, 카페인무수물 50mg으로 이루어진 복합 성분이다. 아세트아미노펜과 이소프로필안티피린은 서로 다른 계열의 진통제로, 병용하면 통증 완화의 상승 효과가 크다. 또 이소프로필안티피린과 카페인의 복합은 진통 효과를 더욱 강하게 만들어 준다.

그러나 피린계의 혈액 질환 부작용의 유해성 논란은 아무래도 무시할 수 없다. 게보린정은 피부 발진이나 혈관계 부작용, 피린계 알레르기의 경우 주의 깊게 관찰해야 하며, 15세 미만은 사용할 수 없다. 그리고 위장관계 부작용이 있어 1일 3회 1정을 공복을 피해 복용하도록 한다(참고로 2015년 6월 식약처에서는 이소프로필안티피린이 안전성에 문제가 없다고 발표했다).

2008년 성분을 리뉴얼하여 판매하고 있는 펜잘큐정의 성분은 아세트아미노펜 300mg, 에텐자미드 200mg, 카페인무수물 50mg으로 구성된 복합 제품이다. 게보린정과 달리 피린계 진통제가 빠졌고 대신 에텐자미드가 포함되었다. 에텐자미드는 지속 시간이 긴 진통해열제로 통증 완화 시간을 좀 더 길게 유지한다. 카페인은 진통제의 효과를 증폭시키는 역할을 한다.

펜잘큐정은 8세부터 복용이 가능하며, 위장 장애가 있을 수 있으므로 1일 3회 공복을 피하여 복용하고, 8세는 반 알만 복용한다. 게보린정과 펜잘정은 모두 아세트아미노펜을 함유하고 있어 음주를 자주 하는 사람은 복용해서는 안 된다.

성분을 비교하면 알 수 있듯이, 게보린정과 펜잘큐정의 성분은 크게 다르지 않다. 카페인이 들어 있는 진통제 복합 제제로서 용도는 거의 같다고 볼 수 있는데, 그럼에도 게보린정이 여전히 부동의 1위를 차지하는 것은 역시 광고의 힘 아닐까?

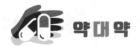 **약대약**

타이레놀, 타이레놀이알서방정, 우먼스타이레놀 어떨 때 쓸까?

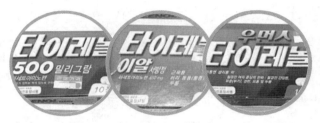

〈타이레놀정500mg〉〈타이레놀8시간이알서방정〉〈우먼스타이레놀정〉

타이레놀(한국얀센)은 유명한 진통해열제다. 타이레놀은 제형과 성분의 특징에 따라 다양한 브랜드 네임이 붙어 있다. 같은 아세트아미노펜이 들어 있더라도 질환에 따라 다르게 복용하면 좀 더 좋은 효과를 볼 수 있다.

타이레놀은 타이레놀정500mg, 타이레놀8시간이알서방정(타이레놀ER정), 우먼스타이레놀정이 있다. 친절하게도 구분을 쉽게 하기 위해 흰색, 노랑색, 보라색으로 포장을 달리 해 놓았다. 타이레놀을 많이 찾는 이들은 "하얀색 타이레놀 주세요"라고 말하기도 한다(요즘 많이 찾는 타이레놀 콜드에스정은 종합감기약으로 '타이레놀 감기약'으로 불린다. 진통제 종류와는 확실히 구분되어 있으므로 본 글에는 포함하지 않겠다).

이들의 차이점을 알아보자. 타이레놀정500mg은 짧고 굵게 효과를 발휘한다. 위에서 바로 분해되고 500mg이 흡수되는 데 10분, 아주 빠르게 작용해서 통증을 완화시킨다. 단, 지속 시간이 길지 않아서 4시간 정도면 약효가 떨어진다.

타이레놀8시간이알서방정650mg(타이레놀8시간ER정650mg)은 약물이 서서히 방출되도록 만들어진 특수 제형으로 반은 바로 흡수되고 반은 천천히 흡수되어 지속 효과가 길다. 보통 8시간의 지속 효과를 보이는데, 최근 체내에 오랫동안 남아 있는 것이 단점이 되었다. 중복 투약으로 인한 약물 중독 우려 때문이다. 2017년 말 EU는 타이레놀의 서방정 형태를 공식적으로 퇴출시켰고, 2018년 초 한국의 식약처에서도 공식적으로 안전성 공고를 냈다. 따라서 사용시 반드시 복용 시간을 지켜야 한다.

우먼스타이레놀정에는 부기를 완화시키는 이뇨제가 포함되어 있다. 월경전증후군은 단순히 통증분 아니라 수분 정체로 인해 부종이나 허리 통증이 동반되는 경우가 많아서 이런 성분의 조합은 월경전증후군을 전반적으로 완화시킬 수 있다. 흡수도 빨리 되는 제형이어서 효과 역시 빠르게 나타난다.

결론적으로 열이 심하게 나는 상황이나 두통 등 급격하게 나타나는 통증에는 흰색 포장이 된 타이레놀정500mg을 4시간마다 복용하고, 몸살이나 근육통처럼 지속적인 통증을 완화시키려면 노란색 포장의 타이레놀8시간이알서방정을 8시간 간격으로 복용한다. 생리통이나 월경전증후군에는 우먼스타이레놀정을 4시간 간격으로 복용한다.

타이레놀을 복용할 때 주의사항은 바로 간 독성이다. 술을 자주 마시거나 간 기능이 좋지 않다면 주의해서 복용한다. 당연히 음주 후 두통에는 사용하지 않는 것이 좋다. 간에 문제가 없더라도 1일 4000mg 이상 복용하면 간 독성이 생기므로 복용량에 유의한다. 타이레놀의 성분인 아세트아미노펜은 감기약이나 통증으로 인한 병원 진료시 처방받는 약에 포함되는 경우가 많으므로 구입하기 전에 약사에게 반드시 현재 복용 중인 처방약을 알리고 복약 지도를 받는다.

타이레놀정500mg과 우먼스타이레놀정은 1일 8정의 복용량을 초과할 수 없다. 그러므로 몇 번 복용했는지 꼭 기억해야 한다. 타이레놀8시간 이알서방정은 1일 6정 이상 복용할 수 없고 서방정 제형 특성상 절단하거나 가루로 만들어 먹지 않는다. 어린이용타이레놀정80mg를 제외한 성인용 타이레놀 제제들은 간 손상에 대한 우려 때문에 모두 12세 이상 성인에게만 사용하도록 규정되어 있다. 만약 12세 미만이라면 어린이타이레놀현탁액(시럽제)이나 어린이용타이레놀정80mg(츄어블 정제)으로 용량을 낮추어 복용하는 것이 좋다.

CHAPTER 25

부딪쳐서 멍들고 아플 때
타박상 셀프메디케이션

외상이 심하지 않은 부종과 멍에 대한 대처법

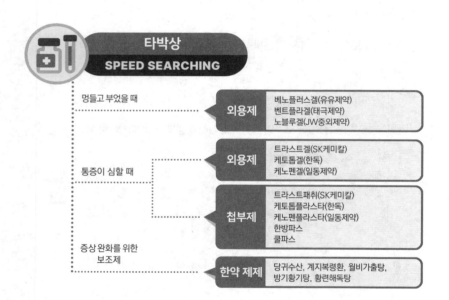

신체 활동 중 충격을 받으면 피부가 손상되면서 출혈 등이 발생할 수 있고, 외부적인 출혈은 없지만 내부에서 출혈이 생기거나 통증이 발생할 수 있다. 전자는 상처라고 하고 후자는 타박상이라고 한다. 또 강한 충격을 받지 않더라도 관절 부위가 과도하게 꺾이면 뼈가 부러지거나 인대 손상이 일어날 수 있는데 이를 골절, 염좌라 한다.

2016년 한양대학교병원 응급의료센터에 방문한 환자들을 조사한 내용을 살펴보자. 전체 응급실 내방 환자 7,000여 건 중에서 뇌진탕, 골절, 타박, 염좌로 방문한 환자는 35%, 2,500여 건으로 충격에 의한 근골격계 손상이 의외로 많다. 특히 외상으로 응급실을 찾는 연령대는 10대 미만과 80대 이상이 환자의 80%로, 영·유아와 노인층은 특별한 주의가 필요하다.

고 연령, 저 연령대에 외상 환자가 집중되는 이유에 대해 한양대학교병원 응급의학과 이윤재 교수는 "성인에 비해 주의력이 떨어질 수밖에 없는 소아의 특성과 거동이 불편하여 다치기 쉽고 골다공증으로 인해 뼈가 약해져서 골절 발생 가능성이 높은 노인의 특성에 의한 것으로 보인다"(〈한양대학교의료원매거진〉 Vol.146)고 말했다. 외상은 누구나 조심해야 하지만, 특히 고 연령대의 경우 생명과 직결되기 때문에 더욱 조심해야 한다.

신체가 견디기 어려운 정도의 강한 충격을 받으면 그 충격의 여파로 조직이 손상된다. 초기에는 일시적으로 혈액 순환이 방해를 받으면서 환부가 창백해진다. 이후 모세혈관의 손상으로 내부 출혈과 국소적 염증 반응이 동시에 발생하면서 붉게 충혈된다. 혈관 밖으로 나온 체액이 조직으로 스며들면서 붓기 시작하며 통증이 유발된다. 시간이 지나 혈액이 응고되기 시작하면 환부는 검붉은 색이 되었다가 푸른색으로 바뀐다. 멍이 든 것이다. 이후 푸른색이 점점 노란 색으로 변하면서 퍼져 나가는데, 이것은 조직으로 새어 나온 혈액 응고물이 흡수되면서 없어지는 과정이다. 어딘가에 부딪쳐서 부어올랐다가 부기가 빠지면서 푸른 멍이 점점 퍼져 나갔던 적이 있는가? 보기는 싫었겠지만 회복을 위한 과정이었다.

진피층 밑에 있는 피하지방층은 외부 충격이 안으로 전달되지 않도록 막고, 추위와 더위로부터 몸을 보호하는 기능을 한다. 피하지방을 줄이는 것은 그만큼 몸을 위태롭게 할 수 있다. 머리나 흉부처럼 피하지방이 적은 곳은 두꺼운 뼈가 버티고 있어 충격으로부터 보호한다.

관절이 과도하게 움직이지 않도록 뼈를 붙잡고 있는 조직은 인대다. 관절이 버틸 수 있는 힘보다 과하게 작용하면 염증이 생기거나 심하면 인대가 끊어질 수도 있다. 염증이 생긴 것을 염좌(삐었다)라 하고, 끊어진 것은 인대 파열이라고 한다.

피하지방이나 뼈, 인대의 범위를 넘어서는 충격을 받았을 때는 큰 문제로 이어질 수 있다. 활동하다 다쳤는데 다음과 같은 증상이 나타난다면 자가 치료가 아니라 즉시 병원 치료를 받는다.

- 견디기 힘든 정도의 통증이 나타나는 경우
- 통증이 10일 이상 지속되는 경우
- 골반이나 복부의 통증(생리통은 제외)
- 메스꺼움, 구토, 발열 등의 증상을 수반하는 경우
- 눈에 띄게 형태가 변형된 경우

(로즈마리 베라르디 저, 《비처방약 핸드북》, 조윤커뮤니케이션에서 발췌)

타박이나 골절을 당했을 경우 응급처치는 RICE 요법을 따른다.

Rest(휴식): 통증이 가라앉을 때까지 움직이지 않는다.

Ice(냉찜질): 가능한 한 빨리 10~15분간 3~4회 얼음을 댄다.

Compression(압박): 탄력 있는 밴드나 붕대를 감아 압박한다.

Elevation(들어올림): 상처 부위를 심장 높이 이상 들어올린다.

《비처방약 핸드북》에서 발췌)

중요 부위의 경우 가벼운 충격을 받았다 하더라도 그 예후를 유심히 관찰하여 혹시 모를 불의의 사고에 대비해야 한다. 만약 큰 이상은 없는데 통증이나 멍, 붓기 때문에 불편함이 심하다면 상황에 맞추어 일반의약품을 사용해 관리할 수 있다.

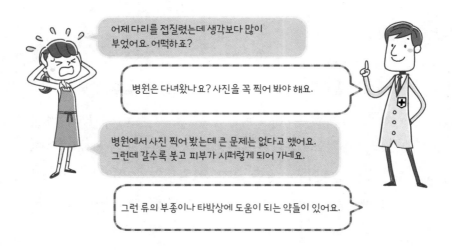

어제 다리를 접질렸는데 생각보다 많이 부었어요. 어떡하죠?

병원은 다녀왔나요? 사진을 꼭 찍어 봐야 해요.

병원에서 사진 찍어 봤는데 큰 문제는 없다고 했어요. 그런데 갈수록 붓고 피부가 시퍼렇게 되어 가네요.

그런 류의 부종이나 타박상에 도움이 되는 약들이 있어요.

1. 멍들고 부으면 수시로 바르는 외용제

멍과 부기를 제거하는 효과로 유명한 베노플러스겔(유유제약), 벤트플라겔(태극제약) 등에는 살리실산글리콜, 헤파린나트륨, 무정형에스신 등의 성분이 들어 있다. 살리실산글리콜은 통증과 염증 완화에 도움이 된다. 헤파린나트륨은 혈액 응고를 억제해 멍이 빨리 제거될 수 있게 한다. 무정형에스신은 염증을 완화시키며 모세혈관을 강화하여 부기를 빼는 데 도움을 준다.

1일 여러 번 마사지하듯이 바른다. 단, 혈액 응고를 방지하는 성분이 있기 때문에 항응고제를 복용하는 환자, 출산을 앞둔 임산부는 사용하지 않는다. 유·소아의 경우 환부의 범위가 넓으면 사용하지 않으며, 수유기에도 사용하지 않는다.

만약 얼굴 등 점막 자극에 예민한 곳이라면 헤파리노이드 단일 성분인 노블루겔(JW중외제약)을 사용해 보자. 6세 이상부터 사용해야 한다는 단점이 있지만 얼굴 부위에 자극 없이 바를 수 있다는 장점이 있다.

2. 심한 통증에는 바르거나 붙이는 외용제, 첩부제

통증이 심하면 소염진통제를 사용할 수 있다. 단, 전신 통증이 아니므로 복용하는 약보다는 겔 형태나 파스 형태의 외용제와 첩부제를 사용하는 것이 부작용을 줄이고 효과를 높일 수 있다. 트라스트겔, 트라스트패취(SK케미칼), 케토톱겔, 케토톱플라스타(한독), 케노펜겔, 케노펜플라스타(일동제약) 등의 제품이 대표적이다.

겔의 경우 1일 1~4회, 마사지로 흡수될 수 있도록 바르며, 파스의 경우 각 용법에 따라 1~2일에 1회 부착한다. 단, 15세 이상의 성인의 경우만 사용할 수 있으며 적용 부위가 햇빛에 노출되면 광과민성 알레르기가 일어날 수 있으므로 주의한다.

3. 소아에게도 사용할 수 있는 한방파스, 쿨파스

황백과 치자, 살리실산글리콜로 이루어진 한방파스나 멘톨, 캄파, 살리실산글리콜이 주성분인 쿨파스 등은 30개월이 넘은 소아도 사용할 수 있다.

특히 황백과 치자는 민간요법으로 멍을 빼는 데 사용하기도 하는데, 염증을 완화시키는 효과가 좋기 때문이다. 만약 멍과 통증이 있다면 한방파스를 선택하는 것도 좋은 방법이며, 통증이 심하다면 멘톨 등으로 시원하게 쿨링하면서 소염, 진통 효과를 보이는 쿨파스도 좋은 대안이다.

4. 한약 제제

멍과 통증이 잘 완화되지 않아 불편하다면 한약 제제를 사용하는 것도 도움이 된다.

가장 많이 사용하는 처방은 당귀수산이다. 어혈을 제거하고 혈액순환을 왕성하게 해서 통증을 완화시키며 멍이 빨리 빠지게 도와준다. 만약 멍이 심하다면 계지복령환을 추가해서 사용하면 그 효과가 더욱 뛰어나다. 수술 후 상처가 잘 아물지 않거나 통증, 멍 등이 오래가는 경우에도 사용 가능하다.

부기가 너무 심해서 불편하다면 월비가출탕이나 방기황기탕을 사용할 수 있다. 환부가 열감이 심하고 땡땡 부어 있는 경우 월비가출탕을, 평소 땀을 쉽게 흘리며 물살형 환자의 경우에는 방기황기탕을 사용하면 붓기 완화에 도움이 된다. 환부의 열감이나 충혈이 심한 경우에는 황련해독탕을 사용할 수 있다.

 배 약사의 강력 추천 셀프메디케이션

◎ **멍들고 붓고 아플 때**
외용제: 베노플러스겔, 벤트플라겔
내복약: 한약 제제 당귀수산

◎ **불편한 증상이 주로 통증일 때**
소염진통 외용제인 트라스트겔 또는 케노펜겔

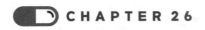

CHAPTER 26

과도한 운동으로 통증이 심할 때
근육통 셀프메디케이션

> 통증이 심하면 소염진통제,
> 근육 뭉침이 심하면 근육이완제

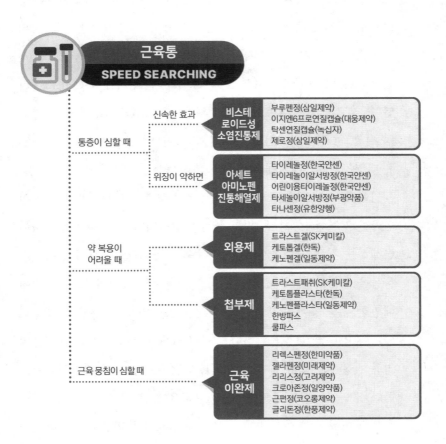

근육통 SPEED SEARCHING

통증이 심할 때

- 신속한 효과 → **비스테로이드성 소염진통제**
  - 부루펜정(삼일제약)
  - 이지엔6프로연질캡슐(대웅제약)
  - 탁센연질캡슐(녹십자)
  - 제로정(삼일제약)

- 위장이 약하면 → **아세트아미노펜 진통해열제**
  - 타이레놀정(한국얀센)
  - 타이레놀이알서방정(한국얀센)
  - 어린이용타이레놀정(한국얀센)
  - 타세놀이알서방정(부광약품)
  - 타나센정(유한양행)

약 복용이 어려울 때

- **외용제**
  - 트라스트겔(SK케미칼)
  - 케토톱겔(한독)
  - 케노펜겔(일동제약)

- **첩부제**
  - 트라스트패취(SK케미칼)
  - 케토톱플라스타(한독)
  - 케노펜플라스타(일동제약)
  - 한방파스
  - 쿨파스

근육 뭉침이 심할 때

- **근육이완제**
  - 리렉스펜정(한미약품)
  - 젤라펜정(미래제약)
  - 리리스정(고려제약)
  - 크로아존정(일양약품)
  - 근편정(코오롱제약)
  - 글리돈정(한풍제약)

근육통은 과연 치료해야 할 질병일까? 근육통은 며칠 아프다 낫거나 마사지로 풀어 주어야 할 뿐 질병은 아니라고 생각할 수 있다. 근육통은 말 그대로 근육이 아픈 것이다. 근육은 평활근과 골격근 두 종류로 나뉜다. 평활근은 기관지나 위장관 등에, 골격근은 주로 뼈에 붙어 있다. 두 근육은 같은 듯하지만 다르다.

운동 후 통증이 생기는 근육은 주로 골격근이다. 근육의 통증을 느끼는 수용체는 골격근과 그 표면을 둘러싼 근막에 위치한다. 운동 후 젖산과 같은 피로 물질이 쌓이거나, 근육 및 그 주변 구조물의 손상으로 인해 자극을 받거나, 염증 반응이 일어나면 통증을 느끼게 된다. 그뿐만 아니라 근육통은 화학, 기계, 열 자극에 의해서도 나타날 수 있고, 근육으로 흐르는 혈액의 양이 감소하거나, 전신 감염, 만성 질환, 약물에 의해서도 나타날 수 있다. 생각보다 근육통의 원인은 다양하다. 즉, 상황에 따라 근육통을 다르게 치료해야 한다.

근육통이 있다면 꼭 약을 복용해서 치료해야 할까? 아니다. 앞서 언급한 것처럼 근육통은 피로 물질이 쌓이거나 염증 반응에 의하여 발생하는 경우가 대부분이다. 특히 평소 몸을 잘 움직이지 않다가 운동을 시작하면 더욱 그렇다. 염증 반응으로 홍반과 부종, 통증에 예민한 증상 등이 발생하는데, 이는 히스타민, 브라디키닌, 세로토닌, 프로스타글란딘 등 다양한 물질에 의해 매개된다. 특히 근섬유의 염증 반응은 근섬유의 손상과 회복 반응으로 근육을 강화시키기도 한다. 강민구 척추전문의는 〈관절과 근육의 관계〉라는 칼럼에서 "근육은 찢어야 강해진다"라며 근섬유가 미세하게 파열되고 회복되는 동안 근육이 강해진다고 말했다. 이런 파열과 회복은 염증 반응에 의해서 진행된다. 때문에 약물 등을 사용하여 염증 반응을 억제하는 것은 근육 강화 운동에 방해가 될 수 있다.

근육통은 운동이나 활동을 쉬라는 몸의 신호다. 그러므로 통증이 생겼다면 일단 충분한 휴식과 마사지를 통해 회복에 집중해야 한다. 운동이나 활동 전에 충분한 스트레칭을 하는 것 또한 근육통을 예방하는 좋은 방법이다. 만약 진통제 등을 복용해서 통증만 완화시킨다면 통증의 원인은 치료하지 않고 증상만 완화시키게 되어 더욱 큰 손상으로 이어질 수 있으므로 주의한다. 만약 심한 근육통이 생겼을 경우 응급처치는 RICE 요법("타박상 셀프메디케이션" 편 참조)에 따른다.

약물을 복용 중이거나 특별한 이유가 없는데 근육통이 오는 경우에는 반드시 의사, 약사 등 전문가와 상담한다. 만약 통증 때문에 불편함이 심하다면 상황에 맞추어 일반의약품으로 관리할 수도 있다.

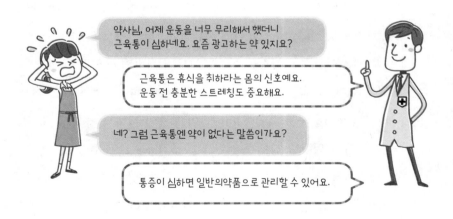

약사님, 어제 운동을 너무 무리해서 했더니 근육통이 심하네요. 요즘 광고하는 약 있지요?

근육통은 휴식을 취하라는 몸의 신호예요. 운동 전 충분한 스트레칭도 중요해요.

네? 그럼 근육통엔 약이 없다는 말씀인가요?

통증이 심하면 일반의약품으로 관리할 수 있어요.

1. 통증을 빠르게 없애고 싶다면 소염진통제

비스테로이드성 소염진통제는 위장관에서 신속하게 흡수되며 30분 정도 지나면 그 효과가 나타나기 시작하므로 통증을 완화시키는데 효과적으로 사용될 수 있다. 비스테로이드성 소염진통제로는 부루펜정(삼일제약), 이지엔6프로연질캡슐(대웅제약), 탁센연질캡슐(녹십자) 등이 대표적이다.

이부프로펜이 주성분인 부루펜정의 지속 시간은 6~8시간으로, 1일 3~4회 복용 가능하며 성인의 경우 최대 3,200mg까지 복용할 수 있으므로 부루펜정 400mg의 경우 8정까지 복용이 가능하다.

덱시부프로펜이 주성분인 이지엔6프로연질캡슐은 1일 3~4회 복용 가능하며, 성인의 경우 최대 1,200mg까지 복용할 수 있어, 이지엔6프로연질캡슐의 경우 1일 4캡슐까지 복용이 가능하고, 제로정(삼일제약)의 경우 1회 2정씩, 4회까지 복용이 가능하다.

나프록센이 주성분인 탁센연질캡슐의 지속 시간은 12시간이므로 1일 2회 복용 가능하며, 1일 1,250mg까지 복용이 가능하다. 탁센의 경우 1일 2회, 1~2캡슐 복용하며 최대 5캡슐까지 복용할 수 있다.

비스테로이드성 소염진통제는 효과가 빠르고 지속 시간이 길다는 장점이 있지만 위장관 장애와 어지러움, 피로 등의 중추신경 증상이 나타날 수 있고, 수분 배출이 저해되어 부종이 나타날 수 있음에 주의한다. 특히 위장관 장애는 일반적인 부작용으로 소화불량, 속 쓰림, 메스꺼움 등이 나타날 수 있고 심하면 위장관 궤양이나 천공이 나타날 수도 있다. 그러므로 음주를 자주 하거나 위장관이 약한 사람, 신장 기능이 떨어진 사람은 복용하지 않는다. 나프록센 성분은 12세 미만의 경우 복용을 피한다.

2. 위장 장애가 있다면 바르거나 붙이는 외용제, 첩부제

소염진통제에 대한 위장 장애가 있을 경우 겔 형태나 파스 형태를 사용하면 부작용을 줄일 수 있다. 트라스트겔, 트라스트패취(SK케미칼), 케토톱겔, 케토톱플라스타(한독), 케노펜겔, 케노펜플라스타(일동제약) 등이 대표적이다.

겔의 경우 1일 1~4회 마사지해서 흡수될 수 있도록 바르며, 플라스타의 경우 각 용법에 따라 1~2일에 1회 부착한다. 단, 15세 이상의 성인의 경우만 사용할 수 있으며 적용 부위가 햇빛에 노출되면 광 과민성 알레르기가 일어날 수 있으므로 주의한다.

3. 소아에게도 사용할 수 있는 한방파스, 쿨파스

황백과 치자, 살리실산글리콜로 이루어진 한방파스나 멘톨, 캄파, 살리실산글리콜이 주성분인 쿨파스 등은 30개월이 넘은 소아도 사용할 수 있다. 멘톨이나 캄파 등은 근육통 치료에 도움을 주는 천연 성분이고 황백과 치자 등은 염증 반응에 관여하며 말초 혈관에 작용해 통증을 완화시키는 생약들이다.

1일 2회 통증이 있는 환부에 적용한다.

4. 근육 뭉침이 심할 땐 근육이완제

리렉스펜정(한미약품)에는 진통해열제인 아세트아미노펜과 중추성 근이완제인 클로르족사존이 복합되어 있어, 근육 뭉침이 잘 풀리지 않아 통증이 유발될 때 사용할 수 있다. 단, 졸음이 유발될 수 있기 때문에 운전 등 집중을 요하는 일을 할 때는 주의하며 음주를 자주 하는 사람은 복용하지 않는다. 성인의 경우 1회 2정, 1일 4회까지 공복을 피하여 복용한다.

만약 졸음에 대한 부작용이 걱정된다면 한약 제제인 글리돈정(한풍제약)을 복용하는 것도 좋은 방법이다. 글리돈정의 성분인 작약감초탕은 급박한 통증을 완화시키는 감초와 혈을 보충하고 순환을 촉진시키는 작약이 함유된 천연 근육이완제로 위장 장애나 졸음의 부작용 없이 전 연령대에서 사용할 수 있다.

 배 약사의 강력 추천 셀프메디케이션

◎ **운동이나 외부 활동을 많이 해서 근육이 뭉치고 아플 때**
비스테로이드성 소염진통제 + 한약 제제 작약감초탕

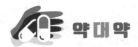 **약 대 약**

쑤시고 아플 때 파스 뭘 붙일까?
한방파스 vs 케토톱

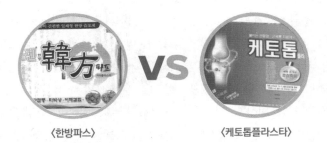

〈한방파스〉   〈케토톱플라스타〉

겨울철 움츠렸던 몸을 오랜만에 움직이면 여기저기 쑤시고 아프기 마련이다. 온몸이 아프다면 병원에 방문하거나 일반의약품으로 복용하는 약을 선택하겠지만, 국소 부위가 아프다면 외용제를 먼저 선택하게 된다. 플라스타 중에서도 한방파스를 쓸 것인가, 소염진통제 플라스타를 쓸 것인가는 참 고민되는 사항이다.

보통은 경험상 개인적으로 잘 맞았던 플라스타를 고르는 경향이 많다. 하지만 항상 같은 상황과 같은 부위에 통증이 유발되는 것은 아니다. 그렇기 때문에 두 플라스타의 차이점을 알아 두면 여러 가지로 유용하다. 한방파스는 크게 두 종류다. 덕산만응고처럼 수입 의약품이 있고, 동화약품, JW중외제약, 제일약품 등 국내 제약 회사에서 생산되는 한방파스 제제가 있다. 여기서는 국내 생산된 한방파스를 다루고자 한다.

한방파스는 치자와 황백이 가장 중요한 성분이다. 치자, 황백은 모두 혈열(血熱)을 완화시키고 통증을 완화시키는 기능을 한다. 혈열은 광범위한 의미지만 염증 상태라고 이해하면 쉽다. 타박으로 멍이 들었을 때 치자물로 찜질하면 증상이 크게 경감되는데 이 역시 치자의 소염진통 효과를 이용한 것이다. 한방파스에는 그 외에 살리실산메틸, 멘톨, 캄파 등의 성분도 들어 있다. 그러므로 소염진통 효과, 혈액순환 촉진 효과 등을 볼 수 있어 증상을 완화시키는 데 도움을 준다. 그러므로 한방파스는 근육에 노폐물이 쌓이거나, 뭉침 등의 증상을 완화시킬 때 효과가 좋고, 만성적인 통증을 완화시킬 때 효과를 볼 수 있다.

케토톱플라스타(한독)는 소염진통제 파스 중에서 가장 사랑받는 스테디셀러 의약품이다. 이런 종류의 파스로는 케펜텍플라스타, 트라스트패취, 푸로탑플라스타, 케노펜플라스타 등 다양한 제품이 있다. 케토톱플라스타의 주성분은 케토프로펜으로 소염, 진통, 해열 효과가 있는 비스테로이드성 소염진통제다. 그러므로 국소 부위에 부착하며 피부를 통해서 약물이 흡수되어 소염진통 효과를 직접적으로 내게 된다. 소염진통제 파스는 자극성 성분이 들어 있지 않아 시원하거나 따뜻한 느낌을 기대하긴 어렵다. 그러므로 소염진통제 파스는 관절이나 근육 부위의 염증과 통증이 있을 때 주로 사용한다.

결론적으로 보면 한방파스는 만성적 통증이나 근육, 관절, 조직 내에 노폐물이 많이 쌓였을 때 순환을 촉진시켜 제거하고, 소염진통제 플라스타는 관절염 등 염증 증상이 현저하거나 급성 염증으로 인한 통증을 완화시키는 데 더 유용하다. 한방파스에 들어간 성분 일부는 자극성이 있으므로 피부가 약하거나 알레르기가 있다면 사용하기 어렵다. 만약 플라스타를 사용한 뒤 가려움이나 물집 등이 생긴다면 사용하지 않는다.

아스피린 등 순환계 개선 목적이나 관절염 등의 치료 목적으로 진통제를 복용하고 있는 경우라면 케토톱플라스타나 겔 같은 소염진통제 파스를 사용할 경우 소염진통제에 대한 부작용이 증가할 수 있기 때문에 피하는 것이 좋다. 15세 미만의 경우 광과민성 부작용이 있을 수 있어 사용을 금한다. 플라스타 제제는 모두 점착제를 함유하므로 점착제에 알레르기가 있다면 사용하지 않는다.

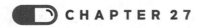

CHAPTER 27

한 달에 한 번 여성만 아는 고통
생리통 셀프메디케이션

기저 질환이 없는 1차성 생리통에

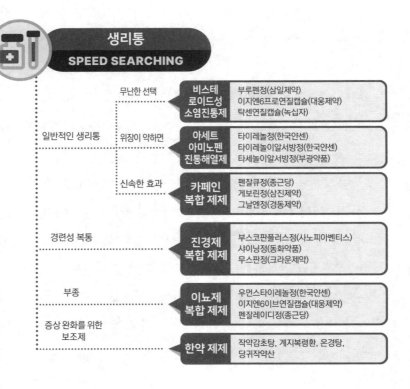

생리통 SPEED SEARCHING		

일반적인 생리통	무난한 선택	**비스테로이드성 소염진통제**	부루펜정(삼일제약) 이지엔6프로연질캡슐(대웅제약) 탁센연질캡슐(녹십자)
	위장이 약하면	**아세트아미노펜 진통해열제**	타이레놀정(한국얀센) 타이레놀이알서방정(한국얀센) 타세놀이알서방정(부광약품)
	신속한 효과	**카페인 복합 제제**	펜잘큐정(종근당) 게보린정(삼진제약) 그날엔정(경동제약)
경련성 복통		**진경제 복합 제제**	부스코판플러스정(사노피아벤티스) 사이닝정(동화약품) 무스판정(크라운제약)
부종		**이뇨제 복합 제제**	우먼스타이레놀정(한국얀센) 이지엔6이브연질캡슐(대웅제약) 펜잘레이디정(종근당)
증상 완화를 위한 보조제		**한약 제제**	작약감초탕, 계지복령환, 온경탕, 당귀작약산

가임기 여성이라면 한 달에 한 번 누구나 겪는 생리적 현상이 있다. 바로 월경(月經, menstruation)이다. 조용히 넘어가도 불편함이 이만저만이 아닌데, 복통, 두통, 부종 등이 수반된다면 너무나 힘들다.

2017년 서울여자대학교 학생 203명을 대상으로 실시한 설문조사 내용을 살펴보면, 생리통으로 수업에 집중하기 어려웠다고 응답한 사람이 93%, 생리통으로 인해 지각, 조퇴, 결석 등을 해 본 사람이 67%였다(〈오마이뉴스〉 17.05.30 기사). 이처럼 생리통은 생활에 직접적인 영향을 주는 불편한 증상이다. 여러 가지 사회 조건으로 인해 생리통 환자의 증가 추세가 연평균 7% 정도 된다고 하니 적은 수는 아니다. 생리통은 통증이 가장 불편하기 때문에 많은 이들이 진통제를 복용한다. 진통제 시장의 성장세가 생리통 환자수의 증가세와 같이 늘고 있는 것은 결코 우연이 아니다.

하지만 진통제 시장이 커지는 만큼 약을 제대로 복용하고 있을까? 2015년 서울시약사회 의약품안전사용교육 강사단이 한국존슨앤드존슨의 후원으로 '청소년 올바른 진통제 복용 교육'을 진행하며 학생 657명에게 진통제 복용 및 인식에 대한 설문을 조사했는데, 55.4%가 사용설명서를 읽지 않고 약을 복용하고 있고, 공복에 소염진통제를 복용한다(24.8%)거나 진통제와 종합감기약을 동시에 복용한다(20.1%)고 응답한 사람도 많았다. 보다 효과적이고 안전한 생리통 관리에 도움이 될 수 있도록, 생리통의 종류와 발생 이유, 그리고 생리통약 복용법과 주의사항을 알아보자.

생리통은 1차성(원발성)과 2차성(속발성)으로 나뉜다. 1차성 생리통은 기저 질환이 없는 상태에서 하복부 경련성 통증이 나타나는 것이며, 2차성 생리통은 기저 질환(골반염, 자궁근종, 자궁선근증, 자궁내막증 등)에서 비롯된 통증인 경우다.

일반의약품을 사용하여 셀프메디케이션을 할 수 있는 것은 1차성 생리통이므로 두 가지를 구분하는 것은 아주 중요하다. 만약 생리가 불규칙하거나 월경과다 또는 출혈, 생리 기간 이외의 통증 등이 수반되는 시작 시점이 25세 이후라면 2차성 생리통일 수 있으므로, 자가 치료가 아니라 반드시 전문의 진료를 받는다.

1차성 생리통의 원인은 정확하게 알려져 있지 않다. 단, 생리통이 심한 환자의 자궁내막에 프로스타글란딘의 농도가 높은 것이 발견되어 연관성이 있다고 보고 있다. 프로스타글란딘은 인지질에서 합성되는 생리 조절 물질 중 하나다. 다양한 종류가 있지만 생리통과 연관된 것은 PGF2a이다. PGF2a는 황체를 퇴행시키고 자궁과 혈관의 평활근을 수축시키는 기능을 한다. 정상적인 양이 분비된다면 원활한 월경이 일어나지만 과도하게 분비되면 생리통이 유발된다. 염증과 관계된 류코트리엔 역시 생리통 유발 인자로 알려져 있다. 류코트리엔은 염증뿐 아니라 혈관과 자궁 평활근을 수축시키기 때문이다. 그 외 바소프레신, 산화질소 역시 생리통을 일으킬 수 있다.

배란이 지나고 점점 두꺼워진 여성의 자궁 내막은 착상에 성공하지 못하면 제거되어야 한다. 월경은 내막의 혈관과 자궁 평활근을 수축시켜 출혈을 일으켜 체외로 배출하는 것이다. 그러므로 적당한 자궁 수축은 반드시 필요하다. 단, 과도한 자궁 평활근 수축은 경련성 통증을, 혈관 수축은 허혈과 저산소증을 유발해 강한 통증을 일으킨다.

1차성 생리통은 일반의약품으로 조절이 잘되는 편이다. 그러므로 통증으로 괴로운 시간을 보내기보다 적극적으로 적합한 제제를 선택해 복용하는 것도 좋다. 생리통 완화제는 통증을 줄여 주면서 프로스타글란딘 합성을 억제하는 소염진통제와, 부종 등을 완화시키는 성분이 들어 있는 복합 제제로 구분해서 볼 수 있다.

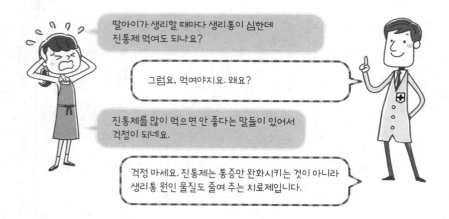

1. 효과 빠른 비스테로이드성 소염진통제 단일 제제

생리통에 가장 많이 사용되는 진통제는 탁센연질캡슐(녹십자), 이지엔6프로연질캡슐(대웅제약), 부루펜정(삼일제약) 등의 비스테로이드성 소염진통제다. 비스테로이드성 소염진통제의 대표 성분인 나프록센, 덱시부프로펜, 이부프로펜은 통증 완화뿐 아니라 프로스타글란딘 생성을 억제하여 생리통을 예방하기 위한 목적으로 사용되기 때문에 생리를 시작할 때나 적어도 통증이 시작될 때부터 복용하며, 필요할 때마다 복용하기보다는 규칙적으로 2~3일 정도 복용하는 것이 좋다. 만약 통증이 잘 완화되지 않는다면 생리 시작 1~2일 전부터 복용하는 것도 좋은 방법이다.

이부프로펜 성분의 부루펜정은 4~6시간 간격으로 200~400mg을 복용하며 1일 3,200mg을 넘지 않는다.

덱시부프로펜 성분의 이지엔6프로연질캡슐은 6~8시간 간격으로 300mg을 복용하며 1일 1,200mg을 넘지 않는다.

나프록센 성분의 탁센연질캡슐은 처음 500mg을 투여한 후 6~8시간 간격으로 250mg을 복용하며 1일 1,250mg을 넘지 않는다.

이 중 어떤 성분이 더 좋다는 근거는 없다. 사람에 따라 효과가 다르게 나타나기 때문이다. 만약 덱시부프로펜 성분의 진통제를 복용한 후 효과가 좋았다면 특별한 사유가 없는 한 계속 그 성분을 복용하는 것이 좋다. 진통제 선택의 최선은, 본인에게 잘 맞는 성분을 고르는 것이다.

비스테로이드성 소염진통제는 난자의 착상을 방해할 수 있으므로 임신을 기대하는 여성은 복용해서는 안 된다. 수유부의 경우 나프록센 성분의 진통제는 피하는 것이 좋다. 나프록센 성분은 체내에 좀 더 오래 남아 있어, 효과는 좋지만 모유로 이행하여 아이에게 영향을 끼칠 수 있기 때문이다. 수유부의 경우 이부프로펜 성분과 진통해열제인 아세트아미노펜 성분이 상대적으로 안전하다.

비스테로이드성 소염진통제를 복용한 후 위장관 장애는 흔히 있을 수 있다. 위장이 약하다면 반드시 식후 즉시 복용하고, 그래도 문제가 발생한다면 의사, 약사와 상의하도록 한다. 만약 음주를 자주하거나 위장 질환이 있는 사람은 복용하지 않는다.

출혈성 경향을 증가시키는 것도 흔한 부작용 중 하나이므로 생리양이 너무 많은 경우에도 복용을 피하는 것이 좋다.

2. 위장이 약하다면 아세트아미노펜 진통해열제 단일 제제

타이레놀(한국얀센)은 아세트아미노펜 성분 하나로 이루어진 단일제제의 진통해열제다. 아세트아미노펜 성분은 생리통 유발 인자인 프로스타글란딘 합성을 억제하는 효과가 약하기 때문에 비스테로이드성 소염진통제를 복용할 수 없는 환자나 경미한 통증이 있는 환자에게 적합하다.

1회 1,000mg을 복용하도록 하고 4~6시간마다 복용할 수 있으며 1일 4,000mg을 넘기지 않는다. 간 독성이 있기 때문에 평상시 음주를 지속적으로 하는 사람은 복용을 피한다.

3. 꼬이듯이 아픈 통증에는 진통해열제 + 진경제 복합 제제

통증과 함께 하복부가 꼬이듯이 아픈 근육 경련이 유발되는 경우 진경제를 복용한다. 진경제는 장관 신경의 부교감신경 수용체를 차단함으로써 수축을 억제한다. 즉, 경련을 멎게 해서 생리통을 완화시킨다. 생리통에는 진통제인 아세트아미노펜 성분과 진경제인 부틸

스코폴라민브롬화물 성분의 복합 제제가 가장 많이 사용된다. 부스코판플러스정(사노피아벤티스), 샤이닝정(동화약품), 무스판정(크라운제약) 등이 대표적이다.

부틸스코폴라민브롬화물은 대부분 장관 근육에 작용하지만 일부는 전신 작용이 있기 때문에 사용시 주의한다. 전립선비대증, 녹내장, 심장 질환, 고혈압, 갑상선기능항진증, 근무력증 환자라면 복용하지 않으며 장 운동 능력이 떨어진 환자도 복용하지 않는다. 약을 복용하면 입이 마르거나 눈이 부시고, 가슴 두근거림, 두통, 어지러움, 소변이 불편해지는 등 자율신경 실조로 인한 증상이 나타날 수 있다. 만약 이런 증상들이 나타난다면 바로 투약을 중단한다.

아세트아미노펜 500mg이 함유되어 있으므로 다른 약을 복용할 때 성분이 중복되지 않도록 주의한다.

4. 잘 붓는 증상이 동반되면 진통제 + 이뇨제 복합 제제

요즘에는 여성 전용 진통제가 많이 나오고 있다. 주로 생리통에 포커스를 맞춘 것이다. 우먼스타이레놀정(한국얀센)은 진통제 아세트아미노펜 성분과 이뇨제 파마브롬 성분이 복합된 것이고, 이지엔6 이브연질캡슐(대웅제약)이나 펜잘레이디정(종근당)과 같은 제품은 진통제 이부프로펜 성분과 이뇨제 파마브롬 성분이 복합되어 있다.

파마브롬 성분은 일반의약품으로 허가된 약한 이뇨제다. 염분과 수분의 재흡수를 줄여서 소변의 배출을 늘려 붓는 증상과 하복부 팽만감을 줄여 준다. 생리통과 함께 부종이나 하복부 팽만감을 호소하는 경우 사용하면 효과적이다.

5. 한약 제제

생리통이 심한 경우 한약 제제를 다른 일반의약품과 병용해서 사용하면 좋은 효과를 볼 수 있다.

경련성 복통이 심한 경우 작약감초탕을 사용하면 복직근의 긴장을 풀어 주고 통증을 완화해서 좀 더 빠른 효과를 볼 수 있다. 만약 찌르는 듯하게 아프고 생리혈의 색이 검붉거나 덩어리가 있다면 어혈제인 계지복령환을 사용할 수 있다. 아랫배가 차고 입술이 마르고 건조감이 있으며 생리 양과 색이 좋지 않다면 온경탕을 사용하는 것도 좋다. 생리 기간이 되면 푸석푸석 붓고 머리가 멍하며 몸이 무거운데 평소 추위를 잘 타고 어지럼증 등이 있다면 당귀작약산을 사용할 수 있다.

위에서 언급했지만 1차성 생리통은 생리 기간이 지나면 불편함 없이 회복되기 때문에, 생리통이 심하면 참지 말고 약을 복용하는 것이 좋다. 약을 복용하는 것과 함께 생리통을 예방할 수 있는 생활 요법을 지키도록 하자.

- 하복부를 따뜻하게 할 수 있는 온열 패치를 사용한다. 혈액순환을 촉진하고 진통 효과를 더욱 강하게 해 줄 수 있다.
- 규칙적인 운동을 한다.

- 금연, 금주한다. 흡연, 음주는 혈관을 수축시키고 염증 반응을 증가시킬 수 있다.

- 스트레스를 피한다.

- 오메가3를 꾸준하게 섭취한다. 오메가3는 염증성 인자 생성을 막기 때문에 생리통 완화에 어느 정도 효과가 있다고 알려져 있다.

 배 약사의 강력 추천 셀프메디케이션

◎ **생리통이 심할 때**
생리 시작 2일 전부터 생리 시작 후 1~2일까지
소염진통제 복용

◎ **경련성 통증일 때**
진경제 복합 제제

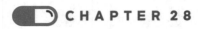

CHAPTER 28

생리 때만 힘든 것이 아니다
월경전증후군 셀프메디케이션

원인을 알 수 없는 월경전증후군의 경우
증상에 따른 자가 치료 방법

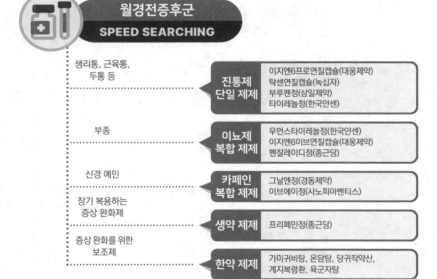

월경전증후군
SPEED SEARCHING

증상	제제	제품
생리통, 근육통, 두통 등	**진통제 단일 제제**	이지엔6프로연질캡슐(대웅제약) 탁센연질캡슐(녹십자) 부루펜정(삼일제약) 타이레놀정(한국얀센)
부종	**이뇨제 복합 제제**	우먼스타이레놀정(한국얀센) 이지엔6이브연질캡슐(대웅제약) 펜잘레이디정(종근당)
신경 예민	**카페인 복합 제제**	그날엔정(경동제약) 이브에이정(사노피아벤티스)
장기 복용하는 증상 완화제	**생약 제제**	프리페민정(종근당)
증상 완화를 위한 보조제	**한약 제제**	가미귀비탕, 온담탕, 당귀작약산, 계지복령환, 육군자탕

'아, 또 그때가 됐나 보다. 이때는 자세를 바짝 낮추고 상황을 잘 판단해야 해!' 비장함마저 느껴지는 이 상황. 월경전증후군을 갖고 있는 여성과 오래 만난 남자라면 누구나 공감할 수 있을 것이다.

평상시 그녀와 달리 갑자기 별 이유 없이 짜증을 내고, 초콜릿이나 사탕 등 단 것과 카페인을 찾는다. 경험 많은 남자라면 안다. 며칠만 참으면 된다는 것을. 하지만 붓고, 아프고, 어지럽다는 다양한 증상을 호소할 때면 이유도 모르겠고, 어찌해야 할지도 모르겠다.

2015년에 발표된 〈월경전증후군에 대한 인식, 증상 및 대처에 관한 연구〉를 살펴보면 월경전증후군(Premenstrual Syndrome, PMS)의 증상을 인지하는 경우는 96%지만 생리통과 월경전증후군을 구분하지 못하는 경우가 49%로 조사되었다. 여성들조차 월경전증후군을 느끼고는 있지만 정확하게 인지하지 못하는 것으로 보인다.

월경전증후군은 생리통과 다르게 월경 시작 5일 전부터 나타나고 생리가 시작되면 증상이 사라진다. 생리통이 보통 생리가 시작되면서부터 나타나는 것과는 차이가 있다. 월경전증후군은 증상이 소실되기 전까지 불편함이 아주 심해서 회사를 결근하거나 집중력 저하 등으로 학교 수업을 듣는 것이 어려운 경우도 다수 발생한다.

월경전증후군의 주요 증상은 피로, 무력감, 우울, 신경질 등 감정 조절 실패, 불안, 스트레스, 울음, 발작, 집중력 결핍 등 정신적 증상과 복부 팽만, 부종, 유방 압통, 식욕 이상, 두통 등 신체적 증상을 동반하며 사람에 따라 나타나는 증상이 천차만별이다.

월경전증후군은 왜 발생하는 것일까? 그 원인은 아직 명확하게 알려져 있지 않다. 다만, 생리 주기에 따라 변화하는 에스트로겐과 프로게스테론이 뇌신경 전달 물질에 영향을 미쳐 발생하는 것으로 보고 있다. 에스트로겐은 세로토닌, 가바, 도파민 등의 분비에 영향을 주어 신경을 흥분시키며, 프로게스테론은 그 반대 작용을 하는데 이런 호르몬의 급격한 변화가 오는 생리 전에 다양한 정신적 증후를 유발한다고 보는 것이다. 하지만 몸이 붓거나 가슴 압통, 복부 팽만, 근육통과 같은 월경전증후군 신체 증상에 대한 원인은 아직 정확하게 밝혀지지 않고 있다.

월경전증후군의 셀프메디케이션은 정확한 월경전증후군의 이해와 유발 기간 동안 발생하는 증상을 완화시키는 것을 주목적으로 하며, 생약 제제나 보충제, 한약 제제를 사용해서 증상이 과도하게 재발되지 않도록 하는 것을 목적으로 한다. 단, 약물로도 경감되지 않는 심각한 월경전증후군 증상이나, 증상 패턴이 불규칙하거나 증상 유발이 경구피임약 복용 등과 관련된 경우는 전문의 진료를 받는다.

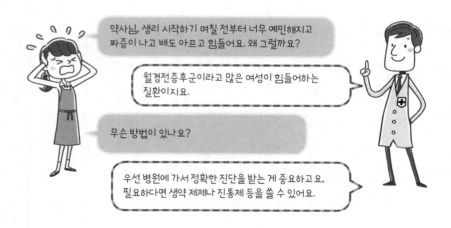

약사님, 생리 시작하기 며칠 전부터 너무 예민해지고 짜증이 나고 배도 아프고 힘들어요. 왜 그럴까요?

월경전증후군이라고 많은 여성이 힘들어하는 질환이지요.

무슨 방법이 있나요?

우선 병원에 가서 정확한 진단을 받는 게 중요하고요, 필요하다면 생약 제제나 진통제 등을 쓸 수 있어요.

1. 월경 전 두통, 관절통, 근육통 등에 진통제 단일 제제

월경전증후군으로 두통, 근육통 등이 발생할 수 있는데 생리가 시작되면 소실되거나 생리통으로 연결되어 나타나기도 한다. 왠지 진통제를 복용하면 좋지 않을 것 같다는 불안감에 참는 경우가 많은데, 정확한 용량에 맞추어 적합한 약을 복용한다면 오히려 정신적 불안감과 신체적 불편함을 줄일 수 있다.

일반적으로 비스테로이드성 소염진통제인 나프록센 성분의 탁센연질캡슐(녹십자), 덱시부프로펜 성분의 이지엔6프로연질캡슐(대웅제약), 이부프로펜 성분의 부루펜정(삼일제약) 등을 사용한다. 만약 위장장애 등으로 비스테로이드성 소염진통제를 복용할 수 없다면 아세트아미노펜 성분의 진통해열제인 타이레놀(한국얀센)을 복용한다.

진통제에 대한 자세한 사항은 "생리통 셀프메디케이션" 편을 참고하기 바란다.

2. 붓고 예민해진다면 진통제 + 이뇨제 또는 카페인 복합 제제

월경전증후군으로 부종이나 하복부 팽만감이 있다면 이뇨제 복합제를 선택할 수 있다. 파마브롬은 일반의약품으로 허가된 약한 이뇨제다. 염분과 수분의 재흡수를 줄여서 소변의 배출을 늘려 붓는 증상과 하복부 팽만감을 줄여 준다. 우먼스타이레놀(한국얀센)은 진통해열제 아세트아미노펜에 이뇨제 파마브롬이 복합된 제제고, 이지엔6이브연질캡슐(대웅제약)과 펜잘레이디정(종근당)은 소염진통제 이부프로펜 성분에 이뇨제 파마브롬이 복합된 제제다.

월경전증후군으로 신경이 예민해진다면 카페인이 추가된 복합제제가 도움이 된다. 그날엔정(경동제약)은 소염진통제인 이부프로펜과 예민해진 신경을 진정시키는 알릴이소프로필아세틸요소와 카페인 복합 제제로 증상을 완화시키는 데 효과를 볼 수 있다. 카페인은 각성 작용뿐 아니라 이뇨 효과가 있기 때문에 붓는 증상을 완화시킬 때도 도움을 줄 수 있다. 카페인이 고용량으로 함유되진 않았지만, 카페인에 민감하다면 복용시 유의하며, 15세 미만의 소아는 복용하지 않는다.

3. 전반적인 증상 완화를 위한 생약 제제

프리페민정(종근당)은 생약 제제로 월경전증후군을 완화시키는 일반의약품으로 허가받았다. 그만큼 효능이 입증되어 있다고 볼 수 있다.《비처방약 핸드북》(로즈마리 베라르디 저, 조윤커뮤니케이션)에 따르면 프리페민정의 주성분인 순비기나무 열매 아그누스카스투스는 경도에서 중등도의 월경전증후군 증상에 효과가 있다.

순비기나무 열매의 표준추출물을 이용한 두 가지 실험이 있었는데, 신경 과민과 분노, 통증과 두통, 유방 압통, 체액 정체 등의 증상을 완화시키는 것으로 나타났다. 순비기나무 열매가 에스트로겐 수용체에 영향을 미치고, 프로락틴을 억제할 수 있기 때문이다.

프리페민정은 월경전증후군 증상이 있을 때 잠깐 복용하는 것이 아니라 최소 3개월은 지속적으로 복용한다. 그 중간에 월경전증후군 증상으로 인한 불편함이 있다면 증상 완화제를 병용하는 것이 좋다.

프리페민정은 임산부나 수유부는 사용을 피하며 호르몬제를 복용하고 있거나 유방암과 같은 호르몬 감수성에 대한 암 병력이 있는 경우도 사용하지 않는다.

4. 전반적인 증상 완화를 위한 마그네슘, 비타민B6

2007년 대한산부인과학회에서 발표한 〈생리전증후군 환자에서 식이 습관과 조직미네랄의 특성〉(조현희 외)이라는 논문을 살펴보면 월경전증후군을 호소하는 환자들은 특징적으로 칼슘, 마그네슘, 아연이 부족한 것으로 조사되었다. 다른 연구에서도 월경전증후군 환자가 마그네슘을 복용하면 증상이 완화되었고, 특히 비타민B6와 함께 복용했을 때 그 완화 속도가 더 빨라지는 것으로 조사되었다.

마그네슘-비타민B6 복합 제제는 주로 근육 경련 혈액 순환을 촉진할 목적으로 사용되지만 월경전증후군 증상이 심한 경우에도 도움이 된다는 점을 기억해 두자.

5. 한약 제제

스트레스를 많이 받고 짜증이 많이 나는 경우 가미소요산을, 기운이 없고 빈혈기가 있는 경우 가미귀비탕을 사용할 수 있고, 잘 놀라거나 신경질적인 경우 온담탕을 사용할 수도 있다. 몸이 잘 붓고 냉증인 경우 당귀작약산을, 어혈성 증상이 있다면 계지복령환을, 무기력하고 가스가 차며 더부룩한 증상에는 육군자탕을 사용할 수 있다.

월경전증후군으로 고생한다면 다음과 같은 생활요법을 지키는 것도 도움이 될 수 있다.

- 스트레스를 피한다. 스트레스는 만병의 근원이다.
- 규칙적인 운동을 한다. 단, 과도한 근력 운동이나 무리한 운동은 오히려 증상을 악화시킬 수 있다.
- 카페인, 짠 음식, 알코올, 흡연은 최소 월경 1주일 전부터 피한다.
- 미네랄이 풍부한 음식을 섭취하고 인스턴트 섭취를 줄인다. 특히 마그네슘이 풍부한 음식을 섭취한다.

 배 약사의 강력 추천 셀프메디케이션

◎ **부종으로 불편한 월경전증후군**
이뇨제 복합 제제

◎ **신경이 예민하면서 짜증이 많이 나는 경우**
카페인 복합 제제

◎ **반복되는 월경전증후군으로 괴로울 때**
프리페민정 꾸준하게 복용

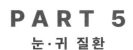

PART 5
눈·귀 질환

병원 가기 전
눈과 귀의 문제
어떻게 할까?

병원은 문을 닫았는데 눈과 귀가 불편하다면 어떡할까? 눈과 귀는 예민한 감각으로
조금만 이상이 있어도 반드시 진료를 받아야 한다. 민감한 부위기 때문에 응급실에 갈
정도는 아니라도 불편함이 크다. 일반적으로 나타날 수 있는 증상들을 잘 체크하고
일반의약품을 사용하여 급한 불은 넘길 수 있다.

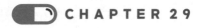

CHAPTER 29

현대인의 눈 건강 적색경보
안구건조증 셀프메디케이션

> 눈 피로감, 안구 충혈, 건조감, 시리거나
> 통증 등이 있을 때

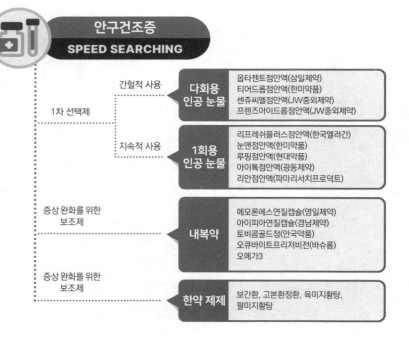

건강보험심사평가원이 2004년부터 10년간 건강보험과 의료급여 심사 결정 자료를 토대로 분석한 결과, 안구건조증으로 인한 진료 인원이 10년 새 두 배로 늘어 급격한 증가 추세를 보였다. 여성이 남성보다 평균적으로 2.2배 높은 발병 경향을 보였다. 걱정되는 부분은 20대 안구건조증 환자의 증가 추세인데, 10년 사이 세 배가 넘었다. 안구건조증 환자 증가의 가장 주요한 원인으로는 컴퓨터, 스마트 기기 등으로 인한 VDT(Visual Display Terminals) 증후군을 꼽고 있지만, 미세먼지의 증가 등 환경오염도 한몫한다.

눈꺼풀은 눈을 보호해 주는 역할을 수행하도록 최적화되어 있다. 24시간 외부에 노출된 안구를 덮는 것도 중요하지만, 눈을 감았다 뜨면서 안구에 적절한 윤활 상태를 유지시키는 중요한 역할도 한다. 눈꺼풀 안에는 5개의 분비 조직이 존재하는데 여기에서 눈물이 분비된다. 눈물은 안구 표면의 보습, 이물질 제거, 항균 작용을 한다. 눈물층은 가장 바깥쪽 지방층, 가운데 수성층, 가장 안쪽 점액층으로 구성되어 있다. 지방층은 수성층의 증발을 막아 주며 수성층은 보습을, 점액층은 눈물이 좀 더 오래 머물 수 있게 돕는다. 이 중 하나라도 이상이 생기면 눈이 불편해진다.

눈물은 1분에 약 1~2μL씩 생성되며, 1분마다 총 부피의 16%가 새로운 눈물로 바뀐다. 전체 눈물 중 25%는 증발되어 없어지며 눈에는 7~10μL의 눈물이 항상 머물러 있다. 안구건조증의 가장 흔한 발병 요인은 노화다. 노화가 진행되면 눈물의 분비가 현저하게 줄기 때문이다. 또 컴퓨터나 스마트폰 등 디지털 기기의 장시간 사용으로 인해 눈 깜박임이 현저하게 줄거나 먼지나 오염 물질이 많은 환경에 노출된다면 눈물층이 손상되면서 안구건조증이 발생할 수 있다.

2017년 대한안과학회지에 발표된 〈청소년의 안구건조증 유병률 및 생활 형태와의 연관성 조사〉를 보면, 조사 대상의 청소년 중 안구건조증을 보인 군의 전자 기기 사용 시간은 하루 평균 2.6시간(1주 18.4시간)인 반면, 안구건조증을 호소하지 않은 군의 사용 시간은 하루 평균 1.8시간(1주 12.8시간)으로 더 짧았다. 서울의 초등학교 5~6학년생을 대상으로 한 최근의 안구건조증 연구에서도 전자 기기 사용 시간이 안구건조증이 유발된 군에서 하루 평균 2.4시간, 정상군에서 하루 평균 1.8시간으로 유의미한 차이가 있었다고 말해 디지털 기기의 과도한 사용은 안구건조증의 중요한 요인 중 하나임을 알 수 있다. 그뿐만 아니라 라식이나 라섹 같이 근시 교정을 위한 외과적 수술 또한 안구건조증의 증가 원인이 된다.

알레르기를 완화시키는 항히스타민제나 코 막힘, 가래에 사용하는 충혈제거제 등 교감신경에 작용하는 약물들도 안구 건조를 유발하는 원인이 된다. 이런 약들은 쉽게 구입해 복용할 수 있는 성분들이기 때문에 주의가 필요하다. 항우울제, 신경정신과 약물, 혈압약 중 일부도 안구 건조를 유발할 수 있다. 만약 안구 건조 증상이 심하거나 갑자기 유발된 경우 복용하는 약물들을 점검할 필요성도 있다.

안구건조증이 유발되면 눈에 이물감과 통증, 가려움증 등이 나타나며 쉽게 피로해진다. 눈을 자꾸 깜박이며 눈물이 많이 나온다. 빛에 민감하고 시력 저하가 유발되기도 하며 아침에 일어나면 눈곱이 많이 끼고 충혈되며 뻑뻑함을 느끼게 된다. 때로는 콘택트렌즈 착용이 어렵기도 하다.

안구건조증의 치료 목표는 안구 표면의 건조 상태를 완화시키고 자극감을 감소시키며 조직과 각막 손상을 예방하는 데 있다. 만약 경도에서 중증도의 안구건조증이 있다면 일반의약품이나 건강기능식품을 사용해서 그 증상을 완화시킬 수 있다.

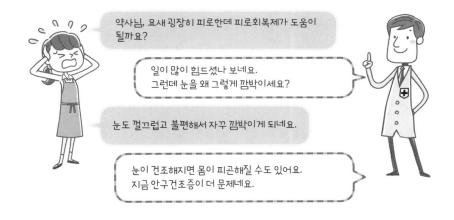

1. 안구건조증의 1차 선택, 인공 눈물

일반의약품 인공 눈물은 다양한 성분이 사용되므로 상황에 따라 선택 가능하다. 포비돈, 무기전해질, 카르복시메틸셀룰로오스나트륨, 히프로멜로오스, 트레할로스수화물 등의 성분이 대표적이다.

포비돈은 고분자 물질로 수분을 함유하는 능력이 뛰어나 점액처럼 작용해 안구 표면에 잘 부착되므로 점액층과 수성층이 부족한 환자에게 많은 도움을 줄 수 있다. 사용 후 시야가 흐려지지 않는다는 장점이 있지만 지속 시간이 짧아 1일 여러 번 점안해야 한다. 아이투오점안액(삼일제약), 옵타젠트점안액(삼일제약), 티어드롭점안액(한미약품) 등의 제품이 있다.

무기전해질(염화나트륨, 염화칼륨)을 함유하는 인공 눈물은 눈의 pH와 삼투압을 유지시켜 자극감을 줄여 준다. 또한 제품에 따라 포도당이나 청량감을 주는 멘톨 등이 들어 있어 건조증과 함께 눈의 피로감이 심하다면 선택할 수 있다. 센쥬씨엘점안액(JW중외제약), 프렌즈아이드롭점안액(JW중외제약) 등의 제품이 있다.

카르복시메틸셀룰로오스나트륨은 수분을 함유하는 능력이 뛰어나기 때문에 수성층이 부족해서 오는 안구건조증에 효과적이다. 단, 점도가 증가하면 시야가 흐려지는 단점이 있다. 리프레쉬티어즈, 리프레쉬플러스점안액(한국엘러간), 눈앤점안액(한미약품), 맥스클리어점안액(한림제약) 등의 제품에는 카르복시메틸셀룰로오스나트륨뿐 아니라 무기전해질도 함유되어 있어 자극감, 불쾌감을 줄여 준다.

히프로멜로오스 역시 수분을 함유하여 건조감을 줄여 주는 고분자 물질이다. 루핑점안액(현대약품), 아이리스플러스점안액(삼천당제약) 모두 히프로멜로오스 외에 무기전해질도 함유하고 있어 자극감을 완화시킨다. 루핑점안액의 경우 히알루론산나트륨을 함유하고 있는데, 히알루론산은 자기 무게보다 1,000배의 수분을 보유할 수 있는데다 눈물막을 안정화시키는 기능으로 수분의 증발을 막아 준다. 즉, 수성층뿐 아니라 지방층의 손상에도 효과를 보일 수 있는 강력한 보습 효과가 있다. 아이리스플러스점안액의 경우에는 콘드로이틴을 함유하여 건조증으로 쉽게 손상될 수 있는 각막을 보호하는 효능도 있다.

아이톡점안액(광동제약)에 들어 있는 트레할로스수화물은 의약품, 화장품, 식품 등에 보습제로 널리 사용되는 성분이다. 〈트레할로스가 인간 피부 세포 성장 및 보습에 미치는 영향〉(문두환, 2011)이라는 논문에서는 "트레할로스는 건조한 사막 식물 내의 수분의 증산을 방지하고 보습 기능을 하는 탄수화물"이며 "수분과 결합함으로써 세포 보호 효과를 가진 천연 물질"이라고 하였다. 또 "트레할로스는 비환원성물질로서 화학반응을 하지 않으며 삼투압 조절, 보습성, 결정 방지성 등을 가지고 있으므로 …… 세포 표면의 단백질 결합을 함으로써 세포막을 보호하고, 안정화와 인지질막의 구조를 안정화시켜" 세포를 보호한다고 언급하였다. 즉, 아이톡점안액에 들어 있는 트레할로스수화물은 보습 기능뿐 아니라 각막을 보호하는 효능으로 안구건조증에 효과적이다. 국내에서는 좀 생소하지만 유럽에서는 히알루론산과 함께 많이 사용한다. 아이톡점안액은 트레할로스수화물과 히알루론산나트륨을 동시에 함유해 보습 기능을 강화했다.

지방층의 손상 등으로 인해 수분 증발이 빨라 안구건조증이 유발된다면 안연고를 바르는 것이 도움이 된다. 기상 후 안구 충혈이 심하거나 통증이 있다거나 인공누액제를 너무 자주 사용하게 되는 경우 안연고를 사용하면 증상이 완화될 수 있다. 카보머 성분을 갖고 있는 리포직점안겔, 리포직이디오점안겔(바슈롬) 등의 제품은 점도가 높지 않아 시야 흐림이 적고 3층 눈물막을 모두 보완할 수 있다는 장점이 있다.

인공 눈물은 1회용 용기에 들어 있는 제품과 여러 번 사용할 수 있는 병 포장에 들어 있는 제품이 있다.

1회용 용기 제품은 보존제가 함유되어 있지 않아 저자극성으로 사용할 수 있지만, 비용이 비싸다. 간혹 용량이 0.4ml 이상 들어 있어 재사용하는 경우가 있는데, 보존제가 없어 세균 오염 등의 우려가 있기 때문에 인공 눈물이 남더라도 폐기한다.

여러 번 사용할 수 있는 인공 눈물에는 미생물 번식을 막는 보존제가 들어 있다. 가장 다빈도로 사용되는 보존제는 염화벤잘코늄, 염화벤제토늄, 클로르헥시딘이다. 이들은 모두 결막과 각막 상피세포를 손상시킬 수 있으므로 인공 눈물을 장기간 사용해야 할 경우에는 비용이 들더라도 보존제가 없는 일회용 제품을 사용하는 것이 좋다. 보존제가 들어 있는 인공 눈물이라도 개봉 후 4주 이내에 사용한다.

2. 손상된 각막을 치료하는 안약

생체에 존재하는 DNA 조각으로 성장 인자 분비를 촉진시켜 조직을 재생하여 손상된 각막을 치료하고 항염증 효과를 보이는 성분인 폴리데옥시리보뉴클레오티드는 부작용 없이 사용할 수 있어 조직 재생과 관련된 분야에서 관심이 집중되고 있는 성분이기도 하다.

리안점안액(파마리서치프로덕트)은 폴리데옥시리보뉴클레오티드를 주성분으로 하고 포비돈을 함유하고 있어 눈의 보습을 유지하는 효과도 있다. 안구건조증과 함께 미세 각막 손상으로 인해 눈이 시리고 이물감, 통증 등이 있을 때 사용할 수 있다.

3. 안구건조증에 먹는 보조제 오메가3, 사유, 비타민A

안구건조증은 눈물의 유, 수분막의 손실로 나타나므로 생약 제제인 사유나 비타민A를 공급하면 눈의 지방층과 점막층을 강화하여 수분의 손실을 막아 준다. 특히 비타민A는 점막 분비 조직에서 상피세포의 유도 및 분화에 작용하여 안구건조증 개선에 효과를 보인다.

오메가3는 기능성 건강 식품으로 식약처로부터 안구건조증에 효과가 있음을 개별 인증받았다. 오메가3의 지속적인 보충은 지방층을 강화하여 수성층의 증발을 막아 주기 때문인 것으로 알려져 있다. 만약 안구건조증으로 힘들다면 보충제를 꾸준하게 복용하는 것도 좋은 방법이 될 수 있다.

4. 한약 제제

안구건조증이라는 병명이 한방에는 있지 않지만, 유사하게 표현된 증상들은 있다. 한방안이비인후피부과학회지에 발표된 〈안구건조증의 병인에 대한 문헌적 고찰〉(윤성식·서형식, 2009)에서 "안구건조증에 대하여 한의학에서 가장 유사한 증상은 건삽혼화증이다"라며 "이것은 주로 오랫동안 눈을 사용해서 피로하거나 사려 과다하거나 혹은 조성(燥性) 음식을 좋아하거나 방사과도(房事過度)하여 신수(身手)가 손상되어 발병한 것"이라고 했다. 한방적으로 안구건조증은 눈으로 오르는 열을 끄면서 간, 신음을 보충하는 처방을 사용하면 완화시킬 수 있다고 본다. 만약 열감이 있다면 황련해독탕을, 간혈이 손상되었을 땐 보간환, 고본환정환을, 신허로 인한 증상에는 육미지황탕, 팔미지황탕을 사용할 수 있다. 단기간 복용보다는 증상에 맞추어 꾸준하게 복용하는 것이 좋다.

안구건조증이 있다면 눈이 건조해지지 않게 생활 수칙을 지키는 것도 중요하다.

- 건조증을 유발시키는 약물 복용을 최소화한다.
- 염색이나 눈 화장은 되도록 피한다.
- 실내 공기가 너무 건조하지 않도록 하고, 자주 환기시킨다.
- 냉 · 난방기의 바람이 눈으로 직접 오지 않도록 한다.
- 콘택트렌즈 착용은 피하고 되도록 안경을 쓴다.
- 독서, 디지털 기기를 사용시 50분 사용에 10분 휴식을 지킨다.
- 스트레스를 피하고 충분한 수면을 취한다.
- 비타민A와 오메가3가 풍부한 음식을 섭취한다.
- 황사, 미세먼지가 많은 날은 외출을 삼간다.

 배 약사의 강력 추천 셀프메디케이션

◎ **안구건조증이 의심된다면**
　1회용 인공 눈물을 1일 2~3회 점안

◎ **눈을 무리하게 써야 한다면**
　사유 제제와 오메가3를 꾸준하게 복용

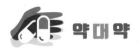 약대약

피로회복제, 내게 맞는 제품은?
임팩타민파워 vs 삐콤씨

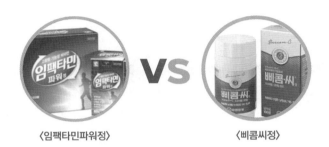

〈임팩타민파워정〉   〈삐콤씨정〉

1912년 영국 생화학자 홉킨스는 생리학저널에 놀라운 실험 결과를 발표한다. 쥐를 대상으로 한 실험에서 단백질, 탄수화물, 지방, 염분으로 만든 사료를 먹였을 때는 쥐가 자라지 못하는데, 소량의 우유를 섞었을 때는 잘 자랐다는 것이다. 홉킨스는 천연 식품에는 우리가 알지 못하는 어떤 물질이 있을 것이라 추정하고, 이것을 '부영양소(Accessory food factors)'라 명명했다. 이것이 비타민의 첫 발견이다.

비타민은 생명을 유지시키는 필수 물질이지만 인체에서 합성되지 않거나 부족하기 쉬우므로 지속적으로 보충해야 한다. 특히 비타민B군과 비타민C는 꾸준하게 섭취해야 하는데. 수용성 물질로 필요한 만큼만 흡수가 되고 나머지는 배설되기 때문이다.

비타민제의 효과에 대해서는 논란이 있긴 하지만, 유해 물질의 섭취가 늘고 스트레스의 강도가 높아지면서 비타민 섭취에 대한 요구는 갈수록 늘고 있다.

비타민B군은 생체의 거의 모든 대사 과정에 관여되어 있다. 비타민B군은 약 8종류로 알려져 있으며 서로 영향을 끼치며 다양한 체내 효소 반응에 관여한다. 에너지 대사, 해독, 영양 대사, 핵산의 합성까지 영향이 미치지 않는 곳이 없다.

비타민C 역시 강력한 항산화 효과뿐 아니라 조직을 만드는 콜라겐 합성에 관여하며, 철분 흡수를 돕고, 면역 기능을 강화시킨다. 또 부신피질 호르몬이나 갑상선호르몬의 합성과 기능에도 영향을 주며 중금속을 배출시키는 기능도 수행한다.

비타민B군, 비타민C가 함유된 영양제 종류는 무척 다양하다. 그러므로 성분을 꼭 확인해야 한다. 수험생 영양제로 각광받는 임팩타민파워정(대웅제약)과 삐콤씨정(유한양행)의 비교를 통해서 비타민B 복합 제제 선택 방법을 살펴보도록 하겠다.

임팩타민파워정과 삐콤씨정은 둘 다 비타민B군과 비타민C를 함유하고 있지만, 각 구성 때문에 복용 대상에 차이가 생긴다고 볼 수 있다.

먼저 가장 큰 차이는 비타민B군의 함량이다. 임팩타민파워정은 비타민 B군의 종류가 8종류에 이르며, 주요 비타민B군이 50mg 들어 있다. 하지만 삐콤씨정은 6종류의 비타민B군을 포함하고 있고 그 함량도 임팩타민파워정보다 적게 들어 있다.

비타민B1이 활성형인 벤포티아민으로 들어 있는 것이 임팩타민파워정의 큰 특징이다. 활성형의 경우 일반 티아민보다 생체 이용률이 높은데, 벤포티아민은 최대 8배 정도라고 하니, 벤포티아민 50mg의 복용은 일반 티아민 400mg 섭취와 비슷하다고 할 수 있다. 비타민B1은 에너지 대사에 가장 깊게 관여하는 비타민이므로 신체 활력을 올려 주는 데 큰 역할을 한다. 또 임팩타민파워정에는 삐콤씨정에 포함되지 않은 폴산(엽산), 콜린, 이노시톨이 있다. 이들은 신경세포에 작용하여 뇌 기능과 기억 형성을 돕는 데 관여한다.

이와 같이 임팩타민파워정은 지친 수험생에게 에너지를 생성해서 피로

회복을 풀어 주는 데 삐콤씨정보다 한걸음 앞선다고 볼 수 있다.

이에 비해 삐콤씨정은 비타민C 함량이 임팩타민파워정보다 20배 높다. 그리고 항산화 작용이 강한 셀레늄과 비타민E도 함유하고 있다. 임팩타민파워정의 경우 2알을 복용해도 비타민C 일일 권장량을 채우지 못하는 것과 분명 비교되는 부분이다.

삐콤씨정의 비타민C 1일 보충량은 1,200mg이며, 가장 많은 함량을 차지하는 영양소다. 그러므로 삐콤씨정은 만성적 스트레스에 의한 피로를 회복하고 활성산소를 제거하는 부분에 있어서 임팩타민파워정보다 효과적이라고 볼 수 있다.

결론적으로 임팩타민파워정은 10종의 비타민B군의 고함량 보충제로 에너지 생성을 촉진해서 피로를 풀고, 신경세포에 작용함으로써 기억력 증진에 도움을 줄 수 있다. 이에 반해 삐콤씨정은 고함량의 비타민C를 바탕으로 한 비타민B군, 셀레늄, 비타민E의 조합으로 만성적 스트레스에 의한 활성산소 제거 및 부신 피로를 풀어 주는 데 효과가 있다고 판단된다.

스트레스를 지속적으로 받는 사람들에게 비타민B군과 비타민C 복용은 많은 도움이 될 수 있다. 몸의 상태에 따라서 적절한 제품을 선택한다면 보다 좋은 효과를 볼 수 있을 것이다.

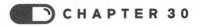

CHAPTER 30

눈꺼풀 세균 감염 질환
다래끼 셀프메디케이션

급성 염증성 증상 일부에 적용

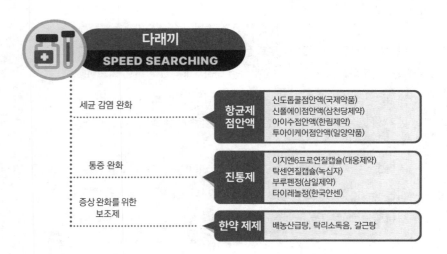

다래끼
SPEED SEARCHING

세균 감염 완화	항균제 점안액	신도톱쿨점안액(국제약품) 신폴에이점안액(삼천당제약) 아이수점안액(한림제약) 투아이케어점안액(일양약품)
통증 완화	진통제	이지엔6프로연질캡슐(대웅제약) 탁센연질캡슐(녹십자) 부루펜정(삼일제약) 타이레놀정(한국얀센)
증상 완화를 위한 보조제	한약 제제	배농산급탕, 탁리소독음, 갈근탕

눈을 감았다 뜨는 것이 조금 불편하다. 껄끄러운 느낌도 들고 약간 부은 것 같기도 하다. 다래끼가 난 것 같은데 심하지 않은 초기라 빨리 치료하고 싶다. 어떻게 해야 할까?

눈꺼풀에는 여러 피부 부속 기관이 있는데, 이 중 대표적인 분비 기관으로는 눈물층의 성분을 분비하는 짜이스샘, 마이봄샘, 땀을 분비하는 몰샘 등이 있다. 다래끼는 이러한 분비샘에 생기는 염증성 질환을 말한다. 일반적으로 급성 염증성 질환인 눈다래끼를 말하지만, 피지선이 막혀 피지가 쌓여 염증을 일으키는 콩다래끼도 있다. 셀프메디케이션은 급성 염증성 눈다래끼 일부에 해당된다. 염증성 눈다래끼에는 바깥다래끼와 속다래끼가 있다.

바깥다래끼는 짜이스샘 또는 몰샘 감염증으로 위치상 눈꺼풀 가장자리에 증상이 나타난다. 증상이 유발되면 한쪽이 부으면서 통증이 생기고 단단해지며 붉어진다. 시간이 지나면 농이 생겨 배출되고 증상이 해소된다.

속다래끼는 마이봄샘 감염증으로 바깥다래끼보다 깊게 위치하며 결막에 누런 농양점이 보인다. 초기에는 딱딱하지 않고 눈꺼풀이 불편한 느낌과 약간의 통증이 있지만 시간이 지나면서 점점 크기가 커진다. 무심코 방치하면 콩다래끼로 진행돼 만성화되기도 하는데, 다래끼에 약을 빨리 쓰지 않으면 멍울이 빠지지 않는다고 하는 경우에 해당된다.

눈다래끼는 세균 감염 증상이다. 눈에 화장을 하는 여성에게 발병률이 높고, 20대 이하가 환자의 절반 정도를 차지한다. 계절적으로 여름철이 겨울철보다 20% 정도 유병률이 높다. 다래끼는 보통 스스로 좋아지는 경향이 있다. 농이 형성되어 배출되면 치료가 종결되기 때문이다. 셀프메디케이션은 이런 환경을 도와 다래끼 치료에 도움을 줄 수 있다.

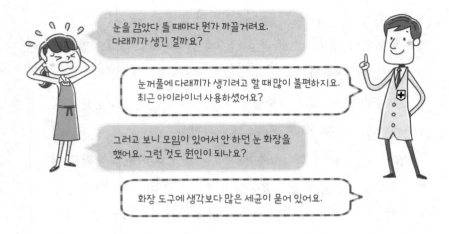

눈을 감았다 뜰 때마다 뭔가 까끌거려요.
다래끼가 생긴 걸까요?

눈꺼풀에 다래끼가 생기려고 할 때 많이 불편하지요.
최근 아이라이너 사용하셨어요?

그러고 보니 모임이 있어서 안 하던 눈 화장을
했어요. 그런 것도 원인이 되나요?

화장 도구에 생각보다 많은 세균이 묻어 있어요.

1. 온찜질

5~10분 정도 따뜻하게 찜질한다. 다래끼가 사라질 때까지 반복한다.

2. 안검 마사지와 세척

다래끼 부위를 생리식염수로 닦아 내고 안검 마사지를 하면 농 배출을 촉진해 증상 완화에 도움을 준다.

3. 항균제 안약 투여

일반의약품으로 나온 항균제 안약에는 설파메톡사졸이 함유되어 있다. 항히스타민제와 항감염제, 지혈제 등도 포함되어 있어 다래끼로 인해 나타나는 불편한 증상과 자극감을 완화시킨다.

신도톱쿨점안액(국제약품), 신폴에이점안액(삼천당제약), 아이수점안액(한림제약), 투아이케어점안액(일양약품) 등의 제품이 있다.

4. 소염진통제 복용

다래끼로 인한 통증이 심한 경우 소염진통제를 복용할 수 있다.

일반적으로 비스테로이드성 소염진통제인 나프록센 성분의 탁센연질캡슐(녹십자), 덱시부프로펜 성분의 이지엔6프로연질캡슐(대웅제약), 이부프로펜 성분의 부루펜정(삼일제약) 등을 사용한다. 만약 위장장애 등으로 비스테로이드성 소염진통제를 복용할 수 없다면 아세트아미노펜 성분의 타이레놀정(한국얀센)을 복용한다.

5. 한약 제제 복용

다래끼 치료의 종결은 농의 배출이다. 배농산급탕은 농의 생성과 배출을 촉진시켜 다래끼 치료에 도움을 줄 수 있다. 감기약으로 사용하는 갈근탕 역시 초기 다래끼가 생겼을 때 사용하면 염증과 통증을 완화시켜 다래끼 치료에 도움을 줄 수 있다.

다래끼 증상의 재발을 막기 위해 반드시 손과 눈, 눈 주변의 청결을 유지한다. 만약 셀프메디케이션을 했는데도 증상이 완화되지 않거나 반복적으로 다래끼가 생긴다면 병원 진료를 받는다.

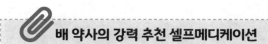

배 약사의 강력 추천 셀프메디케이션

◎ 다래끼 초기 증상
　　외용제: 항균제 안약 사용
　　내복약: 한약 제제 배농산급탕

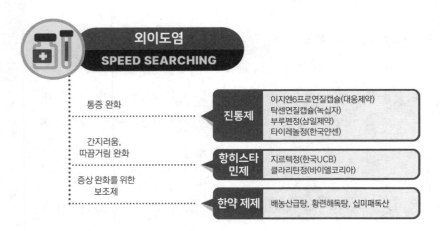

CHAPTER 31

갑자기 욱신거리고 아픈 귀 통증 관리
외이도염 셀프메디케이션

> 귀를 건드리거나 귓바퀴를 잡아당기면 더욱 아플 때

외이도염
SPEED SEARCHING

통증 완화	**진통제**	이지엔6프로연질캡슐(대웅제약) 탁센연질캡슐(녹십자) 부루펜정(삼일제약) 타이레놀정(한국얀센)
간지러움, 따끔거림 완화	**항히스타 민제**	지르텍정(한국UCB) 클라리틴정(바이엘코리아)
증상 완화를 위한 보조제	**한약 제제**	배농산급탕, 황련해독탕, 십미패독산

갑자기 귀가 쑤신다. 급작스런 통증에 놀라기도 했지만, 건드리면 통증이 더 심해지니 덜컥 겁이 난다. '귀가 잘못되는 것 아닌가? 운동 갔다 와서 사우나 좀 한 것밖에 없는데. 응급실에 가야 하나?' 어디가 아픈지 정확하게 알 수도 없고 귀 안쪽이 아프니 혹 청력에 문제가 생기는 것은 아닌가 싶어 걱정이 된다.

외이도염은 주로 수영 등 물속에서 하는 운동을 하거나, 사우나,

목욕, 샤워 등을 하고 귀에 들어간 물을 충분히 제거하지 않아 곰팡이나 세균 등이 외이도에 번식하여 발생한다. 또 물기를 제거하거나 가려움증을 완화시키려고 면봉을 사용하거나 이어폰을 장시간 착용해 물리적 상처가 생기는 것도 외이도염의 원인이 될 수 있다.

귀는 크게 세 부분으로 나뉜다. 귓바퀴에서 고막 전까지의 부위를 '외이', 고막에서 난원창 전까지를 '중이', 난원창부터를 '내이'라고 한다.

외이는 귀의 외관을 갖추고 있으면서 소리를 모아 중이로 보내는 기능을 수행한다. 기다란 굴 형태로 되어 있어 이물질의 침입을 막을 수 있게 구성되어 있다. 바깥쪽 피부가 두꺼운 연골 부분은 털과 피지샘이 발달되어 있어 물리적으로 외부 침입을 막을 수 있다. 피부가 얇고 털, 분비샘이 없는 뼈로 이루어진 부분은 보다 효과적으로 음파를 채집하는 기능을 수행한다.

외이도염은 여름철에 많이 발생하는 계절성 질환이기도 하다. 여름철에 많이 생기는 이유는 역시 물놀이가 많기 때문이다. 통계청 자료를 분석해 보면 8월 환자 수가 1월 환자 수보다 2배 정도 많게 나온다. 하지만 겨울철에도 많은 환자가 외이도염을 호소한다.

외이도염에 걸리면 통증이 가장 큰 특징이다. 콕콕 쑤시기도 하고, 욱신거리기도 한다. 통증이 어디서 유발되는지 잘 모르는 것도 외이도염 증상의 특징이다. 환자가 느끼기에 귀 안쪽 부분이 아프기 때문에 귀에 큰 문제가 생겼다고 생각해 불안해하기도 한다. 다른 귀 질환 통증과 가장 큰 차이점은 귀를 잡아당기면 통증이 심해진다는 데 있다. 증상이 경미하다면 지속적인 가려움이 유발되기도 한다. 귀를 긁기 위해서 면봉 등으로 외이도를 자극하면 상처가 생겨 외이도염이 더 심해진다. 증상이 심한 경우 분비물이 나오기도 하고 소리가 안 들리기도 한다.

외이도염은 대부분 세균이나 곰팡이 감염으로 발생하기 때문에 셀프메디케이션 대상이 아니다. 반드시 의료기관의 진료를 받아 원인을 정확하게 파악해야 한다. 하지만 병원을 방문할 수 없는 상황에는 일반의약품으로 어느 정도 증상을 완화시킬 수도 있다. 증상이 완화되었다고 해서 병원 방문을 늦추면 안 된다는 것도 기억하자.

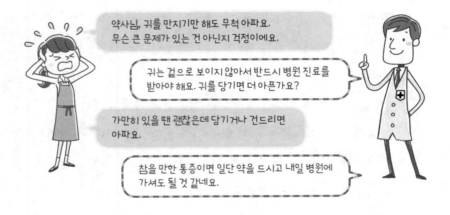

약사님, 귀를 만지기만 해도 무척 아파요. 무슨 큰 문제가 있는 건 아닌지 걱정이에요.

귀는 겉으로 보이지 않아서 반드시 병원 진료를 받아야 해요. 귀를 당기면 더 아픈가요?

가만히 있을 땐 괜찮은데 당기거나 건드리면 아파요.

참을 만한 통증이면 일단 약을 드시고 내일 병원에 가셔도 될 것 같네요.

1. 식후 복용하는 비스테로이드성 소염진통제

비스테로이드성 소염진통제는 통증을 완화시키는 데 효과적이며, 위장관에서 신속하게 흡수되어 30분 정도 지나면 그 효과가 나타나기 시작한다.

비스테로이드성 소염진통제의 대표적인 성분으로는 이부프로펜, 덱시부프로펜, 나프록센 등이 있다. 이부프로펜 성분의 지속 시간은 6~8시간으로 1일 3~4회 복용 가능하며 성인의 경우 최대 3,200mg까지 복용이 가능하므로 이부프로펜을 주성분으로 하는 부루펜정 400mg(삼일제약)의 경우 8정까지 복용이 가능하다. 덱시부프로펜 성분도 1일 3~4회 복용 가능하며 성인의 경우 최대 1,200mg까지 복용이 가능하므로, 덱시부프로펜을 주성분으로 하는 이지엔6프로연질캡슐(대웅제약)의 경우 4캡슐까지 복용이 가능하다. 나프록센 성분의 탁센연질캡슐(녹십자)의 경우 지속 시간이 12시간이므로 1일 2회 복용 가능하며 1일 1,250mg까지 복용이 가능하다.

비스테로이드성 소염진통제는 그 효과가 빠르고 지속 시간이 길다는 장점이 있지만 위장관 장애와 현기증, 피로 등의 중추신경 증상, 수분 배출이 저해되어 부종이 나타날 수 있음에 주의한다. 특히 위장관 장애는 일반적인 부작용으로 소화불량, 속 쓰림, 메스꺼움 등이 나타날 수 있고 심하면 위장관 궤양이나 천공이 나타날 수도 있다. 그러므로 음주를 자주 하거나 위장관이 약한 사람, 신장 기능이 떨어진 경우에는 사용하지 않는다. 나프록센은 12세 미만의 경우 복용을 피한다.

2. 빈속에 먹어도 되는 아세트아미노펜 진통해열제

타이레놀정(한국얀센)으로 유명한 진통해열제 아세트아미노펜 성분은 위장관에서 빠르게 흡수되며 30분 내에 효과를 나타내는데, 지속 시간은 4시간 정도다. 지속 시간이 짧은 단점을 개선한 제제인 타이레놀8시간이알서방정은 지속 시간이 8시간 정도다. 아세트아미노펜은 4~6시간(서방정은 6~8시간) 간격으로 복용할 수 있으며 최대 4,000mg까지 복용이 가능하다. 아세트아미노펜은 비스테로이드성 소염진통제가 가지고 있는 위장 부작용이 없기 때문에 공복에도 복용할 수 있고 영아에게도 사용할 수 있다.

간에서 광범위하게 대사가 이루어지고 간독성을 나타낸다는 중대한 단점이 있다. 그러므로 1일 3잔 이상 음주를 하거나 간독성 유발 약물을 복용하는 경우, 영양 결핍이 있는 경우 등 아세트아미노펜 복용으로 간독성이 유발될 위험이 있는 환자는 되도록 복용하지 않는다. 아세트아미노펜의 경우 처방의약품과 일반의약품에 포함된 경우가 많기 때문에 약물 복용시 총 용량에 주의한다.

3. 따끔거림이나 가려움이 심하면 항히스타민제

외이도염으로 가려움이 심해 자꾸 손이 간다면, 알레르기 증상을 막아 주는 항히스타민제를 복용한다. 항히스타민제는 세티리진 성분의 지르텍정(한국UCB)과 로라타딘 성분의 클라리틴정(바이엘코리아)과 같은 단일 제제를 선택하는 것이 좋다.

1회 복용으로 24시간 증상이 완화될 수 있다. 지르텍정은 6세 이상의 소아부터 1일 1정 취침 전 복용하며, 클라리틴정은 12세 이상은 1일 1정, 6~12세 소아의 경우 30kg 이하는 0.5정, 30kg 이상은 1정 복용한다.

4. 한약 제제

한약 제제를 사용하면 외이도염 증상을 완화시키는 데 도움을 줄 수 있다.

통증과 가려움, 염증 등의 증상이 있다면 십미패독산을, 따끔거림과 통증이 심한 경우 황련해독탕을, 분비물들이 나온다면 배농산급탕 등을 사용할 수 있으며 경우에 따라 같이 사용도 가능하다.

어느 질환이든 마찬가지지만 외이도염도 예방이 제일 중요하다. 외이도염이 자주 생기는 사람은 사우나나 목욕을 장시간 하지 않고 수영 등 물에서 하는 운동은 피한다. 만약 귀에 물이 들어갔을 경우 완전히 제거한 후 헤어드라이기의 냉풍 기능을 이용하여 건조하는 것이 좋다. 습기가 많으면 세균이나 곰팡이 번식이 쉽기 때문이다. 면봉은 되도록 사용하지 않는다. 면봉은 면 자체가 거칠기 때문에 외이도 점막에 상처를 내기 쉽다. 이어폰 사용은 난청의 원인뿐 아니라 외이도염의 원인이 되기도 한다. 소리를 너무 크게 하지 않아야 하며 장시간 착용을 금한다.

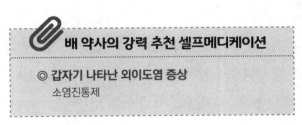

📎 배 약사의 강력 추천 셀프메디케이션

◎ 갑자기 나타난 외이도염 증상
소염진통제

CHAPTER 32

불편하지만 견딜 만한
어지럼증 셀프메디케이션

증상이 심하지 않은 어지럼증에 재발 방지를
목표로 하는 대처법

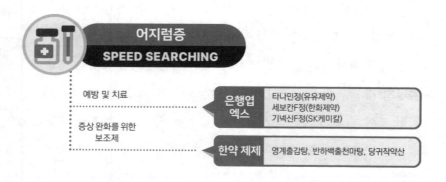

아침에 눈을 뜨려고 하니 어지럽고 아찔한 느낌에 갑자기 괴롭다. 머리를 돌리니 펑펑 도는 것이 정신이 없다. 메스껍기도 하다. 분명 어제까지도 아무 문제가 없었는데, 귀에서는 윙윙거리는 소리가 나고 너무 힘들다. 갑자기 무슨 일이지? 일어서기 괴로운데 누워 있어도 증상이 완화되지 않는다. 슬슬 큰 병이 아닐까 걱정되기 시작한다.

많은 사람이 어지럼증으로 고생하고 있다. 국가통계포털의 통계를 살펴보면 2014년 73만여 명이던 어지럼증 환자가 2016년 83만여 명으로 2년 사이 10만여 명 증가했으며 그중 64%가 여성이었다. 갈수록 어지럼증 환자는 늘고 있으며, 대다수가 여성 환자다. 특히 여성의 경우 '어지러움=빈혈'이라는 잘못된 상식을 갖고 있는 경우가 많아 간혹 개인적으로 철분제를 사 먹는데도 증상이 나아지기는커녕 변비나 위장 장애만 생겼다고 호소하기도 한다. 어지럼증은 다양한 이유 때문에 발생하는데 대략적인 발생 원인을 알아 두면 적절한 대처를 할 수 있어 도움이 된다.

어지럼증은 현훈과 비현훈으로 나누어진다. 현훈성 어지럼증은 빙글빙글 돌거나 위아래로 움직이는 느낌, 바닥이 꺼지는 느낌, 몸이 어느 한쪽으로 쓰러질 것 같은 느낌을 말하며 주로 말초, 또는 중추 전정계의 이상, 편두통으로 나타나는 경우가 많다.

비현훈성 어지럼증은 균형 장애(걸을 때 중심을 잡지 못하는 것 등), 실신성 어지럼증(아득해지는 느낌과 함께 의식을 잃을 것 같은 느낌), 심인성 어지럼증(몸이 붕 뜬 느낌, 머리 안이 도는 느낌, 몸에서 분리되는 느낌), 안성 어지럼증(시각 장애로 인한 어지러움) 등이 있다. 또 가성 어지럼증도 있는데, 이것은 심인성(心因性)으로 현훈을 동반하지 않는다. 실제로는 두통, 피곤, 스트레스 등으로 인해 나타나는 신체적 반응을 환자가 어지럽다고 표현하는 것이다.

현훈성 어지럼증은 말초성과 중추성 전정계 이상과 편두통으로 구분된다. 편두통은 독특한 전조 증상과 함께 현훈이 유발되므로 구분이 가능하다.

말초성 현훈은 이석증이나 메니에르병 등이 있다. 회전 방향이 한쪽으로만 향하고, 이명, 난청, 구역, 구토, 얼굴 창백, 가슴 두근거림 등을 호소하지만 혼자서 균형을 잡을 수 있다.

중추성 현훈은 심한 불안정성을 보이며 서 있을 수가 없다. 중추성 현훈과 비현훈성 어지럼증은 정확한 진단이 필요하다.

비현훈성 어지럼증은 저혈압이나 말초신경병증, 약물 복용 등 다양한 질병으로 발생할 수 있다. 특히 급격하게 발생하여 수일간 지속되는 삽화성 어지럼증은 뇌 질환일 가능성도 있으므로 신속하게 의료기관에 방문한다.

어지럼증의 유병률은 17~39% 정도며 병원을 찾게 되는 가장 흔한 증상 중 하나라고 알려져 있다. 약 40% 정도가 말초 전정기관 이상에서 나타나는 어지럼증이며, 균형 장애, 실신성 어지럼증 25%, 정신과적 문제 15%, 중추신경계의 질환 10% 정도로 발생 빈도를 보인다.

말초성 현훈은 30분에서 몇 시간 지속되긴 하지만 사라졌다가 다시 나타난다.

이석증의 경우 세반고리관의 이석이 떨어져 나와 발생한다. 체형 변화와 함께 심한 어지러움을 호소하고 증상이 잘 완화되지 않는다. 반드시 물리적 방법을 사용해서 치료한다.

메니에르병의 경우 달팽이관의 체액량이 증가해서 발생한다. 주로 긴장, 스트레스, 고염식, 소음, 알코올, 초콜릿, 유제품에 대한 알레르기 등의 원인으로 발생하게 되는데, 약물로 반응을 보일 수 있다. 물론 전문의의 정확한 진단이 필요하지만, 당장 어지러움 때문에 고통스럽거나 가끔 나타나는 어지럼증을 예방하기 위해서라면 일반의약품으로 셀프메디케이션 하는 것도 좋은 방법이다.

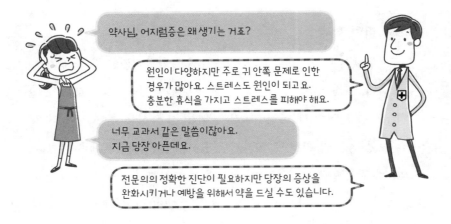

약사님, 어지럼증은 왜 생기는 거죠?

원인이 다양하지만 주로 귀 안쪽 문제로 인한 경우가 많아요. 스트레스도 원인이 되고요. 충분한 휴식을 가지고 스트레스를 피해야 해요.

너무 교과서 같은 말씀이잖아요. 지금 당장 아픈데요.

전문의의 정확한 진단이 필요하지만 당장의 증상을 완화시키거나 예방을 위해서 약을 드실 수도 있습니다.

1. 이명과 어지럼증에는 지속적으로 은행엽엑스 복용

어지럼증과 이명에 허가되어 있는 은행엽엑스는 말초동맥, 정맥을 개선하고 혈액의 점도를 낮추며 항산화 효과를 지닌다. 그러므로 림프 순환 장애로 인한 메니에르병과 혈액 순환 장애로 인한 어지럼증, 이명에 효과를 보인다. 타나민정(유유제약), 세보칸F정(한화제약), 기넥신F정(SK케미칼) 등이 있다. 특히 타나민정과 세보칸F정의 원료로 독일 슈바베에서 개발한 EGB761은 많은 임상 논문이 발표되어 있어 그 효능이 입증된 제제라고 볼 수 있다.

이명과 어지럼증에는 1일 2회 80mg 또는 1일 3회 40mg 또는 1일 1회 120mg을 복용한다. 약물에 과민한 경우를 제외하고는 특별히 주의할 사항이 없으나, 혈액 응고 시간을 늘릴 수 있기 때문에 아스피린, 오메가3, 비타민E, 항응고제 등을 복용하는 경우 전문가와 상담한 뒤 복용한다.

2. 한약 제제

한약 제제를 사용하면 어지러운 증상을 완화시키는 데 도움을 줄 수 있다. 가장 많이 사용되는 한약 제제는 영계출감탕으로 자세를 바꾸거나 일어설 때 어지러움을 느끼는 경우 사용할 수 있다. 오령산은 갈증이 있으며 수분대사가 원활하지 않는 사람에게 사용한다. 반하백출천마탕은 기운이 없고 식욕이 부진하며 두통 등의 증상을 호소할 때 사용한다. 안색이 창백하며 냉증이 있고 쉽게 부으며 피로감을 호소하는 경우 당귀작약산을 사용한다.

일단 어지럼증이 유발되었다면 다음과 같은 조치를 취한다.

- 소음을 최대한 없애고 휴식을 취한다.
- 자세를 바꿀 땐 천천히 바꾼다.
- 책이나 스마트폰 등을 보지 않는다.
- 조도를 어둡게 하고 눈부신 조명을 피한다.

만약 메니에르병에 의해 어지러움이 발생했다면 카페인 섭취를 피하고 금주, 금연한다. 저지방, 저염식을 하며 스트레스를 피한다.

배 약사의 강력 추천 셀프메디케이션

◎ 어지럼증이 가끔 나타난다면
은행엽엑스를 꾸준하게 복용
가끔 나타나는 어지러운 증상에는 한약 제제 영계출감탕

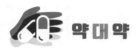

혈액 순환을 위해 뭘 먹을까?
아스트릭스 vs 타나민

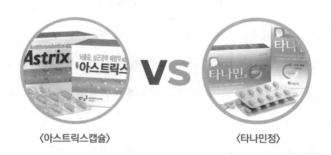

〈아스트릭스캡슐〉　　　　　　　　〈타나민정〉

사람이 건강하게 살기 위한 중요한 전제 조건 중 하나, 혈행이 좋아야
한다는 것이다. 혈액은 조직에 산소와 영양분을 공급하고, 노폐물을 배
설하며, 호르몬 등을 운반해서 해당 조직이 작동할 수 있도록 하고, 면
역 세포를 함유하고 있어 체내에 들어온 이물질이나 세균, 바이러스 등
을 방어하는 기능을 수행한다. 혈액은 산도 조절 기능도 수행해서 인체
항상성을 유지할 수 있도록 하고, 혈액 유출을 막기 위한 응고 기능도
한다. 혈액의 원활한 흐름을 위해 가장 많이 복용하는 일반의약품은 아

스트릭스캡슐(보령제약) 또는 타나민정(유유제약)이다.

먼저 아스트릭스캡슐의 주성분은 아스피린이다. 아스피린500mg은 소염해열진통제로 사용되지만 아스피린100mg은 혈전 생성 억제제로 사용된다.

아스피린이 혈액순환제로 주목받은 것은 바로 혈소판에 작용해 혈전 생성을 억제하기 때문이다. 혈전이 혈관을 막으면 뇌출혈, 심근경색 등 심각한 질환을 일으키게 된다. 지속적으로 저용량 아스피린을 복용하게 되면 이러한 혈전 생성을 억제해 심혈관 질환을 예방할 수 있다. 하지만 아무나 혈전억제제로 아스피린을 복용하지는 않는다. 주로 남성의 경우 45~80세이면서 심근경색, 심장마비 등 심장 질환을 예방할 목적으로, 여성의 경우 55~80세이면서 뇌졸중 예방을 위해 사용한다.

아스피린은 혈전 생성을 억제하기도 하지만 위점막을 약화시키고 자극하기도 한다. 그래서 혈전으로 인한 위험률이 위장관 출혈 위험률보다 더 높은 경우에만 아스피린을 권장한다. 혈전억제제로 아스피린을 복용할 때는 위장 부작용을 최소화하기 위해 아스트릭스캡슐이나 아스피린 프로텍트정 같은 장용제를 복용한다. 단, 우유나 제산제 등과 함께 복용하면 위에서 약물이 녹을 수 있기 때문에 피한다. 제형을 가루로 만들어 복용하면 안 되고, 식후에 복용한다. 다른 진통제와 병용할 때 아스피린의 효과가 떨어질 수 있기 때문에 동시에 복용하지 않는다. 아스피린 복용으로 출혈 위험이 증가할 수 있으므로 수술, 치과 발치, 내시경 등이 예정되어 있다면 10일 전, 늦어도 5일 전에는 아스피린 복용을 중단한다.

타나민정 등의 은행잎 추출물은 혈관을 확장하고 이완시키며, 항산화 작용을 통해 혈관 손상을 막아 준다. 혈소판 활성을 억제해서 혈전 생성을 막고, 혈액의 점도는 낮춘다. 또 은행잎 추출물은 베타아밀로이드에 의한 뇌세포 손상을 막으며, 혈류 개선을 통해 뇌세포에 충분한 산소와 영양 공급으로 기억력 개선에 도움을 준다고 알려져 있다.

은행잎 추출물 복용시에는 일부 알레르기 반응, 위장 장애가 있을 수 있다. 가장 주의해야 할 사항은 은행잎 추출물이 혈액의 점도를 낮추고 혈소판 활성을 억제하기 때문에 수술, 치과 치료, 내시경 등이 예정된 경우 복용을 주의해야 한다는 것이다. 그리고 제품에 따라 함량이 적절하지 않아 효과가 떨어지는 경우도 있기 때문에 선택시 원료 함량을 꼭 확인하여야 한다.

결론적으로 남성의 경우 45세, 여성의 경우 55세 이상, 80세 미만의 성인의 경우 심혈관 질환 위험인자가 있다면 저함량 아스피린을 꾸준하게 복용하는 것이 뇌졸중, 심장마비 등을 예방하는 데 도움이 될 수 있다. 만약 치매, 기억력 감퇴나 수족 저림 등 혈관 순환 장애를 예방하는 목적으로 사용한다면 은행잎 추출물이 도움이 될 수 있다. 단, 아스피린이나 은행잎 추출물 복용시 출혈성 증상에 주의한다. 비타민E, 오메가3, 나토키나아제 등 영양제뿐 아니라 와파린, 클로피도그렐, 플라빅스와 같은 혈전제거제를 복용할 때도 출혈이 증가할 수 있으므로 주의한다. 또 아스피린 복용시에는 반드시 위장관 상태를 꾸준히 점검한다.

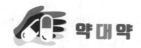

우황청심원 어떤 것이 좋을까?
사향 vs 대체 물질, 원방 vs 저함량

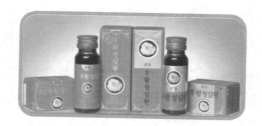

회사 면접이나 수능시험, 합격 발표, 운전면허시험 등으로 긴장하게 될 때 많은 사람이 진정 효과를 기대하며 우황청심원을 복용한다. 그런데 시중에 나와 있는 우황청심원은 종류가 다양하고 이름이 비슷해서 어떤 것을 복용해야 할지 헷갈리는 경우가 많다.

우황청심원에는 사향이 들어간다. 하지만 사향은 동물성 약재로 멸종위기 야생식물보호협약인 CITES 협약이 발효되면서 원료 자체를 확보하기 어려워졌다. 이에 제약 회사에서는 사향과 동일한 효과를 낼 수 있는 대체 물질을 개발하였는데, 조선무약은 엘-무스콘을, 광동제약에서는 영묘향을 우황청심원에 사향 대신 함유시켰다. 이때부터 사향을 함유한 우황청심원과 사향 대체 물질을 함유한 우황청심원이 시장에 동시에 출시되기 시작하였다. 다들 효과가 있다고 주장하는데다 가격 차이가 많게는 10배까지 나기 때문에 소비자들은 어떤 것을 복용해야 할지 혼란스럽다.

과연 고가의 사향 함유 제품을 먹어야 하는 것일까? 아니면 대체 물질인 영묘향이나 엘-무스콘 함유 제품을 먹어도 될까? 여기서는 시장점유율이 가장 높은 광동제약 우황청심원만을 가지고 비교해 보도록 하겠다.

첫 번째 질문, 과연 고가의 사향 함유 제품을 복용해야 효과가 있는 것일까? 사향과 영묘향이 함유된 두 제품을 각각 비교해 보면 나머지 성분은 동일하고 사향과 영묘향만 차이가 난다. 그렇다면 결국 사향과 영묘향 효능에 어떤 차이가 있느냐가 첫 번째 질문의 답이 될 것이다. 이 질문의 답은 2000년 생약학회지에 발표된 〈사향 함유 우황청심원액과 영묘향 함유 우황청심원액의 혈압 강하 작용 및 적출 심장에 미치는 효과에 대한 약리 효능 비교〉(최은욱 외)라는 논문에서 찾을 수 있다.

실험의 결론은 놀랍게도 "고농도 영묘향 함유 및 사향 함유 우황청심원액 간의 효력 비교에 있어서 통계학 유의성은 나타나지 않았다. …… 고농도의 사향 함유 우황청심원액은 영묘향 함유 우황청심원액과 비교하여 각 항목에서 유사한 효력을 보이나 …… 심혈관계에 있어서 영묘향 함유 우황청심원액은 기존의 처방인 사향 함유 우황청심원액보다 우수한 효력을 가진다고 할 수 있다"라고 나온다.

다시 말해 스트레스 등 과도한 교감신경 긴장에 의한 불편한 증상을 없애거나 급격히 발생하는 순환기 증상을 막기 위해 복용하는 우황청심원의 효능은 사향 제품과 영묘향 제품이 큰 차이를 보이지 않는다는 것이다.

더 중요한 것은 사향 함량이 적을 경우(사향 5mg)에는 영묘향보다 효과가 나빴다. 그러니 만약 우황청심원을 복용할 때 가성비를 따진다면 영묘향을 함유한 원방우황청심원을 선택해야 하며, 저함량 사향이 함유된 우황청심원은 구입하지 않는 것이 좋다고 본다.

두 번째, 사향 대체 물질인 영묘향이 효과가 있다면, 영묘향 고함량 원방우황청심원과 영묘향 저함량 우황청심원의 효과 차이는 어떨까? 함량을 보면 원방 제품에 우황은 31mg, 영묘향은 99mg이 더 들어가 있고 나머지 성분들은 5~8% 정도 더 들어가 있다. 실험 결과, 혈압 조절에는 저함량 영묘향이 함유된 우황청심원이 효과가 있지만, 스트레스 상황에서는 저함량 영묘향이 함유된 우황청심원은 효과가 별로 없었다. 그러므로 혈압을 조절하기 위해 우황청심원을 장기간 복용하는 경우라면 저농도 영묘향이 함유된 우황청심원을 복용하는 것도 괜찮겠지만, 긴장성, 스트레스로 인한 증상을 완화시키기 위해 복용한다면 영묘향의 함량이 높은 원방우황청심원을 복용하는 것이 낫다. 물론 위의 실험은 토끼를 대상으로 한 것이고, 장기간 약물 투여를 한 점 등의 한계가 분명 있다. 하지만 현재 시판되고 있는 우황청심원 제품을 비교하는 데 큰 문제는 없어 보인다.

결론은 반드시 사향이 함유된 제품을 먹어야 하는 것은 아니라는 것과, 긴장을 완화시키기 위해 복용할 때는 저가형/저함량 우황청심원보다는 고함량의 원방우황청심원을 복용하는 것이 낫다는 것이다.

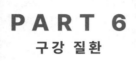

PART 6
구 강 질 환

작은 입안 속
큰 고통
쓰는 약도 다양

입병에는 오라메디, 알보칠만 사용하는가? 입병의 상황에 따라 사용할 수 있는
일반의약품은 다양하다. 가글제는 다 똑같은 효능을 하는 걸까? 먹을 수 있는 구내염
치료제는 없을까? 치통이 있을 때 상비약으로 쓸 수 있는 약은 진통제뿐일까? 시린 이에
사용하는 약이 있을까? 놓치기 쉬운 구강 질환에 도움이 되는 일반의약품을 알아보자.

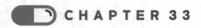

CHAPTER 33

입안의 작은 상처, 온몸으로 느끼는 큰 고통
구내염 셀프메디케이션

원인 없는 재발성 아프타성 구내염에 대한 대처법

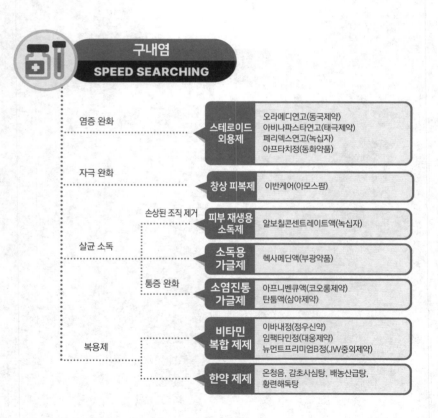

"비보이가 되기 시작한다. 5ml 정도로도 코끼리 춤을 추게 될 것이다. 바르는 순간 지옥을 경험하게 될 것이다. 분명 말하지만 당신은 지옥을 경험하게 될 것이다."

구내염에 걸린 사람이 알보칠액을 발랐을 때 상황을 표현한 인터넷 글인데, 표현만으로도 그 고통을 조금이나마 공감할 수 있다.

입안에 염증이 생긴 구내염은 이토록 큰 고통을 감수해야 할 정도로 참기 힘들다. 건강보험공단에서 2008년부터 2014년까지 구내염의 건강보험 진료 환자의 진료비 지급 자료를 분석한 결과, 구내염 진료 인원은 2008년부터 연 평균 4.5%씩 매년 증가했다. 또 2014년 구내염 진료 인원을 연령별로 살펴보면 9세 이하가 전체의 약 40%를 차지했고, 9세 이하 연령층을 세부적으로 살펴보면 영유아(0~6세) 진료 인원이 9세 이하 진료 인원의 88.6%를 차지한 것으로 조사되었다. 또 60, 70대 유병률도 전체 환자의 20%로 높은 비율을 차지했다. 이처럼 구내염은 갈수록 증가 추세이며, 면역력이 떨어지는 저, 고 연령대에 집중해서 발생하는 경향을 보인다.

구내염은 구강 점막에 염증이 생긴 것을 말한다. 단, 잇몸에 생기는 염증을 치은염, 혀에 생기는 염증은 설염으로 구분하므로 구내염은 이 외의 부분에 염증이 생긴 것이다. 구내염이 발생하면 음식 등의 섭취가 불편해지고 통증으로 인해 생활에 지장이 생긴다. 아이들 같은 경우 표현을 잘 못해서 식사 시간에 울거나 음식을 거부하는 행동을 보일 수도 있으므로 보호자의 세심한 관찰이 필요하다.

구내염은 그 형태에 따라서 카타르성 구내염, 아프타성 구내염,

궤양성 구내염 등 세 가지로 구분한다. 카타르성 구내염은 가장 가벼운 것이며, 환부가 갑자기 빨갛게 붓고 음식을 먹을 때 아프다. 아프타성 구내염은 팥 크기의 궤양이 생기고 표면은 흰 막으로 덮여 있으며, 둘레에 붉은 기미가 나타난다. 자극이 있거나 뜨거운 음식물이 닿으면 아프다. 대략 1주일이면 자연 치유된다. 궤양성 구내염은 입안에 넓고 심하게 나타난다. 환부는 빨갛게 붓고 표면은 궤양이 되며, 충혈되기 쉽고, 스치면 아픔을 호소한다. 발열, 두통, 불면, 식욕 부진 등이 따른다.

구내염은 곰팡이의 일종인 칸디다 감염, 콕사키 바이러스 등 바이러스 감염, 베체트병처럼 면역 관련 질환, 그리고 기타 스트레스나 영양 결핍 등으로 인해서 발생한다. 칸디다는 입안에 존재하는 곰팡이로 평상시에는 문제가 되지 않지만 세균 균형이 깨지거나 면역력이 현저하게 저하된 경우 구내염을 일으킨다. 칸디다성 구내염의 증상은 하얀색의 지저분한 곰이 끼고, 입 냄새가 나기도 하며, 통증을 심하게 호소한다. 치료는 항진균제를 사용한다. 콕사키 바이러스는 수족구나 포진성 구협염의 원인이 되는 바이러스다. 전염성 바이러스로 인후 부위에 수포가 나타나며 열과 함께 통증을 수반한다. 별다른 치료를 하지 않아도 5~7일이면 증상이 회복되기 때문에 열과 수분 관리에 주의하고 다른 사람에게 전염되지 않도록 한다.

반복적으로 다발성 구내염이 생기며 치료가 더디다면 베체트병과 같은 자가면역질환일 수도 있어 정밀한 검사가 반드시 필요하다.

약국에서 가장 흔하게 접하는 구내염 환자는 영양 결핍이나 스트레스, 음식 알레르기 등으로 인해 발생하는 재발성 아프타성 구내염이다. 재발성 아프타성 구내염은 원인을 알지 못하는 경우가 대부분이고 특별한 치료법 없이 10일 정도 지나면 자연 치유된다. 단, 증상과 치료 기간을 줄이며, 2차 감염을 막기 위해 일반의약품을 사용하는 것은 환자에게 많은 도움을 줄 수 있다.

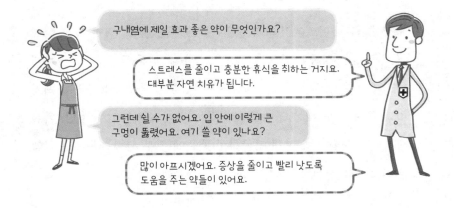

1. 점막을 덮고 염증을 완화시키는 국소 스테로이드 제제

국소 스테로이드 제제로는 오라메디연고(동국제약), 페리텍스연고(녹십자) 등이 있다. 오라메디연고의 주성분인 트리암시놀론과, 페리텍스연고의 주성분인 덱사메타손은 강력한 항염증 작용으로 구내염을 치료한다. 구내염이 보통 과도한 스트레스나 과로 때문에 생긴다는 것을 감안했을 때 스테로이드의 항염증 작용은 치료에 큰 도움을 준다. 구강 점막의 재생은 보통 3~5일 정도 걸리기 때문에 이 기간동안 환부에 염증이 생기지 않는다면 구내염이 치료되는 것이다. 또 오라메디연고, 페리텍스연고의 점착성은 환부가 노출되지 않게 보호해 치료 기간 동안 환부가 자극받지 않도록 한다.

1일 여러 번 바르며, 바르기 전에 침을 삼켜 환부를 약간 건조한 상태로 만들면 연고를 부착시키기 좋다.

2. 아프지만 빨리 낫는 바르는 소독제

구내염에는 알보칠콘센트레이트액(녹십자)이 잘 알려져 있다. 알보칠콘센트레이트액의 주성분인 폴리크레줄렌은 강력한 항균, 항진균, 항원충류 작용을 한다. 선택적으로 손상된 세포를 파괴하고 제거하며 분비물을 감소시키는 기능도 한다. 쉽게 말해서 유해균을 제거하고 회복될 수 없는 조직을 제거하는 것이 주기능인 것이다. 이런 과정이 환부를 강렬하게 자극하기 때문에 일부 사람들은 알보칠액으로 환부를 지진다(?)고 표현한다.

알보칠액은 2~3분 정도 충분히 사용한다. 사용시 극심한 통증이 가장 심한 부작용이며, 그 이후 오히려 통증이 감소한다. 강산성 약물이기 때문에 치아에 직접 닿으면 치아가 손상될 수 있다. 의류나 가방 등에 닿으면 손상을 줄 수 있으므로 보관시 주의한다.

3. 보호막을 만들어 통증을 줄이는 창상 피복제

구내염이 생기면 점막에 상처가 나면서 통증이 심하게 유발된다. 이때 상처가 노출되지 않게 하면 불편함을 줄일 수 있는데, 입 안에 바르는 연고도 어느 정도 이런 효과를 보일 수 있지만 점착성이 오래 유지되진 않는다. 이반케어(아모스팜)는 PVP K90, 프로필렌글리콜,

포타시움 솔베이트, 칼슘클로라이드 등이 주성분이며 환부에 뿌리도록 되어 있다. 환부에 뿌리면 점착성이 있는 겔이 얇은 막을 형성하여 환부의 자극을 줄여준다.

이반케어는 사용 전 환부에 최대한 침이 묻어 있지 않게 건조시키고 구강에 분사한 후 최소 30~60분간 먹거나 마시지 않는다.

4. 가글로 2차 감염을 막는 소독용 가글제

구내염으로 인한 2차 감염을 막는 가글제로는 헥사메딘액(부광약품)이 있다. 헥사메딘액의 주성분인 클로르헥시딘은 그람음성균과 그람양성균, 호기성세균과 혐기성세균에 모두 작용하며 곰팡이 균에도 작용한다. 헥사메딘액은 강력한 살균 효과와 긴 지속 시간을 가진다.

1일 2회 사용하며 30초 정도 충분히 가글하고 뱉어 낸다. 가글 후 물로 헹구지 않으며 입안에 약이 남지 않도록 충분히 뱉어 낸다. 헥사메딘액을 오래 사용하면 구강 내 세균 균형이 깨질 수 있다. 치아나 혀, 레진 등에 착색을 일으킬 수도 있고, 미각의 변화를 줄 수 있으며, 구강 점막이 벗겨질 수 있다는 단점이 있다.

5. 통증이 심할 때 소염진통 가글제

통증이 심할 때 쓰는 아프니벤큐액(코오롱제약)은 가글형 구내염 치료제다. 아프니벤큐액의 주성분인 디클로페낙은 비스테로이드성 소염진통제로 통증과 염증을 완화시킴과 동시에 항균 작용이 있어 구내염 치료에 효과적이다. 1일 2~3회 사용하며 1분간 가글하고 물로 입안을 헹구지 않는다.

6. 먹는 구내염 치료제

구강 점막은 세포의 교체 속도가 빨라 영양 결핍으로 인한 염증이 쉽게 일어날 수 있는 부위다. 특히 재발성 구내염 환자들의 영양 상태를 조사해 보면 비타민B1의 부족이 흔히 나타나며 철분, 엽산, 비타민B2, B6, B12 등 다양한 영양소가 부족한 것으로 조사되었다. 실제로 약국에서 구내염이 자주 발생하는 환자에게 고함량 비타민B군과 비타민C를 복용하도록 권유하면 발생 빈도가 현저하게 줄어드는 경우가 많다. 이바내정(정우제약), 임팩타민정(대웅제약), 뉴먼트프리미엄B정(JW중외제약) 등이 있다.

이바내정의 경우 비타민B군과 아미노산, 의이인이 복합되어 있어 구내염 회복에 효과적인 영양소를 함유하고 있다. 임팩타민정의 경우에도 활성형 비타민B1인 벤포티아민과 비타민B군, 아연 등을 고함량으로 함유하고 있어 구내염의 빠른 회복을 도와줄 수 있다.

7. 한약 제제

구내염은 점막 염증 질환으로 한약 제제를 사용하면 보다 효과적으로 증상을 완화시킬 수 있다. 가장 대표적으로 사용하는 처방은 온청음이다. 온청음은 염증을 완화시키는 황련해독탕과 점막 회복을 도와주는 사물탕이 같이 들어간 처방으로 급만성 구내염에 모두 사용할 수 있다. 감초사심탕 역시 재발성 구내염에 많이 사용하는 한약 제제다. 평상시 위장이 좋지 않고 점막에 염증이 쉽게 생기는 환자에게 적용한다. 배농산급탕은 농을 제거하는 한약 제제다. 구내염이 발생하면서 지저분한 분비물이 발생하는 경우에 사용한다.

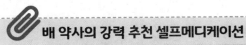

배 약사의 강력 추천 셀프메디케이션

◎ **구내염이 생긴 지 얼마 되지 않았다면**
외용제: 알보칠액이나 아프니벤큐액 등으로 살균 소독

◎ **반복적으로 구내염이 생긴다면**
외용제: 오라메디연고나 페리덱스연고를 사용
내복약: 임팩타민정 + 한약 제제 온청음 꾸준하게 복용

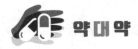

가글액은 다 같을까? 케어가글 vs 가그린

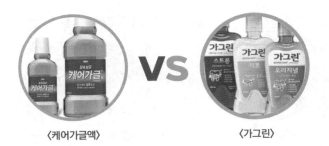

〈케어가글액〉   〈가그린〉

과거에는 그렇지 않았지만 요즘 사람들은 식사 뒤 양치를 하고, 세균을 없애는 가글을 해야만 한결 더 개운한 느낌을 받는다고 생각하는 것

같다. 하지만 가글의 종류가 다양해 어떤 것을 선택해야 할지 혼란스러울 때가 많다.

가장 대표적인 가글 제품인 가그린(동아제약)과 케어가글액(한미약품)으로 비교해 보도록 하자. 입을 헹구는 것은 같지만 엄밀히 따지면 두 제품은 사용 용도가 다르다.

먼저 가그린을 살펴보자. 가그린은 제품 라인이 여러 개가 있는데 여기서 말하려는 것은 가그린클린케어(혹은 내츄럴허브, 토탈케어)다. 참고로 가그린 라임, 오리지널, 제로, 스트롱, 검케어 등은 살균 성분과 불소가 주성분이기 때문에 케어가글과 크게 다르지 않다.

가그린클린케어는 리스테린과 같은 성분이다. 원래 수술이나 상처 소독에 사용하는 석탄산에서 착안한 제품이다. 그러므로 가그린은 리스테린과 같이 알코올을 바탕으로 유칼립톨, 멘톨, 티몰, 살리실산메틸, 염화아연 등으로 이루어져 있다. 이 성분의 복합은 살균을 바탕으로 하지만 치태를 제거하는 효과가 있다. 그러므로 치석 제거와 충치 예방 효과 등 구강의 청정 기능을 원한다면 가장 알맞은 가글제라고 할 수 있다.

1일 2회 30초 정도 사용하며 가글 안에 알코올이 함유되어 있어 12세 이하의 어린이가 사용할 때는 보호자의 관찰이 필요하다. 가글을 사용한 후 음주 단속이 되는 경우도 있으니 운전 중에는 사용하지 말자. 알코올이 함유된 가글액은 가글 후 물로 입안을 헹군다.

어린이가그린을 구강청결제로 생각하고 구입하는 경우가 있다. 어린이가그린의 주성분은 플루오린화나트륨으로 충치 예방 목적으로만 사용하고 치태나 치석을 제거하는 기능은 없다. 사용 가능 연령은 6세 이상 어린이로 칫솔질을 완전히 끝낸 후 1일 1회 취침 전 사용한다.

케어가글액의 주성분은 염화벤제토늄이다. 4급 암모니아 방부제인 본 성분은 입 속 세균에 대한 살균력을 갖고 있다. 주로 소독에 이용하는 가글이다 보니 살균력이 가장 중요한 지표가 된다. 케어가글액은 입속에 존재하는 그람양성균에는 강한 살균력을 보이나 그람음성균에는 항균력이 좀 떨어진다. 그리고 일부 곰팡이나 바이러스에도 살균력을 보이기 때문에 전반적인 항균 효과가 있다고 볼 수 있지만 치석 제거 등의 효과는 기대하기 어렵다. 말 그대로 입속의 세균을 없애는 기능인 것이다.

가그린이나 케어가글액 두 제품 모두 뮤탄스균을 억제할 수 있어 충치 예방에 도움이 된다. 입속의 세균 증식을 막기 때문에 입 냄새를 제거하고 세균막으로 이루어진 플라그를 제거하는 데 도움이 된다. 하지만 지속적으로 살균제 가글을 하는 것이 구강 건강에 유리한지는 한 번쯤 생각해 봐야 한다. 살균제를 장기간 사용하면 구강의 세균 균형이 무너지면서 유익균까지 손상을 입을 수 있기 때문이다. 즉, 장기적 사용은 오히려 해가 될 수 있다. 그리고 장기간 사용시 치아나 혀가 착색될 수 있으므로 주의한다.

결론적으로 가글은 칫솔을 사용한 양치를 대신할 수 없으나, 만약 양치를 할 수 없는 부득이한 경우에 가글을 사용한다면 가그린을 사용하는 것이 좋다. 구강 세균 감염으로 인한 염증 완화나, 잇몸 세균 감염 치료를 위한 보조 목적으로 사용한다면 케어가글액을 추천한다.

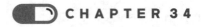**CHAPTER 34**

치아가 튼튼한 것은 오복 중 하나
치통 셀프메디케이션

가벼운 상아질과민증과 치주염에 대한 대처법

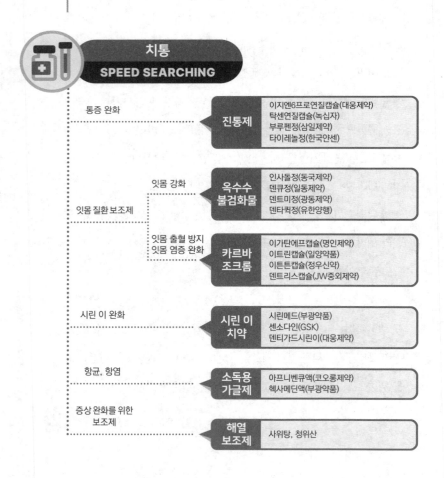
치통
SPEED SEARCHING

| 통증 완화 | | **진통제** | 이지엔6프로연질캡슐(대웅제약)
탁센연질캡슐(녹십자)
부루펜정(삼일제약)
타이레놀정(한국얀센) |

| 잇몸 질환 보조제 | 잇몸 강화 | **옥수수
불검화물** | 인사돌정(동국제약)
덴큐정(일동제약)
덴트미정(광동제약)
덴타퀵정(유한양행) |
| | 잇몸 출혈 방지
잇몸 염증 완화 | **카르바
조크롬** | 이가탄에프캡슐(명인제약)
이트린캡슐(일양약품)
이트튼캡슐(정우신약)
덴트리스캡슐(JW중외제약) |

| 시린 이 완화 | | **시린 이
치약** | 시린메드(부광약품)
센소다인(GSK)
덴티가드시린이(대웅제약) |

| 항균, 항염 | | **소독용
가글제** | 아프니벤큐액(코오롱제약)
헥사메딘액(부광약품) |

| 증상 완화를 위한
보조제 | | **해열
보조제** | 사위탕, 청위산 |

치아가 건강한 것은 다섯 가지 복 중 하나라고 알려져 있을 정도로 삶의 질과 직결된다. 치통은 한 번 나타나면 참을 수 없이 고통스럽지만 진정되면 언제 그랬냐는 듯이 사라지기 때문에 방치하기 쉬운 질환이다. 그뿐만 아니라 치과에 대한 심리적 두려움, 입안을 다른 사람에게 보여 주기 싫다는 심리적인 이유로 정기검진을 잘 받지 않는 것도 치과 질환을 키우는 이유다.

치통 유병률은 얼마나 될까? 통계청 자료에 따르면 치은염 및 치주질환은 2015년 상병 순위 2위로 굉장히 높은 유병률을 보이며, 2015년 구강건강검진 통계를 보면 전체 검사 인원의 절반 정도가 치료가 필요하며, 주의 결과를 받은 인원까지 합치면 전체 인원의 70%는 구강 상태가 좋지 않은 것으로 나타났다. 즉, 치통은 유병률도 높지만 유병 예비율도 높은 질환에 속한다.

치통은 왜 나타나는 걸까? 치통은 이가 아파서 나타나는 경우보다 구강 내 질환이 원인이 되는 경우가 더 많다. 치통이 발생하는 원인을 살펴보자.

먼저 상아질과민증은 치아를 둘러싸고 있는 코팅층(법랑질)이 손상되거나 치주염으로 잇몸이 약해져 뿌리 쪽의 코팅층이 없는 곳이 노출되면 신경에 자극을 받아 나타난다. 시린 느낌이 강하고 통증이 지속적이기보다는 찬물, 바람 등의 자극이 있을 때에만 발생한다. 단, 시간이 오래 지나면 통증이 덜 느껴지는데 그것은 노출된 치아가 석회질로 막히게 되어 신경이 덜 노출되기 때문이다.

두 번째 원인은 치수염이다. 치아 내부 깊이 있는 치수는 신경과 혈관이 풍부한 공간이다. 주로 충치 등으로 인해 치수염이 발생하게 되지만 외상에 의해서도 발생한다. 통증은 박동성 통증, 압통, 작열감 등이 있다.

세 번째 원인인 치주염은 치아 주변을 둘러싼 조직에 염증이 생긴 것이다. 보통 염증이 가벼울 땐 치통이 없지만 치근부나 뿌리 쪽까지 염증이 발생하게 되면 통증이 생긴다. 치아를 깨물면 통증이 심해지고 두드리는 검사에서 예민한 반응을 나타내는 것으로 확인할 수 있다.

그 외에도 치아에 금이 가거나, 근처 근막통이 있는 경우, 삼차신경통, 부비동염 등도 치통을 일으키는 원인이 된다.

일반적으로 치통의 셀프메디케이션은 상아질과민증과 치주염에 해당되며, 증상이 잘 완화되지 않거나 급격한 치통의 경우에는 신속하게 치과 진료를 받는다.

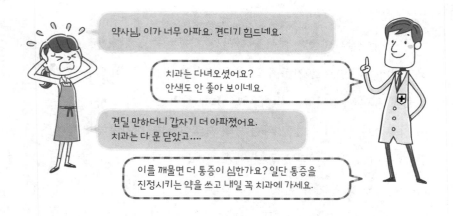

약사님, 이가 너무 아파요. 견디기 힘드네요.

치과는 다녀오셨어요?
안색도 안 좋아 보이네요.

견딜 만하더니 갑자기 더 아파졌어요.
치과는 다 문 닫았고….

이를 깨물면 더 통증이 심한가요? 일단 통증을 진정시키는 약을 쓰고 내일 꼭 치과에 가세요.

1. 효과 빠른 비스테로이드성 소염진통제

치통은 참을 수 없는 통증이 제일 문제다. 그러므로 당장 아픈 통증을 완화시키는 데 집중하는 것이 중요하다. 가장 많이 쓰는 소염진통제 성분은 나프록센이다. 나프록센은 통증을 완화시키는 지속 효과가 길기 때문에 통증 치료에 효과적이다.

나프록센 250mg은 치통이 있을 때 처음 2캡슐, 이후 1캡슐 8시간 간격으로 복용한다. 단, 1일 5캡슐 이상 복용하면 안 된다. 탁센연질 캡슐(녹십자)이 대표적이다.

이부프로펜이나 덱시부프로펜 성분도 치통에 많이 사용한다. 이부프로펜 성분의 부루펜정(삼일제약)은 6~8시간 간격으로 200~400mg을 복용하며 1일 3,200mg을 넘지 않는다. 덱시부프로펜 성분의 이지엔6프로연질캡슐(대웅제약)은 6~8시간 간격으로 300mg을 복용하며 1일 1,200mg을 넘지 않는다. 유아나 소아의 경우에는 나프록센을 사용하지 않고 대신 이부프로펜, 덱시부프로펜을 시럽제로 사용하면 같은 효과를 볼 수 있다.

비스테로이드성 소염진통제는 난자의 착상을 방해할 수 있으므로 임신을 기대하는 여성은 복용하지 않는다. 수유부의 경우 나프록센 복용은 피하는 것이 좋다. 나프록센은 체내에 좀 더 오래 남아 있어, 효과는 좋지만 모유로 이행하여 아이에게 영향을 끼칠 수 있다. 수유부의 경우 이부프로펜과 아세트아미노펜이 상대적으로 안전하다.

비스테로이드성 소염진통제를 복용한 후 위장관 장애는 흔히 있을 수 있다. 만약 위장이 약한 사람이라면 반드시 식후 즉시 복용하고, 그래도 문제가 발생한다면 의사, 약사와 상의하도록 한다. 만약 음주를 자주 하거나 위장 질환이 있는 사람은 복용하지 않는다.

2. 위장이 약하면 아세트아미노펜 진통해열제

아세트아미노펜 성분은 염증 유발 인자인 프로스타글란딘 합성을 억제하는 효과가 약하기 때문에 비스테로이드성 소염진통제를 복용할 수 없는 환자나 경미한 통증이 있는 환자에게 적합하다. 타이레놀정(한국얀센)이 대표적이다.

1회 500~1,000mg을 복용하도록 하고 4~6시간마다 복용할 수 있으며 1일 4,000mg을 넘기면 안 된다. 간 독성이 있기 때문에 평상시 음주를 지속적으로 하는 사람은 복용을 피한다.

아이들의 치통의 경우에도 아세트아미노펜을 현탁액으로 복용할 수 있다. 위장 장애가 덜 하므로 자다가 나타나는 통증에 적용하기 좋고, 만약 통증이 잘 멎지 않으면 비스테로이드성 소염진통제 시럽을 추가로 복용할 수 있다.

3. 잇몸 질환 치료 보조제

잇몸 질환 치료 보조제로는 인사돌정, 인사돌플러스정(동국제약), 이가탄에프캡슐(명인제약) 등이 있다.

인사돌정, 인사돌플러스정으로 대표되는 옥수수불검화정량추출물은 말 그대로 옥수수에서 추출한 기름이다. 이 안에는 식물성스테롤이라고 하는 베타시토스테롤 등이 포함되어 있는데 염증을 완화시키고 치주골의 약화를 억제하며, 치주 인대 파괴에 대한 예방 효과가 있다고 알려져 있다. 하지만 치주 질환 상태에 따라 효과가 전혀 없을 수도 있으므로 치과 치료 후 조직의 회복을 돕는 보조 요법으로 사용하는 것이 적당하다.

인사돌정은 2014년 그 효능에 논란이 있었다. 그 후 동국제약 외 13개 제약 회사가 참여한 임상 재평가가 2년 정도 진행되었는데, 적응증이 구체화되면서 임상 효과가 입증되었다. 옥수수불검화정량추출물의 효능은 '치주질환(치아지지조직 질환, 치은염, 치주증)'에서 '치주 치료 후 치은염, 경·중등도 치주염의 보조 치료'로 구체화되었으며, 위에서 말했듯이 잇몸 질환에 단독으로 쓰기보다는 치과 치료를 받으면서 보조제로 사용한다.

이가탄에프캡슐(명인제약)에 있는 카르바조크롬은 잇몸 출혈을 방지하고 항염 작용의 리소짐, 점막 강화와 혈액 순환을 촉진해 주는 비타민C, 비타민E도 함유되어 잇몸 염증 완화에 도움을 준다. 주로 잇몸 출혈이 잦으며 염증성 질환이 반복적으로 생기는 경우 치과 치료와 함께 보조 요법으로 사용할 수 있다.

인사돌정과 이가탄에프캡슐은 15세 이상 성인이 복용하며 임산부, 수유부는 복용하지 않는다. 인사돌정은 콜레스테롤과 구조가 유사한 약물들의 흡수를 방해할 수 있어 갑상선약인 메티마졸, 전립선 비대증약, 경구 탈모약 등과는 시간대를 다르게 해서 복용한다.

4. 이가 시리다면 시린 이 치약

시린 이 치약들은 치아를 코팅하고 있는 법랑질이 손상되어 신경이 노출된 부분을 미세하게 메꿔 신경 자극을 막아 준다. 부드러운 칫솔로 마사지하듯 사용하면 빠른 시일 내에 시리고 아픈 증상이 덜하다. 일반 치약은 연마제가 들어 있어 치아 손상을 가속화시킬 수 있기 때문에 시린 이가 있는 사람은 시린 이 전용 치약을 사용한다.

물론 근본 치료는 아니기 때문에 증상이 심하다면 치과 치료를 병행한다. 시린메드(부광약품), 센소다인(GSK), 덴티가드시린이(대웅제약) 등이 있다.

5. 입안 소독과 통증 완화를 위한 가글제

입안을 깨끗이 하고 통증을 완화시키는 가글제로는 헥사메딘액(부광약품), 아프니벤큐액(코오롱제약) 등이 있다. 헥사메딘액의 주성분인 클로르헥시딘은 그람음성균과 그람양성균, 호기성세균과 혐기성세균에 모두 작용하며 곰팡이 균에도 작용하여 잇몸의 염증을 완화시키고 예방하는 데 효과적이다.

헥사메딘액은 강력한 살균 효과와 긴 지속 시간을 갖고 있다. 1일 2회 사용하며 30초 정도 충분히 가글하고 뱉는다. 하지만 헥사메딘액을 오래 사용하면 구강 내 세균 균형이 깨질 수 있다. 또 치아나 혀, 레진 등에 착색을 일으킬 수도 있고, 미각에 변화를 줄 수 있으며, 구강 점막이 벗겨질 수 있다는 단점도 있다.

아프니벤큐액은 가글형 구강 염증 치료제다. 아프니벤큐액의 주성분인 디클로페낙은 비스테로이드성 소염진통제로 통증과 염증을 완화시킴과 동시에 항균 작용을 하여 구강 질환 치료에 효과적으로 사용할 수 있다. 1일 2~3회 사용하며, 1분간 가글하고 뱉은 후 물로 입을 헹구지 않는다.

치통은 치료도 중요하지만 그 증상이 유발되지 않도록 예방하는 것이 더욱 중요하다.

6. 한약 제제

청위산과 사위탕은 모두 《동의보감》 처방으로 치통에 사용한다고 나와 있다. 두 처방 모두 위열이 많아서 치통이 생긴 경우에 쓴다고 나온다. 한방에서 입은 위와 바로 연결된 부분으로 보았기 때문에 입안에 생기는 염증은 위의 상태와 관련 있다고 본 것이다. 즉, 구강 내 염증성 증상이 있는 경우 사용하면 좋다. 주로 자극적인 음식이나 기름진 음식, 음주, 흡연, 스트레스 등으로 인해서 발생하는 염증으로, 입 냄새가 나며, 평상시에 찬 것을 잘 먹고, 안색이 붉고 열증이 심한 환자가 치통을 호소하는 경우 사용한다. 다른 일반의약품과 병용하는 것이 가능하다.

다음은 〈구강보건교육 경험이 구강건강지식과 형태에 미치는 영향〉(도정임, 2014) 논문에 실린 구강 질환 예방법에 대한 내용을 요약한 것이다.

- 금연, 금주한다.
- 운동한다.
- 보철물이 불량일 경우 다시 제작한다.
- 올바른 칫솔질을 한다.
- 증상이 깊어지기 전에 빨리 치료받는다. 6개월에서 1년 간격으로 전문가에게 치석제거술을 받는 등의 지속적인 점검 및 관리를 받는다.
- 균형잡힌 식사를 한다. 식사 사이 간식은 피한다.
- 당뇨병과 같은 대사성 질환은 치주질환을 악화시킬 수 있다.

 배 약사의 강력 추천 셀프메디케이션

◎ **온도차가 나는 음식을 먹을 때 이가 시리다면?**
일반 치약 대신 시린 이 치약을 사용
옥수수불검화물 제제를 꾸준하게 복용

◎ **잇몸이 붓고 염증이 생기며 치통이 있다면?**
내복약: 소염진통제 + 한약 제제 사위탕
외용제: 아프니벤큐액으로 1일 2~3회 가글

이런 것도
스스로 치료
가능할까?

입맛이 없어서 식사를 제대로 못하면 건강에도 문제가 생길 수 있는데, 이럴 때 도움이
되는 약이 있을까? 무리한 운동 뒤에 꼭 근육 경련이 일어나거나 자주 쥐가 난다면
어떤 영양소가 필요할까? 불면증으로 고생할 때 병원 처방 없이 약국에서 구입할 수
있는 수면제에는 어떤 것이 있을까? 눈이 충혈되거나 땀이 많이 나서 불편할 때 등
일상생활에 불편을 주는 증상들을 완화시키기 위한 셀프메디케이션을 적용해 보자.

CHAPTER 35

식욕 부진 셀프메디케이션

식욕 부진은 여러 가지 이유에서 발생할 수 있다. 특히 심리적 상황이나 오랜 질병을 앓고 난 뒤 발생하는 식욕 부진은 컨디션 회복에 악영향을 끼친다.

트레스탄캡슐(삼진제약)은 오래전부터 식욕 부진에 사용된 일반의 약품이다. 요즘에는 아이들이 먹을 수 있도록 츄어블정으로도 출시되었다. 트레스탄캡슐의 주성분은 시프로헵타딘이라는 항히스타민제다. 중추에 작용하는 히스타민 리셉터 저해제는 음식을 먹고 난 후의 포만감을 줄여 준다. 즉, 계속 먹고 싶은 느낌을 갖게 한다. 본 제제는 입맛이 아예 없는 사람보다 입이 짧아진 사람에게 도움을 줄 수 있다.

카르니틴과 리신, 비타민B12(시아노코발라민) 성분은 식욕을 직접적으로 항진시키는 것은 아니다. 하지만 신체 대사 활동을 촉진시켜 간접적으로 식욕을 돕는다. 특히 카르니틴 성분은 지방을 대사하는 데 필수 요소고 소화관 운동을 촉진시키는 연동 운동을 높인다. 음식으로 공급해야 하는 성분으로 식욕 부진시 부족해지기 쉬운 영양소다.

트레스탄캡슐은 8일간은 절반 용량으로 복용하고 이후 원 용량으로 복용한다.

- 13세 이상 성인: 1일 2회 8일간은 1캡슐, 이후 2캡슐 복용

- 7~12세: 1일 1회 1캡슐(저녁) 8일간, 이후 1일 2회 1캡슐 복용

- 3~6세: 1일 1회 1/2캡슐(저녁) 8일간, 이후 1일 2회 1/2캡슐 복용

  (1캡슐=츄정 2정)

트레스탄캡슐은 포만감을 줄여 식욕을 촉진하기 위해 복용하며 식전에 복용한다. 약을 복용하면 두통, 입마름이 있을 수 있으며, 졸음이 올 수 있기 때문에 1일 1회 복용시에는 저녁에 복용한다. 트레스탄캡슐의 주성분인 항히스타민제는 항콜린 작용을 하므로 녹내장 환자, 전립선비대증 환자 등은 복용하지 않는다.

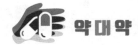 약대약

대한민국 대표 간장약 우루사, 어떤 걸 선택할까?
우루사 vs 복합우루사

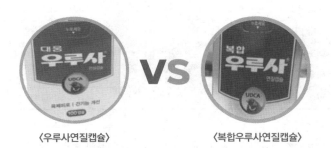

〈우루사연질캡슐〉　　　　　　　〈복합우루사연질캡슐〉

1961년 정제 형태로 처음 출시된 우루사(대웅제약)는, 1974년 연질캡

슐 형태로 발매되어 복용의 편리함과 공격적인 대중 어필로 엄청난 사랑을 받게 되었다. 웅담의 효능은 당시 대중들도 익히 알고 있었던 것인데, 웅담 한 개에 해당하는 우르소데옥시콜산이 우루사연질캡슐 한 박스(120캡슐)에 들어 있다는 "곰 한 마리는 우루사 한 통" 광고는 우루사연질캡슐에 대한 강한 이미지를 심어 주었다.

처음 우루사연질캡슐이 출시될 때는 음주, 흡연 이후의 간 손상을 막는 것에 포커스를 맞추었다. 그런데 1995년 의약품 광고 규제에 걸리면서 간장약을 광고할 수 없게 됨에 따라 피로회복제로 변모를 시도한다. 이때 출시된 것이 복합우루사연질캡슐이다.

이처럼 우루사연질캡슐과 복합우루사연질캡슐은 다른 컨셉을 갖고 있음에도 대중의 인식은 구분되지 않아 구매시 맞지 않는 제품을 선택할 우려가 높다. 이제부터 우루사연질캡슐과 복합우루사연질캡슐의 대표 성분인 우르소데옥시콜산의 양부터 나머지 성분까지 두루 살펴보면서 두 제품의 차이점을 알아보도록 하겠다.

우루사연질캡슐과 복합우루사연질캡슐의 1일 복용 용량에 들어간 성분은 다음과 같다.

	우루사연질캡슐 3캡슐	복합우루사연질 캡슐 2캡슐	비고
우르소데 옥시콜산	150mg	50mg	우루사연질캡슐이 3배 많음
비타민B1	30mg	10mg	우루사연질캡슐이 3배 많음
비타민B2	15mg		우루사연질캡슐에만
이노시톨		20mg	복합우루사연질캡슐에만 포함
타우린		600mg	복합우루사연질캡슐에만 포함
인삼엑스		100mg	복합우루사연질캡슐에만 포함

우루사연질캡슐은 우르소데옥시콜산 성분에 집중하면서 비타민B1 고함량을 유지하고 있고, 복합우루사연질캡슐은 타우린과 인삼엑스에 집

중하고 있다. 우루사연질캡슐에 포함된 1일 용량 150mg의 우르소데옥시콜산은 간염 환자에게 사용했을 때 간 기능 개선 효과가 입증되어 있다. 같이 함유된 비타민B1, B2 역시 간 해독 기능에 도움을 준다. 간 기능 장애에 의한 피로, 권태, 소화불량, 식욕 부진, 육체 피로의 경우에 우루사연질캡슐로 효과를 볼 수 있는 것은 우르소데옥시콜산과 비타민 B1, B2의 시너지 효과 때문이다. 하지만 피로가 간 기능 저하에서만 나타날까? 당연히 아니다. 즉, 우루사연질캡슐은 간 기능에 문제가 있어 피로가 나타나는 경우에만 효과가 나타난다고 봐야 한다.

복합우루사연질캡슐은 우르소데옥시콜산 50mg을 함유하고 있다. 심증적으로는 우르소데옥시콜산이 함유되어 있어 간 기능에 도움이 될 것 같지만, 정확한 근거가 없다는 것이 핵심이다. 복합우루사연질캡슐의 효능 효과 표시에 간 기능 개선이라는 문구가 없는 것은 바로 이 때문이다. 하지만 인삼건조엑스와, 박카스의 유명한 성분인 타우린이 포함되어 있다. 이 성분들은 항피로 효과가 입증된 성분이다. 그렇기 때문에 복합우루사연질캡슐은 기력이 떨어져서 피로한 경우 사용하도록 맞추어져 있고, 효능 및 효과에 자양강장, 육체 피로 등이 표기된 것은 이 때문이다. 비타민B1도 해독 작용보다는 에너지 생성에 포인트가 맞추어져 있고, 이노시톨 또한 대사 기능 등에 작용하므로 항피로에 작용한다고 볼 수 있다.

일반적으로 우루사의 광고에서 간에 대한 인식이 아주 강했기 때문에 우루사 종류는 간의 해독, 기능 개선에 대한 간장약과 항피로까지도 다 될 것이라고 생각할 수 있다. 하지만 위에서 살펴보았듯이 우루사연질캡슐은 간 기능 저하나 간 기능 장애에 의한 육체 피로, 권태, 소화불량 등을 개선시키는 간장약으로 사용되어야 하는 것이고, 복합우루사연질캡슐은 간 기능보다는 기력이 떨어져서 피로해지는 허약 체질, 육체 피로, 병후 회복기 등에 피로 회복제로 사용하여야 하는 것이다. 이름이 비슷하다고 해서 절대 같은 약은 아니다.

CHAPTER 36

근육 경련 셀프메디케이션

과도한 스트레스를 받거나 운동을 무리하게 하고 나면 근육 경련이 일어나거나 쥐가 날 수 있다. 이럴 때는 마그네슘과 비타민B, E가 복합된 제제를 복용하면 근육 경련을 완화시키는 데 도움이 된다.

마그네슘은 근 수축에 관여하는 칼슘 대사에 작용해 과도한 수축을 막고 이완 작용을 돕는다. 비타민B군은 에너지 대사에 작용해서 피로 물질 제거에 도움을 준다. 비타민E는 혈액 순환 촉진 작용을 통해 근육에 영양분을 공급하고 노폐물 배설에 도움을 준다.

마그네슘 보충제는 과량으로 복용하면 설사 등 위장 장애가 나타날 수 있고, 미네랄 불균형을 초래할 수 있기 때문에 복용량을 꼭 지킨다.

CHAPTER 37

불면증 셀프메디케이션

수면제도 파나요? 간혹 약국을 방문하는 분들이 묻는다. 물론 약국에서 구입하는 수면유도제는 병원에서 처방받는 것과는 다르다. 병원에서 처방하는 수면유도제는 향정신성의약품으로 분류되어 있어 습관, 남용 가능한 전문의약품이다. 약국에서 판매하는 수면유도제는 중추신경을 과도하게 억제하지 않아 습관, 남용성이 없다.

약국에서 수면에 도움을 주는 일반의약품은 항히스타민제, 한약제제, 생약 제제 등 세 종류다.

1세대 항히스타민제는 알레르기 증상 완화제로 독시라민, 디펜히드라민 등의 성분이 있다. 대표적인 약품으로는 스메르정(크라운제약), 아론정(알리코제약) 등이 있다. 이들은 혈액-뇌관문(BBB)을 통과하는데, 뇌의 히스타민 수용체에 결합해 히스타민 작용을 막는다. 히스타민이 뇌에 작용하면 각성 효과를 일으키는데 이를 방해함으로써 졸음을 유발하는 것이다. 콧물, 알레르기 약을 먹고 졸렸다면 거의 대부분 항히스타민 때문이다. 이들은 뇌 기능을 억제하지 않기 때문에 습관, 남용성이 없다. 또 많이 먹는다고 오랫동안 자거나 빨리 잠드는 것도 아니기 때문에 복용량을 지키는 것이 좋다.

독시라민은 임부에게 쓸 수 있을 정도로 안전한 대신 체내에 디펜히드라민보다 오래 남아 있어 아침에 일어나면 숙취와 비슷한 느낌이 들 수 있다. 디펜히드라민은 반감기가 짧아 멍한 느낌은 덜하지만 임산부에 대한 안전성이 인증되지 않았다. 차이는 약간 있지만 거의 비슷한 약이라고 보면 된다. 취침 30분 전에 복용한다.

독시라민과 디펜히드라민도 항히스타민제 항콜린 작용으로 인한 부작용을 갖는다. 약을 복용하면 구강 건조, 두근거림, 시야 이상, 녹내장 악화, 전립선 증상 악화 등이 있다. 복용할 때는 약사와 꼭 상담하는 것이 좋다.

한약 제제로 천왕보심단은 불안한 심기를 안정시켜 수면을 도와준다. 불안 초조, 다몽, 심계항진 등의 증상이 있으면서 잠들기 어렵다면 복용할 수 있다. 산조인탕은 너무 피곤해서 잠을 이루지 못하는 환자에게 유용하다. 단, 낮에는 졸려서 견디기 힘들다. 그 외에도 가미귀비탕, 가미온담탕 등 잠을 이루지 못할 때 사용 가능한 한약 제제들이 있다.

레돌민정(광동제약)은 길초근, 홉 복합 제제로 수면 리듬을 조절해준다. 약을 복용한다고 바로 잠을 자는 것이 아니라 시차 또는 야간 근무 등으로 수면 리듬이 깨진 경우 회복시키는 기능을 한다. 보통 한 달 이상은 꾸준히 복용해야 효능을 볼 수 있다.

CHAPTER 38

눈 충혈 셀프메디케이션

눈이 충혈되는 것은 각막의 혈관이 확장되어 붉게 보이는 것이다. 충혈되는 이유는 알레르기 결막염, 감염, 건조증 등 매우 다양하다. 눈이 충혈되었을 때 대표적으로 사용하는 안약이 충혈제거제다. 충혈제거제는 혈관수축제와 항히스타민제가 기본으로 들어있고 기타 다른 성분들이 특색에 맞게 복합되어 있다.

혈관수축제는 눈 혈관을 수축시켜 붉게 충혈된 증상을 완화한다. 그뿐만 아니라 결막의 혈관이 확장되면 붓게 되는데, 이물감의 원인이 된다. 이때도 충혈제거제를 사용할 수 있다. 또 알레르기 증상이 유발되면 히스타민을 분비해 혈관투과성과 혈관 확장을 유발한다. 항히스타민제는 혈관 수축뿐 아니라 간지러움, 이물감, 따끔거림 등의 증상도 완화시켜 준다.

산클점안액(CJ헬스케어)처럼 혈관수축제, 지혈제, 항히스타민제가 기본으로 들어 있는 충혈제거제가 가장 많이 사용된다. 그 외에도 추가된 성분에 따라 다양한 용도로 사용 가능하다.

신도톱쿨점안액(국제약품) 등에는 항히스타민제, 지혈제, 항균제가 복합되어 있어 가벼운 세균 감염을 완화하는 데 도움을 준다. 물놀이 등에서 오염된 손으로 눈을 비빈 뒤 생기는 충혈, 이물감 등이 발생한 경우 사용 가능하다.

화인클점안액(DHP) 등에는 보습이나 항염증의 효과가 있는 성분이 복합된 제제로 자극, 이물감의 완화에 효과가 있다.

앞서 이야기한 것처럼 충혈은 다양한 이유로 발생한다. 충혈제거제는 원인을 치료하지 않고 일시적인 증상만 제거하기 때문에 반복적으로 충혈되는 경우 사용하지 않는다. 충혈제거제의 반복적 사용은 혈관의 지속적 수축, 분비샘의 억제로 인해 건조증을 유발할 수 있고 반동성 충혈이 나타날 수 있다. 《비처방약 핸드북》(로즈마리 베라르디 저, 조윤커뮤니케이션)에 따르면 72시간 이상 사용하지 않도록 권장하고 있다.

충혈제거제는 항콜린 작용이 있으므로 주의해서 써야 한다. 동공확대나 폐쇄각 녹내장을 일으킬 수도 있다. 간혹 전신 흡수가 되는 경우 갑상선 질환, 심혈관계 질환, 당뇨병 질환을 갖고 있는 환자들은 심혈관계 부작용이 일어날 수 있으니 되도록 쓰지 않거나 용법, 용량을 맞춰 적확한 방법으로 사용한다. 안약 사용 후 눈초리 쪽 누관을 30초~1분 정도 지긋하게 눌러 전신 흡수를 막는다.

CHAPTER 39

다한증 셀프메디케이션

땀이 많이 나는 경우 사용할 수 있는 일반의약품은 피부 땀구멍이나 땀샘에 국소적으로 작용하는 약으로 드리클로액(GSK), 데오클렌액(퍼슨), 스웨트롤패드액(퍼슨)이 대표적이다.

드리클로액은 땀이 많이 나는 겨드랑이, 손발바닥에 주로 사용한다. 주성분인 염화알루미늄은 각질층의 점액다당질, 카르복실기와 침전을 형성해 땀구멍을 막아 땀이 배출되지 않도록 한다. 즉, 배출구를 막아 땀을 막는 것이지 땀 분비 자체를 제어하는 것은 아니다. 그러므로 필요한 기간까지 꾸준하게 사용한다.

드리클로액은 저녁에 잘 씻고 말린 부위에 충분하게 바르고 다음 날 아침 물로 씻어 낸다. 땀이 덜 날 때까지 매일 밤 사용하며 증상이 호전될 경우 1주일에 2회 정도 사용한다. 점막과 상처 난 부위에는 사용하지 않는다. 간혹 알루미늄 전신 흡수를 걱정하는 경우도 있지만 땀구멍을 통한 알루미늄 흡수는 거의 보고되지 않고 있다. 드리클로액을 바르고 나서 따끔거린다고 말하는 사람들도 있다. 빠른 건조를 위해 알코올이 함유되어 있기 때문이다. 만약 피부가 민감한 편이라면 데오클렌액과 같이 무알콜 제제를 선택하도록 하자.

스웨트롤패드액의 주성분인 글리코피롤레이트는 부교감신경을 차단한다. 본래 이 성분은 경구 또는 주사제로 위산 분비를 막아 위궤양 등 소화기 질환을 치료하고, 수술 전 기관지나 타액 분비를 차단하는 용도로 사용되었다. 그 후 부작용으로 땀 분비가 억제되는 것을 보고 땀 분비 억제제로 개발되었다. 스웨트롤패드액은 피부 땀샘에 적용해야 하고 전신 흡수는 최소화해야 한다. 주로 얼굴에 적용하며 1회 사용으로 24시간 효과가 유지되는 장점이 있다.

스웨트롤패드액을 사용하기 전에 얼굴을 깨끗하게 세척한 후 완전히 건조시키고 점막 부위를 제외한 얼굴에 바른다. 너무 많이 문지르면 약물이 과다 적용될 수 있으므로 5회 정도만 문지르고 약이 충분히 적용되도록 4시간 정도 씻지 않는다.

앞서 스웨트롤패드액의 글리코피롤레이트는 부교감신경차단제라고 언급했다. 사용 후 대부분은 땀 분비 억제에 효과를 보이지만 간혹 다른 신체 부위의 부교감신경이 차단되는 부작용이 나타나기도 한다. 특히 얼굴에 사용하는 만큼 눈에 영향을 미치기 쉽기 때문에 녹내장 환자는 절대 사용하지 않는다. 또 사용 후 시야가 흐려지거나 어지럽고 입 마름이 느껴진다면 바로 사용을 중단하고 의사, 약사와 상의한다.

드리클로액이나 스웨트롤패드액 모두 치료제가 아닌 증상 완화제다. 다한증이 심해 괴롭다면 외과적 처치를 통해 근본적 치료를 할 수 있으니 병원을 방문한다.

CHAPTER 40

하지부종, 정맥류 셀프메디케이션

하지부종이나 하지정맥류는 오랫동안 서서 근무하는 직업을 가진 사람들이 많이 호소하는 증상이다. 정맥은 심장과 멀리 떨어져 있어 충분한 압력이 가해지지 않는데, 이로 인해 혈액 정체가 일어나거나 모세혈관 압력도 높아진다. 모세혈관과 정맥으로 이어지는 흐름이 늦어지면 림프관과 조직액 압력이 늘어나 다양한 증상이 나타난다. 가장 불편한 증상은 무거움과 피로감, 붓기 등이다. 증상이 심해지면 경련, 가려움, 정맥 모양이 드러나 보이는 정맥류가 나타난다.

안티스탁스정(사노피아벤티스)과 센시아정(동국제약) 모두 정맥 혈관의 탄력성을 증가시켜 정맥 부전을 치료한다. 안티스탁스정의 주성분은 포도엽엑스로 혈관벽 콜라겐과 탄력섬유 합성을 촉진하여 혈관 탄력성을 좋게 하고 항산화, 항염증 작용으로 다리 정맥염, 순환 장애에 효과를 보인다. 센시아정의 주성분은 센텔라아시아티카 정량추출물로 혈관 주변의 결합 조직 구조를 강화시키고, 탄력 향상, 투과성 정상화, 항산화 작용 등으로 정맥 순환 장애를 개선시킨다.

정맥 부전성 질환 등으로 증상이 심해지기 전에 예방 및 증상 치료에 생약 제제를 사용해 보자.

CHAPTER 41

갱년기 증상 셀프메디케이션

갱년기증후군은 폐경에 가까워지는 여성에게서 나타나는 생리적 증상을 말한다. 여성호르몬이 줄어들면 성 호르몬 불균형이 일어나는데, 증상으로는 얼굴 홍조, 두통, 건망증, 우울증, 방광염, 질염 등이 있다. 증상이 심한 경우 호르몬 대체요법(HRT)을 사용하지만 경미하거나 호르몬 요법에 거부 반응이 있는 경우에는 임상적 효과가 입증된 일반의약품을 사용해도 증상 조절이 가능하다.

지노플러스정(진양제약)이나 훼라민큐정(동국제약)은 서양승마추출액과 세인트존스워트가 복합된 생약 제제다. 유럽에서는 오랫동안 갱년기 증상에 사용되었다. 서양승마추출액은 여성호르몬처럼 작용해서 여성호르몬 부족으로 인한 다양한 증상을 완화시키는 데 도움을 준다. 세인트존스워트는 중추신경계 신경 전달 물질에 작용하고 세로토닌 농도를 높여 우울증 개선에 도움을 준다. 1일 2회 2정을 꾸준하게 복용한다. 서양승마추출액은 간 독성이 있는 것으로 알려져 있다. 간 질환 환자의 경우나 만성적으로 알코올을 섭취하는 사람의 경우 복용하지 않는다.

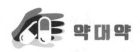 약 대 약

피로할 때 마시는 드링크제, 뭐가 달라?
박카스 vs 원비디

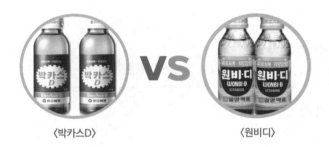

〈박카스D〉　　　　　　　〈원비디〉

사람들은 피곤하거나 힘들 때 시원한 것을 마시고 싶은 욕구가 생긴다. 아마도 피로회복제 드링크 시장이 한국에서 큰 힘을 발휘하는 것은 사람들의 이런 특성이 한몫했을 것이다.

일반의약품 피로회복 드링크 시장의 대표 브랜드는 박카스D(동아제약)와 원비디(일양약품)다. 물론 비타민 드링크의 약진으로 인해 잠시 주춤하긴 했지만, 박카스는 2013년 1,700억 원의 생산 실적을 이루었고, 원비디도 중국에서 3억 병을 판매할 정도로 아직 건재함을 자랑하고 있다. 각각 4~50년 넘게 오랫동안 사랑받고 있는 두 제품. 마케팅만으로는 불가능할 텐데, 대체 무슨 성분이 있어 가능했을까?

박카스D와 원비디 모두 비타민B1, B2, B3, B6와 무수카페인을 함유하고 있다. 비타민B1, B2, B3은 체내 에너지 공장인 미토콘드리아의 기능이 잘 발휘될 수 있도록 도와 에너지 생성에 직접적으로 작용한다.

특히 비타민B3은 그 효과가 빠르게 나타나는데, 박카스D나 원비디를 복용하면 반짝 힘이 나는 느낌이 드는 것은 이 때문이다. 카페인 역시 피로회복제에서 빠질 수 없는 성분이다. 각성 효과를 가지고 있는 카페인은 중추신경을 자극해 집중력을 높이고 피로를 풀어 준다. 비타민B2, B6은 말초 신경에 작용해서 피로로 인해 누적된 통증 회복에 도움을 준다.

	박카스D	원비디
특이 성분	타우린 2000mg	인삼유동엑스450ug, 구기자150ug
	이노시톨	판토텐산칼슘(B5)
동일 포함 성분	티아민(B1), 리보플라빈(B2), 니코틴산아미드(B3), 피리독신(B6), 무수카페인30mg	

결국 두 제품의 차이는 동일 성분이 아닌 차별화된 성분에서 나타난다. 박카스D는 타우린과 이노시톨을 함유하고 있다. 타우린은 담즙 분비 촉진, 해독 작용, 근육 손상 억제를 통한 운동 기능 향상으로 피로를 풀어 주는 데 도움이 된다. 이노시톨은 세포가 포도당을 잘 사용할 수 있도록 도움을 주며, 대사 증후군 개선에 도움을 준다. 즉, 박카스D는 스트레스나 음주 등으로 인한 간 기능 개선, 에너지 생성 촉진, 활성산소 억제를 통한 근육 세포 보호와 각성 효과로 피로회복을 돕는다.

원비디는 인삼과 구기자, 판토텐산칼슘(B5)을 함유하고 있다. 인삼은 대표적 항피로 물질로 항산화 작용과 인지 기능 개선, 에너지 생성 촉진,

젖산 분해 효소의 활성을 높여 근 피로를 개선해 준다. 구기자 역시 면역 강화 작용 및 간 세포 보호 효과를 가지고 있어 간 기능 개선에 도움을 주며, 비타민B5는 에너지 대사에 직접 작용, 특히 코엔자임A의 공급원으로서 에너지 대사에는 필수 성분이라고 볼 수 있다. 즉, 원비디는 에너지 생성 강화, 젖산 등 근 피로 물질을 해독하고 인지 기능 향상과 각성 효과를 통해 피로를 푸는 효능이 있다.

물론 이것만큼 중요한 것은 역시 독특한 박카스D의 새콤한 맛과 원비디의 쌉싸름한 맛, 그리고 적절한 마케팅 포인트일 것이다. 오랫동안 사랑받는 제품에는 분명 이유가 있다.

제형에 따른 일반의약품 사용법

● ● 내복약

1. 캡슐제

캡슐제 일반의약품은 말랑
한 연질캡슐제와 딱딱한 경질
캡슐제로 나뉜다. 연질캡슐제
가 말랑하다고 해서 물렁한 정도

〈경질캡슐제〉   〈연질캡슐제〉

는 아니다. 보통은 캡슐 안이 투명
하게 보이는 경우를 연질캡슐이라고 말한다. 경질캡슐제는 불투명
해서 내용물이 보이지 않는다.

경질캡슐은 주로 가루 형태의 약물이 들어가고 연질캡슐은 액상,
현탁상(액체 속에 고체의 미립자가 분산되어 있는 것)의 약물이 들어간다.
캡슐 기제(껍질)는 주로 동물성 젤라틴을 원료로 만들지만, 요즘에는
식물성 젤라틴도 많이 사용되는 추세다. 극단적 채식주의자인 비건
의 경우 캡슐의 기제를 확인하기도 한다.

캡슐제는 맛이 나쁘거나 냄새가 나거나 색이 있는 약물을 복용하
기 쉽게 만든 제형이다. 따라서 내용물을 나누어 복용하지 않는다.
특히 연질캡슐제의 경우 액상이므로 특별한 경우가 아니면 캡슐을

분해하지 않는다.

캡슐제의 보관은 습도가 30~50%인 곳에 한다. 습도가 20% 이하인 곳에 보관하면 캡슐이 갈라지는 등 손상이 일어날 수 있으며, 습도가 90% 이상이 되면 변질의 우려가 있으니 주의한다. 일반의약품 캡슐제의 포장은 대부분 PTP(press through package, 눌러서 꺼내 복용하는 포장), SP(strip package, 포장 재료 사이에 약품을 넣고 포장 주위를 열 봉합한 포장), 병 포장으로 되어 있다. 습기가 통과하지 않는 포장이 보관상 유리하기 때문에 주로 PTP, SP 포장으로 된 제품을 이용하는 것이 좋고, 병 포장의 경우 반드시 방습제와 함께 보관한다.

2. 정제

정제는 의약품을 일정한 모양으로 압축해서 만든 것을 말한다.

정제는 코팅이 되어 있지 않은 나정과 코팅을 한 제피정으로 나뉘고, 제피정은 당의정, 필름제피정, 장용정, 서방정으로 나눈다.

코팅이 되어 있지 않은 나정은 약 맛이

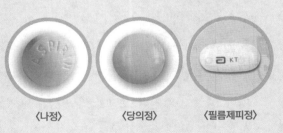

〈나정〉　　　〈당의정〉　　　〈필름제피정〉

쓰지 않거나 바로 분해되어야 하는 경우 사용된다. 아이들이 씹어 먹는 츄어블정 같은 제품을 떠올리면 된다. 나정은 복용이 가능한 연령에 따라 자르거나 가루로 내어 복용해도 된다.

당의정은 백당으로 코팅한 것이다. 정로환당의정을 떠올리면 쉽다. 맛이 좋지 않은 경우 복용을 편하게 하며 오래 보관할 목적으로 만들어졌다. 과거에는 많이 사용되었으나 요즘에는 필름제피정으로 거의 대체되었다. 필름제피정은 정제의 표면을 코팅한 것으로 맛이 쓰거나 냄새가 나는 약물의 복용을 용이하게 하면서 변질을 방지한다. 장용정은 위산에 약하거나 위에서 녹으면 안 되는 약물을 소장까지 안정하게 보낼 수 있도록 만들어진 것이다. 장용정은 산성일 때는 녹지 않다가 알칼리성이 되면 녹는 특징을 보이는데, 우유와 함께 복용하면 위에서 녹을 수 있기 때문에 주의한다. 서방정은 약물이 소화관 내에서 천천히 흡수될 수 있도록 만들어진 것이다. 타이레놀이알서방정이 대표적이다. 이러한 제피정은 약물의 맛이나 냄새, 자극성뿐 아니라 코팅한 목적에 따라 사용되어야 하므로 씹거나 자르거나 가루로 복용하지 않는다.

3. 트로키제

트로키제는 입안에서 천천히 녹여 복용하는 것으로 입안이나 인후 쪽에 적용하기 위한 것이다. 깨물어 먹거나 그냥 삼키면 충분한 약효를 발휘할 수 없기 때문에 반드시 녹여 복용한다.

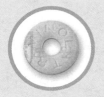

〈트로키제〉

4. 산제, 과립제

가루 형태의 일반의약품은 대부분 산제와 과립제 형태다.

산제는 의약품을 분말 형태로 만든 것으로 에시플엔산이나 노루모에프산, 용각산, 테라플루데이/나이트타임건조시럽과 같이 흡수가 빠르고 위장 장애를 최소화한 것들이 주를 이루고 있다. 습기에 취약하므로 보관에 주의하며 가

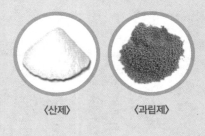

〈산제〉　　〈과립제〉

루가 기도로 넘어가지 않게 물이나 침으로 녹여 복용한다. 물론 테라플루건조시럽과 같이 차 형태로 출시된 제품은 반드시 물에 녹여 먹어야 한다.

과립제는 약 성분에 결합제나 부형제를 넣어 과립상으로 만든 것이다. 비오비타과립 등 유산균제나 한약 제제들이 주로 과립제 형태고, 용각산쿨과 같이 소비자 취향에 맞는 향을 첨가하여 복용의 편리성을 추구한 제품들도 있다. 과립제는 산제에 비해서 잘 날아가지 않으며 맛을 좋게 해서 쓴 약도 복용이 간편하기 때문에 많이 사용된다.

과거 대한뉴팜에서 한약 제제를 순백산으로 만든 적이 있었다. 순백산은 한약을 건조시켜 부형제를 섞지 않고 가루로 만든 제품이다. 의도는 좋았으나 농축된 한약의 맛이 그대로 느껴지면서 복용이 힘들어 실패한 제품이 되고 말았다. 이처럼 과립제는 산제보다 복용량이 늘어난다는 단점은 있지만 맛을 좋게 하고 보관을 용이하게 한다는 장점이 있다.

과립제도 습기에 취약하다. 되도록 원래 포장을 유지해서 보관하자.

5. 환제

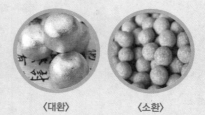

〈대환〉　　〈소환〉

환제는 공진단이나 우황청심원과 같은 대환이 있고 청상보하환이나 팔미지황환과 같은 소환이 있다. 대환의 경우 금박 등으로 옷을 입혀 서로 달라붙지 않도록 하며, 소환의 경우는 코팅제를 이용한다. 대환은 크기 때문에 한 번에 삼키기 어렵다. 씹어서 삼켜야 하는데 금박은 벗길 필요 없이 같이 복용해도 된다.

6. 액제

일반의약품으로 액제는 시럽제, 연조엑스제, 액제가 대표적이다. 시럽제는 백탕(당류)을 물에 녹이고 감미제나 색소, 의약품을 섞어 만든 끈적한 액상 제제다. 주로 정 제나 캡슐제를 복용하지 못하는 유·소아를 대상

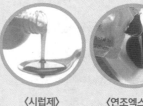 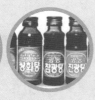

〈시럽제〉　　〈연조엑스제〉　　〈액제〉

으로 한 일반의약품이 많다. 시럽제는 일반적으로 빛을 차단하는 병 용기에 들어 있다. 잘 흔들어서 복용하며 냉장고에 보관하지 않는다.

연조엑스제는 한약이나 생약 등을 넣고 끓여 추출한 뒤 농축한 제 제로 경옥고, 자모 등이 대표적이다.

액제는 종합감기약이나 멀미약처럼 1회 분량으로 필요할 때 복용하도록 만들어진 제품이 많다. 액제는 흔들어 복용할 필요가 없는 액제와 반드시 흔들어 복용해야 하는 현탁액이 있다. 지르텍액, 판피린에프액 등은 약 성분이 균일하게 분포되어 있어 흔들어 복용할 필요가 없다. 우황청심원현탁액, 스멕타현탁액 등은 약 성분이 가라앉기 때문에 반드시 흔들어 복용한다. 액제 역시 냉장고에 보관하지 않는다.

시럽제나 액제는 개봉 후 한 달 보관할 수 있다. 최근에는 오래 보관하고 복용을 간편하게 하는 1회 복용용 스틱 포장 제품이 출시되어 단점을 보완하고 있다.

● ● 외용약

7. 연고, 크림, 겔, 로션, 액제

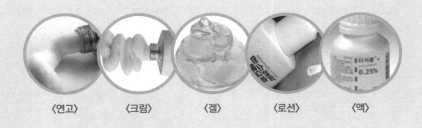

〈연고〉　　〈크림〉　　〈겔〉　　〈로션〉　　〈액〉

항생제나 스테로이드제, 복합피부외용제 등 일반의약품은 다양한 성분과 제형의 외용제가 있다.

연고는 점착성과 침투성이 강하기 때문에 두꺼운 피부에 사용한다. 주로 손바닥이나 발바닥, 무릎, 두껍게 각질이 형성된 곳 등에 사용한다.

크림은 물과 기름을 혼합하여 유화시킨 것으로 끈적거리지 않고 잘 씻기며 진물이 있는 곳에도 사용할 수 있다. 연고를 사용할 수 없는 부위나 진물이 있는 부위에 사용한다.

로션은 가장 묽은 외용제로 넓은 부위에 바른다. 크림과 비슷하지만 기름 성분이 적고 물 성분이 많이 함유되어 있다. 몸이나 팔 다리처럼 넓은 부위에 증상이 발생했을 때 바른다.

겔과 액제는 두피 등과 같은 특수한 부위에 사용한다. 또 수분이 함유되어 있어 환부를 건조한다. 진물이 나는 피부질환에 사용할 수 있다.

외용제를 바를 때는 폴리글러브나 수술용 장갑을 착용하고 바른다. 환부에 적용하는 연고나 크림의 경우는 면봉으로 바르는 것이 좋다. 만약 손으로 외용제를 바를 때는 반드시 깨끗이 세척한 후 외용제를 바르며, 그 후 깨끗하게 손을 다시 씻는다.

외용제의 보관은 실온에 한다. 용기가 손상된다면 보관 기간이 남아 있더라도 폐기한다.

8. 플라스타, 카타플라스마 제제

　접착형으로 환부에 부착할 수 있는 제제다. 플라스타는 적절한 기제에 의약품을 섞어 헝겊이나 종이, 플라스틱 필름 등에 펴서 피부에 접착시키는 제제다.

〈플라스타〉　　　　〈카타플라스마〉

카타플라스마는 의약품 가루와 정유 성분을 함유하는 것으로 진흙과 같은 형태나 헝겊이나 종이 등에 부착하여 습포할 수 있도록 만든 제제다. 소염진통제 단일 성분이나 키미테와 같은 의약품은 플라스타에 속하고, 제놀이나 한방파스와 같은 의약품은 카타플라스마에 속한다. 이들은 효과가 지속적으로 나타나야 하는 경우 사용한다. 의약품은 아니지만 쿨링시트나 하루온팩 같은 온열팩도 접착형으로 나온 제품들이다.

　우리가 흔히 사용하는 '파스'는 의약품의 정식 명칭은 아니다. 파스는 독일어인 파스타에서 유래된 용어로, 일본에서 '파스타'라는 상표명으로 사용된 것이라고 한다. 파스라는 용어보다 플라스타나 카타플라스마, 습포제, 첩부제 등이 맞는 용어다.

　플라스타나 카타플라스마는 환부를 깨끗하게 씻고 건조시킨 후 부착하며 상처 부위 등에는 사용하지 않는다. 외용제 부착이 끝나면 약물이 묻어 있을 수 있으므로 손을 반드시 세척한다.

9. 점안제(안약)

점안제는 주입구가 눈에 닿
지 않도록 조심해서 넣는다.
사용 전 손을 깨끗하게 씻고
아래 눈꺼풀을 잡아 당겨 빨간
점막이 노출되도록 한다. 그 부위

 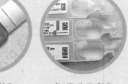

〈보존제 함유 〈보존제 무 함유
병 포장〉   1회용 포장〉

에 1~2방울 안약을 떨어뜨린 후 눈꺼풀을 들어 올리면서 눈을 감
는다. 눈초리 쪽 누관 부위를 1분 정도 지그시 눌러 약물이 흡수되
는 것을 막는다. 눈을 감아 흐르는 약물을 닦아 낸 뒤 손을 깨끗이 씻
는다.

보존제가 없는 일회용 안약의 경우 플라스틱 뚜껑을 제거하고 한
방울 떨어뜨려 버린다. 아까워하지 말자. 주입구에 붙어 있는 미세한
플라스틱 파편을 제거하지 않으면 내 눈 안으로 들어갈 수 있다. 한
방울 버리는 것으로 내 눈의 안전을 지킬 수 있다. 요즘 출시되는 안
약들은 0.7~0.8ml 정도 되는데, 7~8방울이나 사용할 수 있다. 1회용
은 1회용일 뿐이다. 충분히 사용하고 남는 것은 과감히 버리자.

10. 비강분무제

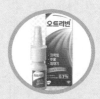

〈비강분무제〉

사용 전 코에 있는 내용물을 제거한다. 만약 점
도가 높아 제거가 잘 되지 않는다면 식염수 등
을 사용해서 제거한 후 사용한다. 사용 후 이물
감이 있어도 코를 풀지 않는다. 숨을 참거나 들

이쉬면서 분사하면 좀 더 깊은 부위까지 약물이 도달할 수 있다. 목으로 넘어가는 느낌이 나면 먹지 않고 뱉는다. 이후 약물이 남아 있을 수 있으므로 깨끗한 물로 여러 번 헹군다. 코에 뿌리는 제제가 먹어도 안전할 것이라는 생각은 금물이다.

11. 상처 밴드(습윤 밴드)

습윤 밴드는 하이드로콜로이드 또는 폴리머로 만들어진 반창고다. 항생제가 포함된 제품도 간혹 있지만, 대부분은 약물 성분이 없다(자세한 내용은 "상처 치료 셀프메디케이션" 편 참조). 습윤 밴드는 진물을 잘 흡수하지만 세균을

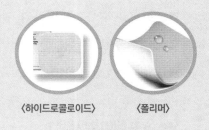

〈하이드로콜로이드〉　　〈폴리머〉

번식시킬 수도 있다. 따라서 사용할 때 환부에 닿는 부분이 손에 닿지 않도록 주의한다. 가위로 절단해서 사용하는 제품의 경우 특히 주의한다. 집에서 보관하는 가위가 깨끗하지 않기 때문이다. 가위를 알콜스왑 등으로 닦은 후 습윤 밴드를 자르는 것은 아주 좋은 습관이다. 잘라서 사용하는 습윤 밴드는 사용 후 지퍼팩을 사용해서 밀봉한 후 오래 방치하지 않도록 한다. 상처가 심해서 밴드를 많이 사용할 때는 절단해서 사용하는 제품을, 상처가 심하지 않을 때는 절단되어 있는 형태의 제품을 추천한다. 습윤 밴드는 온도가 낮은 곳에 보관되었을 때 딱딱하게 굳어 부착되지 않을 때가 있다. 사용 전 손으로 감싸고 체온 정도로 올리면 훨씬 잘 붙는다.

12. 가글제

〈1회용 가글액〉 〈병 포장 가글액〉

아프니벤큐액은 1분, 헥사메딘액은 30초 등 각 성분과 효능에 따라 가글 시간이 다르고 1일 사용 횟수도 다르다. 사용 전 횟수와 시간을 체크하는 것은 필수다.

가그린토탈케어, 가그린라임, 가그린내추럴허브나 리스테린처럼 알코올이 함유된 가글은 물로 헹구는 것이 좋다(가그린 종류에 따라 알코올이 함유된 것과 안 된 것이 있으므로 구입 전 확인하자).

13. 스프레이 분사제

스프레이 분사제는 신속하고 넓은 부위에 사용할 수 있도록 만들어졌다. 파스나 모기 기피제 등이 주로 속한다. 스프레이 분사제는 사용시 흡입 가능성이 있으므로 환기가 잘되는 열린 공간에서 사용한다.

〈에어로졸제〉

일반의약품을 뚫어지게 쳐다보면
얻을 수 있는 정보들

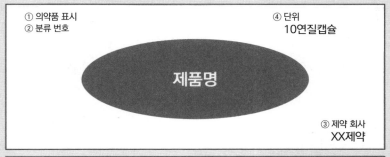

① 의약품 표시 ② 분류 번호	④ 단위 **10연질캡슐**

제품명

③ 제약 회사
XX제약

---

⑤ 제조번호
⑥ 사용기간

---

⑦ 원료 의약품 함량 : 나프록센(KP)·············· 250mg
⑧ 성상

---

⑨ 효능 효과	⑪ [저장방법]
⑩ 용법 용량	⑫ [제조의뢰자] 　　[제조원]

[사용시 주의사항]

　1. 경고
　2. 다음 환자에게 투여하지 마세요.
　3. 신중히 투여하세요
　4. 이상반응
　5. 일반적 주의
　6. 상호작용
　7. 임부
　8. 수유부
　9. 소아
　10. 고령자
　11. 기타 주의사항

일반의약품을 구입하고 약 상자를 유심히 본 적이 있는가? 구입하자마자 귀찮다고 상자를 버리지는 않았는가?

일반의약품은 '약'이기 때문에 법적으로 꼭 명시해야 하는 정보가 있다. 이 정보들을 알고 있어야 소비자가 언제 약을 써야 하는지와 보관 기간 등을 알 수 있으므로 반드시 약과 함께 보관해야 한다. 약 상자의 디자인은 제약 회사에서 아주 공들인 작품이다. 일반의약품은 같은 성분의 약들이 많기 때문에 차별화를 두기 어려운데, 가장 큰 차이는 약 상자와 약 모양에서 나타난다고 볼 수 있다.

중요 표시 사항을 숫자로 표시해 두었다. 그 자세한 의미를 살펴보자.

1. 의약품 표시 / 2. 분류 번호

의약품은 의약품 분류 표시가 되어 있다. 약사법상 의약품은 전문의약품과 일반의약품으로 나뉜다. 일반의약품 분류 표시가 되어 있으면 의사의 처방 없이 구입할 수 있는 의약품이라는 의미다.

분류 번호는 모든 일반의약품에 표시되어 있지는 않다. 의약품은 그 효능에 따라 구분해 놓았는데, 예를 들면 114는 해열진통소염제, 222는 진해거담제, 233은 건위소화제 등이다.

3. 제약 회사

제약 회사를 표시하는 것도 중요하다. 회사를 보고 일반의약품을 선택하는 경우도 많기 때문이다. 하지만 표시된 제약 회사가 실제 그 약을 만든 회사가 아닐 수 있다. 이는 제조의뢰자/제조원 부분에서 다시 언급하겠다.

4. 약의 단위

이 표시를 보면 대략적인 약의 양과 형태를 알 수 있다. 각 제형에 따른 주의 사항은 "부록 1. 제형에 따른 일반의약품 사용법"을 참고하자.

5. 제조번호

약들은 고유의 제조번호를 갖고 있다. 제조번호는 마치 주민등록번호와 같은 고유 번호다. 그럴 일은 없어야겠지만 약에 문제가 발생했을 때 식별할 수 있는 꼭 필요한 번호다. 타이레놀현탁액에 불량 문제가 발생했을 때, 불량의약품을 구분하는 데 아주 중요한 역할을 하기도 했다. 어떤 의약품에 문제가 발생했을 땐 모든 제품이 문제가 아니라 생산 당시 제품들만이 문제가 된다는 점도 기억해 두자. 제조번호는 안전상 꼭 필요한 표시다.

6. 사용 기한

사용 기한은 최소 포장 단위가 훼손되지 않았을 때 정상적 약효가 유지되는 기한을 말한다. 최소 포장 단위는 약이 실제로 노출되기 전 포장을 말한다. 시럽이나 병에 담긴 약을 개봉하거나, PTP를 제거해서 약이 공기 중에 노출되면 사용 기한은 짧아지게 된다. 물론 이런 사용 기한도 보관 방법을 지켰을 때 가능한 것이다.

7. 원료 의약품 함량

일반의약품은 제품명이 중요한 것이 아니다. 페인엔젤센연질캡슐(JW중외제약), 탁센연질캡슐(녹십자), 이지엔6스트롱연질캡슐(대웅제약)은 이름과 성상이 달라 다른 약이라고 생각하기 쉽지만 모두 나프록센 250mg 성분의 단일 제제로 만들어진 같은 약이다. 이지앤6프로연질캡슐, 이지앤6애니연질캡슐, 이지엔6이브연질캡슐(모두 대웅제약)은 이름이 비슷해 같은 약으로 오해하기 쉽지만 성분이 모두 다르다. 이처럼 이름이 아닌 성분을 확인하는 것은 오남용 투여를 막는 중요한 행동이다.

8. 성상

약의 형태와 성질인 성상은 식품의약품안전처에서 의약품을 허가할 때 중요한 사항으로 본다. 의약품의 불량 여부를 눈으로 확인할 수 있는 부분이기 때문이다. 만약 의약품 개봉 후 성상이 표시된 내용과 다르다면 불량 의약품일 확률이 높다.

9. 효능, 효과

일반의약품을 사용하여 기대할 수 있는 효과를 말한다. 이 부분을 보면 같은 약이라도 다양한 부분에 사용할 수 있다는 것을 알 수 있다.

10. 용법, 용량

일반의약품 사용시 무엇보다 용법, 용량은 꼭 확인하자. 당연히 1 알 또는 2알 먹겠지 생각했다간 낭패를 볼 수 있다. 예를 들면 탁센 연질캡슐의 경우 일반적 통증에는 1일 2회 복용하지만 편두통의 경우 처음 3알을 복용 후 8시간 간격으로 1알씩 먹는다. 종합감기약은 2알씩 복용하는 경우가 많지만 타이레놀콜드에스정의 경우 1알씩 복용한다. 이렇듯 각 제품과 성분에 따라서 사용 용량이 다르기 때문에 주의가 필요하다. 또 각 제품에 따라서 사용 연령이 다르기 때문에 나이에 따른 용량 확인도 중요하다.

간혹 용량을 나눌 수 없는 연질캡슐인데 1/2이나 1/3을 복용한다고 표시된 것도 있다. 황당하다고 생각할 수도 있지만 의약품 허가가 성분별로 이루어지기 때문에 나타나는 현상이다.

사용시 주의사항을 보면 무서운 내용이 많다. 저런 일이 실제로 벌어질까 싶기도 하다. 하지만 완벽하게 안전한 의약품은 없다. 부작용은 누구에게나 발생할 수 있다. 안전상비약이라는 용어가 얼마나 안 맞는 말인지, 사용시 주의사항을 자세히 읽어 보자. 물론 기재된 부작용이 모든 사람에게 나타나진 않는다. 가장 빈번하게 나타나는 부작용은 '경고', '일반적 주의', '투여 금지', '신중 투여'에 적혀 있다. 만약 부작용이 우려되는 사람이라면 일반의약품 구입시 약사와 상담하자. 일반적 내용을 가장 많이 아는 전문가가 바로 약사다.

상호작용부터 기타 주의사항까지는 전문가 영역이다. 소비자는 모르는 경우가 많다.

11. 저장 방법

　생각보다 많은 소비자들이 약을 냉장고에 보관한다. 아마도 '냉장고=신선함=오래 보관'이라는 식으로 연상하기 때문일 것이다. 하지만 대부분의 약은 직사광선을 피해 실온에 보관하도록 하고 있다. 시럽도 마찬가지로 실온에 보관한다. 실온은 1~30도의 직사광선이 닿지 않는 장소를 말한다. 물론 경우에 따라 냉장보관(2~8도) 하는 경우도 있다.

　보관 용기에 대한 규제도 있다. 용기의 강도는 밀봉〉기밀〉밀폐용기 순으로 보면 된다. 밀봉 용기는 기체 또는 미생물 침입을 방지하는 용기로 주사제나 멸균 제제들을 보관할 때 사용하며, 기밀용기는 액체나 고체 상태의 이물이 들어오지 못하도록 막고, 의약품 내용물의 손실, 증발로부터 보호할 수 있는 용기로 대부분의 보관 용기에 해당한다. 밀폐용기는 고체 상태의 이물질이 들어가는 것을 방지하며 의약품 내용물의 손실을 막는 용기로 약국에서 조제를 받거나 정제, 캡슐제, 트로키제, 과립제 등을 보관할 때 사용한다. 의약품은 경우에 따라 햇빛 등 광선의 투과를 막는 차광 용기에 보관할 수도 있다. 약에 따라 보관 방법을 잘 지켜야 약효의 손실을 막으며 오래 보관할 수 있다. 지금 보관하는 약은 어디에 두고 있는가? 상비약통을 살펴보자.

12. 제조의뢰자, 제조원

　일반의약품을 전면에 표시된 대웅제약, 종근당, JW중외제약 등 유명 회사를 보고 구입하였는가? 그렇다면 당신은 표시된 회사가 그 제품을 만들었다고 생각했을 것이다. 하지만 표시된 회사가 꼭 그 의약품을 만든 것은 아니다.

약을 만드는 회사를 제조원이라고 하고, 그 약을 만들어 달라고 한 회사를 제조의뢰자라고 한다. 일반의약품 케이스 전면에 표시된 회사는 바로 제조의뢰자다. 예를 들어 화콜씨연질캡슐은 제조의뢰자는 JW중외제약, 실제로 만든 제조자는 알피바이오다. 제조자와 제조의뢰자가 같은 경우도 있지만 다른 경우가 많다. 심지어 제조의뢰자는 다른데 제조자는 같은 경우도 있다. 즉, 같은 약인데 이름과 판매회사가 다르게 표시되어 판매되는 것이다. 만약 특정 회사를 신뢰해서 특정 일반의약품을 구입하려 한다면 제조의뢰자뿐 아니라 제조자까지 꼼꼼하게 챙겨보자.

단, 제조의뢰자와 제조원의 문제는 약효와는 전혀 상관없다. 일반의약품은 식약처의 깐깐한 허가를 받아야 하는 의약품인 것을 기억하자.

약 포장지만 봐도 이렇게 많은 정보가 담겨 있는 것을 알 수 있지 않은가? 아직도 거추장스럽다고 버리고 싶은가?

참고문헌

김기환, 《인체생리학 제2판》, 의학문화사, 2002

김유진·허재균, <소아의 열에 대한 부모의 반응과 이해 및 처치> 소아감염 14(1), 2007

나쓰이 마코토, 《상처는 절대 소독하지 마라》, 이아소, 2011

니미 마사노리, 《플로차트 한약치료》, 청홍, 2017

대통경절, 《증후에 의한 한방치료의 실제》, 의방출판사, 2006

대한병리학회, 《간추린 병리학》, 정문각, 2008

도정임, <구강보건교육 경험이 구강보건지식과 행태에 미치는 영향>, 2013

랠프 B. 맷슨 축농증 이겨내기, 《축농증이겨내기》, 강병철 옮김, 조윤커뮤니케이션, 2007

로즈마리 R. 베라르디, 《비처방약핸드북》, 양병찬 옮김, 조윤커뮤니케이션 2013

마이클 T. 머레이 외, 《자연의학 백과사전》, 전나무숲, 2009

박성수 외, 《현대한방강좌》, 금강출판사, 1981

반도쇼조, 《질환별 한방치료의 실제》, 조기호 옮김, 군자출판사, 2011

변ის희 외 3명, <방제에서 행인의 역할에 관한 문헌적 고찰>, 대한한의학 방제학회지 제11권 2호 2003.

생약학연구회, 《현대 생약학》, 학창사, 1995

사카이 다츠오, 《내 몸 안의 숨겨진 비밀, 해부학》, 윤혜림 옮김, 전나무 숲, 2009

손종연 외 3인, <육두구의 생리활성에 관한 연구>, KOREAN J. FOOD COOKERY SCI, 2007

수원시약사회, 《한 눈에 보는 한 페이지 약학정보》, 신일서적, 2015

수지 코헨, 《24시 약사 두통관리》, 양 찬 외 옮김, 조윤커뮤니케이션, 2014

신태양사편집부, 《원색최신의료대백과사전》, 신태양사, 1992

아키바 테쯔오, 《양·한방 병용처방 매뉴얼》, 조기호 외 옮김, 군자출판사 2008

안상현, 《소아과주치의필수노트》, 대한의학서적 2011

안일회·김세길, "변방우황청심원환제 및 현탁액에 대한 임상적 고찰", 대한한방내과학회, 1991

안현석, <현호색 약침자극이 진통, 항경련 및 항궤양 효과에 미치는 영향>, 경희대학교 대학원, 1994

엄준철, [의약품 부작용 리포트와 복약지도] "해열제 복용 저체온증…복약지도는 이렇게", 2015

유기원 외 3명, <황련 및 건강이 위액분비, 장관운동, 심장박동에 미치는 영향에 관한 연구>, 대한한방내과학회지, 1986

이경원, 《우리집 주치의 자연의학 2》, 동아일보사, 2010

이경진 외 7명, <후박과 토후박의 소장운동에 미치는 영향에 대한 연구>, 대한본초학회지, 2011

이병천, <현호색수침이 진통작용에 미치는 영향>, 대전대학교 대학원, 1994

이상봉·정세영, 《근거중심의 외래진료 매뉴얼》, 대한의학서적, 2011

조태순 외 6명, "신우황청심원의 뇌허혈 및 중추신경계에 대한 약효", 약학회지, 1997

조현희 외 7인, "생리전증후군 환자에서 식이 습관과 조직미네랄의 특성", Korean Journal of Obstetrics and Gynecology Vol. 50 No. 4 April 2007

천연물화학교재위원회, 《천연물화학》, 영림사, 1995

최원식 외, "소아의 근골격계 외상", <대한골절학회지> 제14권 제1호, 2001년 1월

최은욱 외 3명, "사향함유 우황청심원액과 영묘향함유 우황청심원의 혈압강하 작용 및 적출심장에 미치는 효과에 대한 약리효능 비교", 생약학회지, 2000

최혁용 외, 《함소아 내 아이 주치의》, 살림Life, 2010

타니 타다토, 《한방약의 약능과 약리》, 전파과학사, 2007

타니 다다토 외, 《현대의료와 한방약》, 성기서 옮김, 동국대학교출판부, 2012

한국한약연구회, 《임상상용방제해설》, 정담, 1997

한국생약학교수협의회, 《본초학》, 대한약사회, 1995

한명관·이은규, 《일반의약품개론》, 신아출판사, 2009

C Alber 외, Effects of water gradients and use of urea on skin ultrastructure evaluated by confocal Raman microspectroscopy. Biochimica et biophysica acta. Molecular basis of disease v.1828 no.11, 2013, pp.2470–2478

Eric Widnaier, 《Vander's 인체생리학》, 라이프사이언스, 2017

Evaluation of antidiarrhoeal activity of Cardamom (Elettaria cardamomum) on mice models. Tasmina Rahman 외 4명. Oriental Pharmacy and Experimental Medicine 2008 8(2), 130-134

Harborne, J.B., Heywood, V.h. and Williamsm, C.A.(1969) Distribution of myrisiticin of the umbelliferae, Phytochemistry, 8: 1729-1732

John Murtagh, 《질환별 환자교육자료집》, 이정권 옮

김, 대한의학서적, 2006

LAURALEE AHERWOOD, 《인체생리학》 제7판, 강영숙 옮김, 라이프사이언스 2011

Lang C, Staiger C: Tyrothricin-An underrated agent for the treatment of bacterial skin infections and superficial wounds? Pharmazie. 2016 Jun;71(6):299-305.

Michael J. Neal, Medical Pharmacology at a Glance 6th, Wiley-Blackwell, 2009.

Peter S. Macfarlance 외 3인, 《그림으로 보는 병리학》, 겸명애 외 7명 공역, 정담미디어, 2005

Prasda, N.S, Raghavendra, R., Lokesh, B.R., Naidu, KAKA. Spice phenolics inhibit human PMNL 5-lipoxygenase. Prostaglandins Leukot Essent Fatty Acid, 2004

RadixSenegae. WHO Monographs on Selected Medicinal Plants - Volume 2. World Health Organization. 2004

Yamahara, J. et al. : J. Pharm. Dyn. 6, 1983

"환절기 급성상기도감염환자, 10세 미만 연령층 가장 많아", 국민건강보험공단 보도자료 2016. 3. 14

"국제우체국직원 등 우선3명 구속 소포부정통관사건 확대" <동아일보> 1957년 기사

"용각산Vs사포날..시장은 냉혹했다." <메디소비자뉴스> 2010년 2월 4일 기사

"진해거담제 용각산" <헬스로그> 2004년 8월 9일 기사

http://en.wikipedia.org/wiki/Polygala_senega

http://apps.who.int/medicinedocs/en/d/Js2200e/23.html#Js2200e.23

"선호 가정상비약·연령층·성별·지역 알아보니" <메디파나 뉴스> 2011년 3월 24일 기사

국민건강보험 건강천사 <건강천사의 3월의 인포그래픽 - 소화불량>

"동화약품이 여성용 '미인활명수' 발매한 이유…심평원 통계 보면 나온다" <라포르시안> 2015년 9월 1일

"[내가 제일 잘나가] 까스활명수-까스명수 '엇갈린' 운명" SBS뉴스 2014년 2월 24일 기사

"까스활명수 만든 윤광열(상)" <MK MBA> [CEO심리학] 역전의 명수 2012년 6월 22일 기사

"까스명수에 KO당한 트롱 보사부는 OO제약 봐줘?" <매일경제> 1966년 11월 04일 기사

"4월부터 시판 [까스활명수] <매일경제> 1967년 10월 24일 기사

"가정상비약 '정로환' 37년째 배앓이 잠재우는 엄마손이죠." <한국경제> 2009년 6월 4일 기사

"보령제약 정로환 상표분쟁 승소" <매일경제> 1999년 12월 29일 기사

"동성제약 '정로환' 발암의심 물질 교체 외면" <위클리오늘> 2014년 01월 22일 기사

"Creosote side effects can be linked to liver damage lawsuits"(http://www.yourlawyer.com/topics/overview/creosote)

"변비 환자, 어린이와 노인이 절반 이상 차지", 건강보험공단 빅데이터 운영실 보도자료

"자주 열나는 우리아이, 해열제 제대로 먹이고 있나요?" <헬스경향> 2015년 12월 15일자 기사

"라미실 원스, '단1회 적용 치료제' 과대광고에 환자는 봉?" <닥터W> 2015년 3월 25일 기사

"[우리는 라이벌] 한국인의 진통제 게보린 vs 펜잘" <서울신문> 2016년 10월 4일 기사

"식약처, 게보린·사리돈 재평가 결과 발표" <메디칼옵저버> 2015년 6월 10일 기사

"24시간 불 밝힌 권역응급의료센터-중증응급질환 치료에 강하다" 한양대학교병원 홈페이지.

"생리통으로 응급실행... 여전히 요원한 '생리공결제'" 오마이뉴스 2017년 5월 30일 기사

"청소년 55.4% 잘못된 진통제 복용" 한국의약통신 2016년 1월 14일 기사

"월경전증후군과 관련된 한방적 치료방법에 대한 연구동향 고찰" THE JOURNAL OF ORIENTAL OBSTETRICS & GYNECOLOGY VOL.25 NO.2: 185-199 (2012)

"[의학상식] '눈다래끼' 20대 이하 젊은 층이 환자의 절반 차지" <포천신문> 2015년 6월 4일 기사

"심장·신장 (약) 방송광고 금지" <경향신문> 1995년 1월 15일 기사

"간장약, 강장제로 허가" <경향신문> 1996년 10월 18일 기사

"[제약 톡톡] '무소불위' 박카스, 의약외품 부동의 1위" <헤럴드경제> 2017년 7월 14일 기사

"중국서 인삼드링크 3억병 판매 비결" <아시아경제> 2014년 6월 30일 기사

건강보험심사평가원 홈페이지 http://www.hira.or.kr

드럭인포 홈페이지 https://www.druginfo.co.kr

리안점안액 공식 홈페이지 http://www.re-an.co.kr

서울아산병원 홈페이지: 질환백과 피부건조증 (www.amc.seoul.kr/asan/healthinfo/disease/diseaseDetail.do?contentId=32470)

약학정보원 홈페이지 http://www.health.kr

용각산 일본 홈페이지 http://www.ryukakusan.co.jp/

통계청 홈페이지 https://kosis.kr

몸을 위한 최선 셀프메디케이션

1판 1쇄 2018년 9월 10일 발행
1판 4쇄 2020년 11월 20일 발행
개정판 1쇄 2022년 5월 1일 발행
개정판 3쇄 2023년 8월 1일 발행

지은이 · 배현
펴낸이 · 김정주
펴낸곳 · ㈜대성 Korea.com
본부장 · 김은경
기획편집 · 이향숙, 김현경
디자인 · 문 용
영업마케팅 · 조남웅
경영지원 · 공유정, 임유진

등록 · 제300-2003-82호
주소 · 서울시 용산구 후암로 57길 57 (동자동) ㈜대성
대표전화 · (02) 6959-3140 ㅣ **팩스** · (02) 6959-3144
홈페이지 · www.daesungbook.com ㅣ **전자우편** · daesungbooks@korea.com

© 배현, 2018
ISBN 979-11-90488-35-8 (03510)
이 책의 가격은 뒤표지에 있습니다.